Mohinder Singh Jus

Verletzungen
homöopathisch behandeln

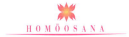

Mohinder Singh Jus
Verletzungen homöopathisch behandeln

© 2007 Homöosana, SHI Homöopathie AG, Zug
Alle Rechte vorbehalten
2. Auflage 2024

Homöosana, SHI Homöopathie AG
Steinhauserstrasse 51
CH - 6300 Zug
+41 (0)41 748 21 80 Tel.
+41 (0)41 748 21 88 Fax
homoeosana@shi.ch
www.homoeosana.ch
www.shi.ch

Gestaltung & Satz: Peter Oswald, Homöosana Verlag
Druck: printwork art, CH- 9000 St. Gallen

ISBN: 978-3-906407-09-8

Dieses Buch widme ich
Dr. med. Ulrich Lemberger,
den ich sowohl als
ausgezeichneten Chirurgen
wie auch als
lieben Freund sehr schätze.
Hoffentlich werden wir noch
bei vielen Fällen gemeinsam
erleben, wie gut
Homöopathie und Chirurgie
sich ergänzen.

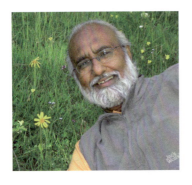 Mohinder Singh Jus studierte Homöopathie am Calcutta Homoeopathic Medical College and Hospital. Sein Lehrer, Dr. B. K. Bose, war der letzte damals noch lebende Schüler von Dr. J. T. Kent. Von 1969 bis 1985 führte er eine Privatpraxis in New Delhi und gab sein Wissen als Dozent an verschiedenen homöopathischen Universitäten weiter. Von 1985 bis zu seinem Tod im 2019 war er lehrend und praktizierend in der Schweiz tätig. Er ist der Gründer des SHI Haus der Homöopathie in Zug und war ein gefragter Referent im In- und Ausland.

Natur und Sport spielten eine grosse Rolle im Leben von Dr. Mohinder Singh Jus. Seit seiner Schulzeit bis zu seiner Einreise in der Schweiz spielte er intensiv Cricket und Badminton. In der Schweiz wurde Tennis bald sein Lieblingssport. In seiner Freizeit gehörten neben der Malerei und dem Gärtnern Wandern zu seinen bevorzugten Beschäftigungen. Jede Bewegung birgt eine gewisse Verletzungsgefahr in sich. In seiner langjährigen Praxiserfahrung konnte Mohinder Singh Jus immer wieder bestätigen, wie gut die Homöopathie sich eignet, um Verletzungen zu behandeln. Dank diesem Buch wird nun seine grosse Erfahrung auf diesem Gebiet einem breiten Publikum zugänglich gemacht.

Dr. Mohinder Singh Jus war eine anerkannte Kapazität auf dem Gebiet der Homöopathie, ein begnadeter Dozent, ein bekannter Autor, ein Künstler, ein Philosoph und ein hervorragender Heilkünstler. Als Autor von mehreren Büchern und Fachartikeln hat er tausenden von Menschen ein tieferes Verständnis der Homöopathie nahegebracht. Er ist Autor folgender Bücher: «Die Reise einer Krankheit», «Kindertypen in der Homöopathie», «Praktische Materia Medica», «Homöopathische Erste Hilfe», «Evolution» und «Lebensfluss». Zudem war er während 30 Jahren Chefredaktor von «Similia, Zeitschrift für Klassische Homöopathie».

Inhaltsverzeichnis

Vorwort 12

Vorwort von Silvano Beltrametti 15

Teil I Grundlagen

Was ist Homöopathie? 18

Einige Prinzipien der Homöopathie 20

Individualität 20

Ähnlichkeitsgesetz 21

Arzneimittelprüfung 21

Kleinste Dosis 21

Potenzierung 22

Akute und chronische Krankheiten 24

Homöopathie und Chirurgie 25

Homöopathische Erstverschlimmerung 26

Homöopathie und Verletzungen 26

Homöopathische Selbstbehandlung 27

Wie finde ich das richtige Mittel 28

Dosierung 30

Konstitutionelle Störungen nach Verletzungen 31

Wundheilung 33

Teil II Homöopathische Therapeutica

Augenverletzungen 36

Bänder- und Sehnenverletzungen 44

Bluterguss. 48

Blutungen. 52

Chirurgische Eingriffe. 58

Erfrierungen 64

Ertrinken 70

Gelenkverletzungen 74

Hitzschlag. 80

Höhenkrankheit 86

Knochenverletzungen 90

Kopfverletzungen 96

Muskelkater 102

Muskelriss. 106

Nasenverletzungen. 110

Nervenverletzungen. 114

Ohrenverletzungen. 118

Rückenverletzungen............................122

Schleudertrauma...............................130

Schneeblindheit................................146

Schock 150

Stromschlag....................................158

Tierbisse, Insektenstiche.......................160

Überheben.....................................168

Verbrennungen 172

Wunden..176

Quetschwunden 178

Risswunden 184

Schnittwunden.................................188

Stichwunden...................................192

Teil III Materia Medica

Aconitum napellus 200

Agaricus muscarius.............................204

Apis mellifica...................................206

Arnica montana 210

Arsenicum album 216

Badiaga 220

Belladonna..................................222

Bellis perennis.............................226

Bovista lycoperdon..........................229

Bryonia alba................................232

Calendula officinalis.......................236

Cantharis vesicatoria.......................240

Carbo vegetabilis...........................244

China officinalis...........................248

Colocynthis.................................253

Conium maculatum............................256

Echinacea angustifolia......................261

Gelsemium sempervirens......................264

Glonoinum...................................269

Hamamelis virginiana........................274

Hypericum perforatum........................278

Ledum palustre..............................283

Magnesium phosphoricum......................287

Moschus.....................................291

Natrium sulfuricum..........................294

Rhus toxicodendron..........................298

Ruta graveolens.............................303

Staphysagria................................308

Sulfuricum acidum 312
Symphytum officinale 315

Teil IV Repertorium

Repertorium der Verletzungen 320

Teil V Verzeichnis

Indikationsliste 348

Stichwortverzeichis 354

Verzeichnis der Arzneien 369

Vorwort

Jeder Tag im Leben überrascht uns mit etwas Speziellem. Es gibt Überraschungen, die Freude, Glück und Wachstum bringen, es gibt aber auch Momente, die wir am liebsten vergessen möchten, aber nicht können. Ich denke da an die psychischen und körperlichen Narben, die ein Unfall hinterlässt. Verbrennungsnarben, schrecklich aussehende Narben, die uns jedes Mal, wenn wir an einem Spiegel vorbeikommen, wieder an diesen Unglückstag erinnern, an dem unser Leben sich für immer änderte.
Wir sind anfällig für Stürze, weil wir versuchen, uns zu bewegen. Es gibt keine Bewegung ohne Risiko, kein Erfolg ohne Misserfolg. Jeder Sportler, der versucht, etwas zu erreichen, etwas zu gewinnen, riskiert eine Verletzung. Ob Boxer, Leichtathlet, Skifahrer oder Tennisspieler, jeder versucht, seine Grenzen ein bisschen über die eigene Kapazität zu strecken. Jeder Versuch wird belohnt mit einem Resultat, manchmal mit einem Erfolg, ein andermal aber mit einer Verletzung. Aber das Leben geht in allen Fällen weiter.
Notfallmedizin und Unfallmedizin haben unglaubliche Fortschritte gemacht. Seien es Verkehrsunfälle, Verbrennungen oder Sportunfälle, die Verletzten werden von Expertenteams behandelt und alles wird daran gesetzt, ihr Leben zu retten.
Trotz dieser Spitzenmedizin, oder gerade weil es sich um eine Spitzenmedizin handelt, hat die Homöopathie eine sehr wichtige Rolle bei der Behandlung von Verletzungen zu spielen. Leider wird das Potenzial der Homöopathie in diesem Bereich weitgehend unterschätzt. Einen Beitrag, dies zu ändern, war eine grosse Motivation, um dieses Buch zu schreiben. Homöopathie ist eine wunderbare Therapie – alternativ oder komplementär zu anderen Therapien, um Verletzungen und Folgen davon zu behandeln. Sie eignet sich zum Beispiel sehr gut, um Schockzustände zu behandeln. Bei Unfällen sterben mehr Verletzte an den Folgen des Schocks als an den Folgen der Verletzung selber. Während meiner Arbeit in indischen homöopathischen Spitälern konnte ich oft die spontane Reaktion auf das indizierte homöopathische Mittel bewundern. Der Schock verschwand Sekunden nach *Aconitum*, in einem anderen Fall stoppte die

Blutung, als die *Arnica*-Globuli noch im Mund des Patienten waren. Die Homöopathie kann bei allen Verletzungsarten eingesetzt werden, gleich ob es sich um innere oder äussere Verletzungen handelt, ob der Verletzte bei Bewusstein oder komatös ist, unabhängig von seinem Alter, Geschlecht und seiner Spezies. Mit Spezies meine ich, dass nicht nur Menschen, sondern alle Tierarten homöopathisch behandelt werden können.

Am Anfang wollte ich eigentlich nur eine erweiterte Auflage von meinem Buch «Homöopathie und Sport» verfassen. Ich fing also mit ein paar Ergänzungen und Korrekturen an. Ich war aber bald unbefriedigt und beschloss, ein ganz neues Buch zu schreiben. Somit konnte ich mich nicht nur auf den Sportbereich begrenzen, sondern das Thema «Verletzungen» umfassend behandeln.

Es war mir ein Anliegen, alle wichtige Verletzungsarten aus dem Alltag und dem Sport einzubeziehen, ob es sich um Verletzungen auf dem Spielplatz, bei Haushaltarbeiten, bei Gartenarbeiten oder beim Sport handelt. Selbstverständlich konnten nicht alle Verletzungssituationen berücksichtigt werden und manche Leser werden vielleicht das eine oder andere Thema vermissen. Ich habe in erster Linie die klinischen Bereiche einbezogen, in denen ich in meiner Praxistätigkeit Erfahrung sammeln konnte.

Das Buch wurde in vier Abschnitte unterteilt:
I   Grundlagen
II   Homöopathische Therapeutica
III Materia medica
IV   Repertorium der Verletzungen

Die Behandlung von verschiedenen Verletzungsarten wie z.B. Kopfverletzungen, Tierbisse, Stromschlag, Erfrierungen können zuerst im Teil «Homöopathische Therapeutica» studiert werden. Weitere Details über die erwähnten Arzneien sind dann im Teil «Materia medica» erläutert.

Der Übersicht halber wurde der Abschnitt «Homöopathische Therapeutica» und «Materia medica» alphabetisch geordnet. Das

Repertorium basiert auf diesem Buch und soll die Mittelwahl erleichtern. Im zweiten Teil habe ich zudem eigene klinische Tipps erwähnt. Ich hoffe, dass Sie sie nützlich finden werden.

Homöopathie eignet sich nicht nur um akute Verletzungen, sondern auch um ihre chronischen Folgen zu behandeln wie z.b. posttraumatische Depressionen, Persönlichkeitsveränderungen, chronische Neuralgien usw. Homöopathie ist die beste Freundin des Chirurgen. Es mildert die Nebenwirkungen einer Narkose, es hilft bei Schockzuständen, es beschleunigt die Heilungsphase nach einer Operation und zusammen mit allen anderen nötigen unterstützenden Massnahmen hilft es das Leben zu beschützen und zu stimulieren.

Ich hoffe, dass dieses Buch vielen Menschen im Alltag nützlich sein wird und ihnen die Suche nach der passenden Arznei erleichtern wird.

Dieses Buch konnte nur durch die grosse Unterstützung meines SHI-Teams entstehen. Insbesondere möchte ich Dr. med. Gabriele Stimming, Stephan Kressibucher und meiner Frau, Martine, für ihr Engagement danken.

Zug, 15. März 2007

Mohinder Singh Jus

Vorwort von Silvano Beltrametti

Skirennfahrer und Sportmanager

Unsere Gesellschaft lebt in einem Wandel, welcher sich immer mehr mit den Komponenten Stress, Erfolgsdruck, Selbstverwirklichung auseinander setzt. Das Zeitmanagement ist fast auf die Minuten genau geplant und es gibt fast nichts mehr, was wir nicht Umsetzen und Realisieren möchten. Unsere Lebenshaltung fordert nicht nur Geist sondern auch den Körper mehr und mehr. All diese Entwicklungen führen auch dazu, dass immer mehr psychische und physische Leiden bei Personen auftauchen und unser Organismus geschwächt wird. Vielfach nehmen wir uns nicht die Zeit, uns zu Fragen was die Auslöser solcher Symptome sein könnten. Die Homöopathie zeigt uns vorbildlich, wie der Kreislauf des Menschen ineinander verknüpft ist, und wie man viele kleine Leiden ganzheitlich aus dem Körper hinausschaffen kann. Die Homöopathie als Therapieform kann ich persönlich sehr unterstützen, da ich sehr positive Erfahrungen damit gemacht habe. Homöopathie ist für mich eine Begleitmassnahme, um meinen Gesundheitszustand zu erhalten.

Nicht zuletzt wünsche ich mir, dass die Gesellschaft in der schnelllebigen Zeit trotzdem wieder zurück zum Naturbewusstsein findet, sich Zeit nimmt Probleme nicht zu verdrängen, sondern langsam zu verarbeiten - im Grundsatz gleich wie die Homöopathie.

Ihr Silvano Beltrametti

Zeichenerklärung:

>	besser durch
>>	viel besser
<	schlimmer durch
<<	viel schlimmer
(Lach)	Arzneimittel die mit dem Hauptmittel verglichen werden

Bei der Rubrik «Miasmen» wird die miasmatische zugehörigkeit in absteigender Wertigkeit aufgelistet.

Teil I

Grundlagen

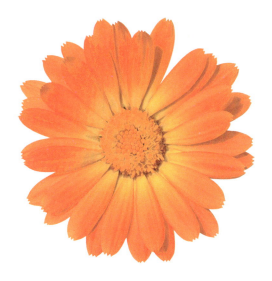

Was ist Homöopathie?

Homöopathie ist eine Wissenschaft, die akute und chronische Krankheiten gemäss den Gesetzen der Natur heilt. Begründet wurde sie vor ca. 200 Jahren von Dr. C. F. S. Hahnemann, einem deutschen Arzt, seitdem verbreitete sie sich auf der ganzen Welt.

Die Bezeichnung Homöopathie stammt von den griechischen Wörtern «homoios» (= ähnlich) und «pathos» (= Krankheit, Leiden).

Dr. Hahnemann, unglücklich und enttäuscht von der alten Methode, Krankheitssymptome nur aufgrund der medizinischen Diagnose zu behandeln, begann bei den Patienten nach tieferen Störungen zu suchen, die für die Krankheiten verantwortlich sein könnten.

Er selbst war ein hochbegabter, feinfühliger und weiser Mensch. Dank dieser Fähigkeiten, gepaart mit einer wachen Beobachtungsgabe und dem unermüdlichen Wunsch, die der Entstehung von Krankheiten zugrundeliegende Ursache zu finden, eröffnete er der Medizinwelt eine völlig neue Dimension. Die damals vorherrschenden schmerzhaften und brutalen Behandlungsmethoden (z.B. Aderlass, Brechmittel, Abführmittel etc.) verstärkten in ihm die Abneigung, in die Fussstapfen seiner medizinischen Kollegen zu treten.

Während der Gespräche mit seinen Patienten fiel ihm auf, dass sich der Mensch in zwei verschiedene Bereiche einteilen liess. Es gab Dinge, die der Patient in Sätzen mit dem Wort «ich» schilderte (z.B. ich schlafe gut, ich bin verstopft, ich fühle mich unwohl), und es gab Beschwerden und Schmerzen in verschiedenen Organen und Körperteilen, die er mit dem Wort «mein» ausdrückte (z.B. meine Haut juckt, mein Knie ist geschwollen, mein Rücken tut weh). Hahnemann begann zu überlegen, welches die übergeordnete Instanz sei, die Organe des Menschen oder er selbst? Aber was war denn dieses «er» oder «ich»? Die Schlussfolgerung und Erklärung seiner Beobachtungen war, dass Symptome mit «ich» sich in der Regel auf den inneren Menschen, den Geist, die Lebenskraft (Dynamis) bezogen und Symptome mit «mein» auf den Körper. Von da an war ihm klar, dass diese unsichtbare, dynamische Kraft die leitende Instanz des Körpers ist. Mit anderen Worten, eine innere Harmonie oder Lebenskraft ist verantwortlich für die allgemeine Gesundheit und die normalen Aktivitäten der Menschen. Nur wenn die Lebenskraft durch emotionalen Schock, Stress, Verlust, Kummer, schlechte Lebensgewohnheiten etc. gestört ist, kann der Körper krank werden. Durch diese Faktoren oder durch unnatürliche Einflüsse, z.B. Unfälle kann die Lebenskraft geschwächt werden. In diesen Fällen hilft die Homöopathie der Lebenskraft von innen her und zusammen mit äusserer Hilfe, wie z.B. einem chirurgischen Eingriff, stellt sie die Gesundheit des Patienten wieder her.

Wenn bei einem verrenkten Gelenk, einem Knochenbruch oder einer offen blutenden Wunde chirurgische Behandlung notwendig ist, so wird dies von homöopathischer Seite selbstverständlich unterstützt. In der Tat arbeiten Chirurgie und Homöopathie Hand in Hand zusammen.

Einige Prinzipien der Homöopathie

Individualität

Jede Konstitution wird individuell studiert und behandelt mit dem Ziel, die geschwächte Lebenskraft wieder zu stärken. Die Symptome, die als äusserer Hilfeschrei der gestörten Lebenskraft angesehen werden, werden individualisiert, und darauf wird jeweils nur ein einzelnes homöopathisches Mittel verschrieben. Z.B. erhalten zwei Menschen, die nach einer Knieverletzung Meniskusprobleme haben, zwei verschiedene Mittel. Der eine hat eine Schwellung mit stechenden Schmerzen, die besser sind durch Ruhe, Bandage, kalte Umschläge. Auch ist er gereizt, will nicht gestört werden, er ist verstopft, hat Durst und trinkt alle 2-3 Stunden grosse Mengen Wasser. Ihm wird das homöopathische Mittel *Bryonia* verabreicht. Der andere fühlt sich schlechter, wenn er lange Zeit in derselben Position sitzt oder liegt, er muss die Lage häufig wechseln, ist besser bei Wärme, schlimmer nachts und morgens bei den ersten Schritten. Er wird *Rhus toxicodendron* erhalten.

So können Sie nach dem obigem Beispiel verstehen, dass die Homöopathie Patienten individuell und ganzheitlich behandelt, und nicht ihre Krankheit. Dieses Prinzip der Individualität ist einer der obersten Grundsätze homöopathischer Behandlung. Andere wichtige Prinzipien der Homöopathie sind:

- Ähnlichkeitsgesetz
- Arzneimittelprüfung am gesunden Menschen
- kleinste Dosis
- Potenzierung

Ähnlichkeitsgesetz

Das Ähnlichkeitsgesetz lautet: Ähnliches möge mit Ähnlichem geheilt werden (Similia similibus curentur). Hahnemann fand bei seinen Arzneimittelprüfungen heraus, dass die Symptome, die eine bestimmte Substanz bei einem gesunden Menschen hervorbrachte, dieselben Symptome waren, die sie bei einem Kranken heilte. Mit anderen Worten, nur die Symptome, die es produzieren konnte, waren die Symptome, die es zu heilen vermochte. Z.B. produziert *Arnica*, wenn es einem gesunden Menschen in kleinen, wiederholten Gaben verabreicht wird, Angst, Hoffnungslosigkeit, Besorgnis, den Wunsch, alleingelassen zu werden, sowie auch schmerzhafte Knoten in den Muskeln und extreme Verschlechterung durch Berührung oder Bewegung. So werden ähnliche Symptome, wenn sich bei einem Menschen nach einer Kopf- oder Rückenverletzung ein solches psychisches und körperliches Bild zeigt, von *Arnica* geheilt werden.

Arzneimittelprüfung

Weil die Gemütssymptome äusserst wichtig sind und die genaue Darstellung der Gefühle durch ein Tier nicht möglich ist, plädierte Hahnemann für die Durchführung der Arzneimittelprüfungen bei gesunden Menschen.

Kleinste Dosis

Da die homöopathische Behandlung darauf abzielt, die dynamische Lebenskraft zu stimulieren und nicht direkt eine Krankheit zu bekämpfen, genügt ein einziges potenziertes Mittel, in kleinster Dosis, die erwünschte Wirkung hervorzubringen.
Das Gesetz der Homöopathie verbietet auch die Wiederholung der Dosis, wenn die Wirkung der vorhergehenden immer noch anhält.

Das ist der Grund, weshalb ein homöopathisches Mittel so selten wie möglich wiederholt werden soll. Wenn dies zu häufig geschieht, besteht die Gefahr, dass der Patient das betreffende Mittel prüft. Darum unterbrechen klassische Homöopathen die weitere Verschreibung, sobald eine Besserung eingetreten ist.

Potenzierung

Der grösste Verdienst Hahnemanns war die Entwicklung der Potenzierung. Durch sehr starke Verdünnung und Verschüttelung wird die latente, heilende Kraft der Substanz freigesetzt. Je höher die Potenz, also je verdünnter die Materie, desto stärker und tiefer ist die Heilwirkung. Es gibt verschiedene Potenzierungsarten:

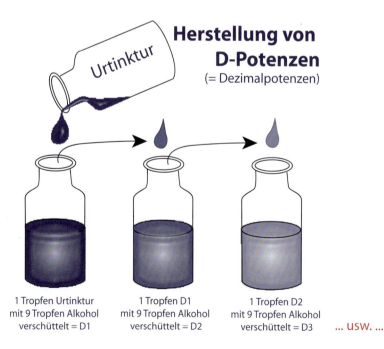

Herstellung von D-Potenzen
(= Dezimalpotenzen)

1 Tropfen Urtinktur mit 9 Tropfen Alkohol verschüttelt = D1

1 Tropfen D1 mit 9 Tropfen Alkohol verschüttelt = D2

1 Tropfen D2 mit 9 Tropfen Alkohol verschüttelt = D3

... usw. ...

D-Potenzen (decem = 10) sind pro Potenzierungsschritt 10 mal verdünnt, d.h. 1 Teil Urtinktur wird mit 9 Teilen Alkohol gemischt und 10 mal kräftig geschüttelt. Dies entspricht der Potenz Dl. 1 Teil von Dl wird mit 9 Teilen Alkohol weiter verdünnt und verschüttelt, es entsteht D2. So fährt man fort bis D1000.

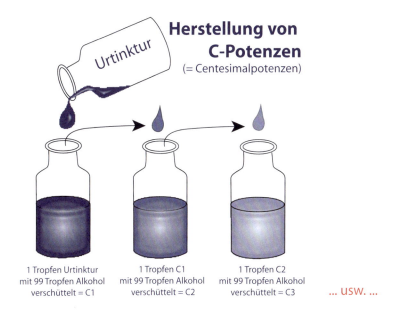

Herstellung von C-Potenzen
(= Centesimalpotenzen)

1 Tropfen Urtinktur mit 99 Tropfen Alkohol verschüttelt = C1

1 Tropfen C1 mit 99 Tropfen Alkohol verschüttelt = C2

1 Tropfen C2 mit 99 Tropfen Alkohol verschüttelt = C3

... usw. ...

C-Potenzen (centum = 100) werden nach dem gleichen Prinzip hergestellt wie D-Potenzen, aber pro Potenzierungsschritt wird 100 mal verdünnt.

LM-Potenzen (=fünfzigmillesimal): Diese Potenzierungsmethode wurde von Hahnemann gegen Ende seines Lebens entwickelt und ist immer noch weniger verbreitet als die D- oder C- Potenzen. Das Prozedere ist komplizierter, vereinfacht kann man sagen, dass der Verdünnungsgrad von einer Potenz zur nächst höheren 1:50 000 beträgt. Die LM-Potenzen werden meist als Tropfen verabreicht und häufig wiederholt.

Akute und chronische Krankheiten

Je nachdem, ob ein akuter oder chronischer Fall vorliegt, unterscheidet sich das Vorgehen. In akuten Situationen, wo Schock, Blutung, Schmerzen, Fieber, Kopfweh etc. vorrangig sind, wird das Hauptgewicht auf die gegenwärtigen Symptome gelegt. Z.B. wird bei einer Fussknöchelverstauchung ein homöopathisches Mittel verschrieben werden, das die Schmerzen und Schwellung beseitigt. Aber wenn dies immer wieder vorkommt, so ist eine konstitutionelle Behandlung, d.h. eine Behandlung des Patienten allgemein, nicht nur seiner Fussgelenkschwäche, notwendig. Im Verlauf dieser Behandlung werden alle gegenwärtigen und vergangenen Krankheiten abgefragt. Die Umstände, unter denen ein Problem begann, haben bei der homöopathischen Verschreibung grosse Bedeutung. Der Charakter des Patienten, seine Lebensart, seine Trink- und Essgewohnheiten etc., all dies wird berücksichtigt.

Vergangene Krankheiten können einen gewissen Zusammenhang mit den gegenwärtigen Beschwerden haben. Z.B. ergibt die Befragung, dass ein Hautausschlag durch äussere Anwendungen zum Verschwinden gebracht wurde. Das bedeutet eine Unterdrückung bestimmter innerer Unstimmigkeiten. Hautausschläge sind meistens ein Ausdruck einer inneren Disharmonie wie von Nervosität, emotionalem Stress oder Schock, geschlucktem Ärger, Prüfungsangst etc., und dessen Unterdrückung kann die Ursache für Schäden an tieferen Organen sein.

Oft wurde bestätigt, dass die Unterdrückung von Hautausschlägen zu Epilepsie, Asthma, Leberproblemen oder Depressionen etc. führte. Wenn in Fällen von Gelenksverletzung ein chirurgischer Eingriff notwendig ist, ist es immer ratsam, sich an einen klassischen Homöopathen zu wenden und vor der Operation mit einer konstitutionellen Behandlung zu beginnen. Dies wird die Tendenz zu Rückfällen und weiteren Komplikationen hemmen.

Bei der konstitutionellen Behandlung ist die Familiengeschichte des Patienten von äusserster Wichtigkeit. Ich erinnere mich an den Fall einer jungen, norwegischen Athletin, die nach einer Meniskus-Operation eine schwere Polyarthritis entwickelte. Der Fehler in diesem Fall war nicht die Operation, aber weil die Familiengeschichte voll von Arthritis war, brauchte es nur einen kleinen Auslöser, damit sich eine umfassende Behinderung entwickelte. Wenn diese junge Frau vor der Operation eine konstitutionelle Behandlung erhalten hätte, hätte sich das Feuer im Hintergrund abgekühlt, das ist unsere Erfahrung.

Homöopathie und Chirurgie

Homöopathie wurde in Kombination mit chirurgischen oder zahnärztlichen Eingriffen erfolgreich angewandt. Es hat sich immer wieder gezeigt, dass eine homöopathische Behand-lung vor und nach der Operation die Patienten vor Schock, Schmerzen, Blutungen oder anderen Operationsfolgen bewahren kann.

Mehr und mehr Leute leiden unter schlechten Nachwirkungen von Narkosen. Homöopathie ist in der Lage, unangenehme Nebenwirkungen von Anästhesien zu beheben. Kurz nach dem Erwachen bestehen diese oft in Übelkeit, Erbrechen, Appetitverlust, Schwindel oder Kopfschmerzen. Hier bringt das indizierte homöopathische Mittel eine rasche Erleichterung. Aber auch Langzeitfolgen wie Gedächtnisschwäche, Orientierungsschwierigkeiten, Persönlichkeitsveränderungen oder Depressionen können mit Erfolg homöopathisch behandelt werden.

Homöopathische Erstverschlimmerung

Nach der Einnahme eines homöopathischen Mittels kommt es oft - insbesondere bei der Behandlung chronischer Leiden - zu einer vorübergehenden Verstärkung der körperlichen Beschwerden. Diese sogenannte Erstverschlimmerung ist positiv zu werten: das Mittel hat die Lebenskraft stimuliert, und der Organismus wird zur Selbstheilung angeregt. In der Behandlung akuter Krankheiten kommt es meist zu keiner oder nur sehr selten zu einer Erstverschlimmerung.

Homöopathie und Verletzungen

Die Homöopathie hat bei der Behandlung von allen Verletzungsarten, wie z.B. Sportverletzungen, Verstauchungen, Brüchen, Blutungen, Schock, Verbrennungen etc., eine wichtige Rolle zu spielen. Die Behauptung, die Homöopathie wirke zu langsam oder könne nicht mit den akuten und chronischen Folgen von Verletzungen fertig werden ist falsch.

Nicht nur Sportverletzungen, sondern alle Verletzungen aus unserem Alltag können homöopathisch behandelt werden, ob sie sich im Haushalt, im Garten oder auf dem Spielplatz ereignen: Ein Sturz von der Treppe auf das Steissbein; ein Kind fällt von der Schaukel und verletzt sich am Kopf; eine Schnittwunde beim Brotschneiden; eine Stichverletzung oder Folgen von Überstrecken bei Gartenarbeiten; ein Hammerschlag auf den Daumen bei ungeübten Hobbybastlern; eine Verbrennung an den Händen beim Grillieren oder Kochen; all diese Situationen und viele andere, sogar sehr ernsthafte Verletzungen wie z.B. Folgen von Stromschlag können homöopathisch behandelt werden, je nach Verletzungsart und – Schweregrad wird die homöopathische Therapie alleine oder zusammen mit anderen therapeutischen Massnahmen eingesetzt.

Nicht nur akute Probleme, sondern auch deren langfristige Auswirkungen (konstitutionelle Störungen) können erfolgreich mit Homöopathie therapiert werden.

Für einen Sportler ist es von äusserster Wichtigkeit, geistig ebenso gesund zu sein wie körperlich. Diese geistige Fitness wird nur möglich mit Therapien, die nicht den physiologischen Effekt der Lebenskraft voranstellen.

Viele Athleten oder Sportler liefern sich aus Zeitmangel oder unter dem Druck eines bevorstehenden Wettkampfes stark wirkenden

Schmerzmitteln und anderen ähnlichen Medikamenten aus. Viele haben deren unerfreuliche, langfristige Nebenwirkungen erfahren. Nur um den körperlichen Schmerz loszuwerden, werden der innere, geistige Frieden und andere Organe geopfert. Die sportlichen Wettkämpfe sind nur eine relativ kurze Phase im Leben eines Sportlers. Die Lebensqualität der Zeit nachher sollte auch frühzeitig bedacht werden.
Weil homöopathische Mittel hochverdünnt sind und fast bzw. gar keine Substanzen mehr enthalten, haben sie keinerlei toxische Wirkungen und sind auch während Wettkämpfen völlig ungefährlich.

Homöopathische Selbstbehandlung

Wer eine kleine Auswahl homöopathischer Mittel bei sich trägt, ist für einen möglichen, unvorgesehenen Zwischenfall gerüstet. Wenn man einen unnötigen Wechsel oder eine zu schnelle Wiederholung des Mittels vermeidet, ist dies einer der sichersten Wege zu rascher Genesung.
Bei einer akuten Notsituation ist die Lebenskraft des Patienten so empfindlich und aufnahmebereit für jegliche Hilfe, dass das richtige Mittel seine Wirkung in unglaublich kurzer Zeit zeigt. Manchmal beginnt sie sogar schon, wenn die Kügelchen immer noch unter der Zunge liegen.
Wo immer möglich sollten sich Laien bei einer Fachperson beraten lassen. Viele Verletzungen benötigen medizinische Abklärung und Versorgung, in solchen Fällen kann die Homöopathie begleitend eingebracht werden und wird somit den Heilungsverlauf positiv beschleunigen. Homöopathie und Chirurgie ergänzen sich wunderbar.

Wie finde ich das richtige Mittel

Im vorliegenden Buch wurden vor allem Arzneisymptome, die Verletzungen betreffen erläutert. Das gesamte Symptomenbild einer Arznei ist jedoch viel umfangreicher. Dieses Buch ersetzt also das Konsultieren von umfassenden Fachbüchern nicht, sondern stellt vielmehr eine Hilfe zur schnellen Mittelwahl dar.

Das erfolgreiche Verschreiben ist in der Homöopathie ein komplexes Vorgehen. Ich beschränke mich hier auf die Elemente, die zur korrekten Mittelwahl in akuten Situationen am wichtigsten sind.

In der Homöopathie werden nicht Krankheiten, sondern kranke Menschen behandelt. Der Mensch in seiner Gesamtheit steht im Mittelpunkt und nicht die Krankheitsdiagnose. Um dieses Behandlungsziel zu erreichen, muss die Gesamtheit der Symptome in der Arzneiwahl miteinbezogen werden. Die Gesamtheit der Symptome besteht aus folgenden Elementen:

1. Auslöser
z.B. Verletzung durch stumpfe oder durch spitzige Gegenstände oder Folge von Heben von einem schweren Gewicht usw.

2. Gemütszustand
z.B. der Verletzte ist sehr besorgt und will, dass jemand bei ihm bleibt oder er reagiert ablehnend auf jede Hilfe und schickt alle weg

3. Körperliche Symptome
Beschreibung nach folgenden Aspekten:
- Lokalität, d.h. wo befindet sich das Symptom, inkl. Ausstrahlungen
  z.B. Schmerzen in der rechten Kopfseite mit Ausstrahlung in den rechten Arm
- Empfindungen, d.h. wie ist der Charakter des Schmerzes
  z.B. stechende, brennende, ziehende oder krampfartige Schmerzen
- Modalitäten, d.h. alle Faktoren welche den Zustand verschlimmern bzw. bessern. z.B. Verschlimmerung des Zustandes durch Bewegung, Besserung im Liegen usw.

Um den Weg zur Mittelwahl zu erleichtern, eröffnen sich dem Leser zwei Wege:

a) Indikationsliste
Die Indikationsliste erlaubt einen ersten Überblick über die in Frage kommenden Arzneien.

b) Repertorium (Symptomenverzeichnis)
Das so genannte «Repertorium der Verletzungen» ermöglicht dem erfahrenen Leser eine feinere Differenzierung, um das richtige Arzneimittel zu finden.

Danach müssen die dort aufgeführten Arzneien nachgelesen und diejenige ausgewählt werden, die am meisten Ähnlichkeit mit dem Zustand aufweist. Geben Sie immer nur eine einzige – nämlich die ähnlichste – Arznei. Natürlich braucht es dazu eine gute Portion Erfahrung. Im Zweifelsfall sollte man sich immer an eine Fachperson wenden.
Wenn im Fall von lebensbedrohlichen Situationen, wie z.B. Schock, Blutung, Kollaps, die gewünschte Reaktion nicht innerhalb von wenigen Minuten auftritt, muss man das Mittel wechseln, weil das erste Mittel offensichtlich falsch war. Konsultieren Sie in jedem Fall so schnell wie möglich eine Fachperson, denn weitere Notfallmassnahmen (Sauerstoffzufuhr, Infusion, Nähen der Wunde etc.) können nötig sein.
Als Faustregel gilt: je weniger akut das Leiden ist und je länger es besteht, desto länger sollten Sie warten, bis Sie über die Wirkung des Mittels entscheiden.
Alle Krankheiten, die zu einem Rückfall neigen, sollten Sie nicht selber behandeln. In diesem Fall ist eine gründliche konstitutionelle Behandlung durch einen erfahrenen Homöopathen notwendig.

Dosierung

Dosierung bei akuten Beschwerden: 3-5 Kügelchen in C6, C12, oder C30 (ev. C200) auf der Zunge zergehen lassen. Essen kurz vor und nach der Einnahme vermeiden. Mittel bei Bedarf 1 bis 3 mal täglich nehmen. Sobald sich eine Besserung einstellt, sollte auf weitere Gaben verzichtet werden. In den meisten Fällen genügen eine oder zwei Dosen. Wenn innerhalb von 24 Stunden gar keine Besserung (auf der psychischen wie auf der körperlichen Ebene) aufgetreten ist, wurde das falsche Mittel ausgewählt, und der Fall muss neu überarbeitet werden. Fragen Sie lieber Ihren Homöopathen um Rat, als tagelang etwas «auszuprobieren». In Notfällen kann die Einnahme halbstündlich oder alle 15 Minuten erfolgen.

Weil der Grundgedanke der Homöopathie die Stimulation der Lebenskraft ist, bemerkt man die ersten Veränderungen nach dem korrekten homöopathischen Mittel auf der psychischen Ebene. Z.B. wenn ein Hexenschuss mit Schmerzen, geistiger Ruhelosigkeit und Reizbarkeit einhergeht, so sollten sich kurz nach dem Mittel Ruhelosigkeit und Reizbarkeit abschwächen. Die Schmerzen verschwinden zuletzt. Wenn dieser Heilungsverlauf beobachtet wird, ist keine weitere Wiederholung des Mittels notwendig. Wiederholen Sie das Mittel erst, wenn sich der psychische Zustand wieder verschlechtert.

Die Medikamente sind an einem trockenen, lichtgeschützten Ort aufzubewahren und vor starken Gerüchen zu schützen.

Merkwürdig aber wahr. Verletzungen können zu ernsthaften konstitutionellen Störungen wie Depressionen, Arthrose, Epilepsie, Insomnie oder vollständigen Persönlichkeitsveränderungen führen.

Konstitutionelle Störungen nach Verletzungen

Wenn die Erstversorgung der Wunde oder der Verletzung vorüber ist, sorgen wir für ein erfolgreiches Rehabilitationsprogramm. Meistens beginnt sich danach das Leben wieder zu normalisieren. Dann, wenn alles erfolgreich verlaufen ist und der Patient langsam den Unfall und die nachfolgenden Behandlungen zu vergessen beginnt, erscheinen eigentümliche Symptome. Haben diese noch direkt etwas mit dem Unfall zu tun? Nein, nichts dergleichen. Es ist weder eine Allergie, noch eine Infektion oder eine Autoimmunerkrankung. Diese Symptome haben eine miasmatische Verbindung. Wenn die Lebenskraft schwach ist, ist die Immunität niedrig. Genau dann beginnt sich diese konstitutionelle Schwäche zu zeigen.

Die homöopathische Behandlung von Sportverletzungen, Verletzungen im täglichen Leben oder Arbeitsunfällen beschränkt sich nicht nur auf *Arnica, Aconitum, Hypericum, Calendula,* etc. Ein Homöopath sollte stolz darauf sein, dass er auch Antworten auf die lang anhaltenden und tief greifenden Effekte von Verletzungen hat. Eine Verletzung ist in dieser Art kein akutes oder chronisches Miasma. Aber als ein externer, unnatürlicher Auslöser kann er schwerwiegende und komplexe chronische Krankheiten in Gang setzen.
Die Knieschmerzen mit der Schwellung und das Hämatom waren rasch nach der Knieverletzung verheilt. Aber 10 Jahre später, nach Gartenarbeit oder nach dem Skifahren bekommt der Patient schmerzhaft geschwollene Knie und spürt eine grosse Steifheit im Rücken. Die Untersuchung zeigt arthrotische Veränderungen in Knien und Rücken. Es ist nun eine ernsthafte systemische Erkrankung geworden. Es ist nicht mehr ein Verletzungsfall.

Ebenso kann ein Schock durch einen Unfall, auch wenn man ihn verarbeitet glaubt, Insomnie oder Anfälle von Epilepsie auslösen. Das EEG zeigt deshalb auch keine klassischen Zeichen eines Grand-Mal. Der Patient hat keine direkten Hirnschädigungen durch den Unfall erlitten. Alle Untersuchungen sind deshalb ohne Befund. Die neurologischen Störungen, die später kamen, zeigen eine bestimmte konstitutionelle Schwäche in diesem Bereich.
Was ich mit diesen Beispielen zeigen will, ist, dass Verletzungen tief liegende konstitutionelle Störungen auslösen können, die sich dann

früher oder später manifestieren.

Einige tiefer wirkende Mittel, an welche man bei chronischen Folgen einer Verletzung denken könnte sind:
Arsenicum album, Calcium carbonicum, Carbo vegetabilis, China, Cocculus, Conium, Causticum, Graphites, Helleborus, Hyoscyamus, Ignatia, Iodum, Lycopodium, Kalium carbonicum, Kalium phosphoricum, Lac caninum, Lachesis, Ledum, Natrium muriaticum, Natrium sulfuricum, Nitricum acidum, Nux vomica, Opium, Phosphoricum acidum, Phosphorus, Psorinum, Sepia, Silicea, Staphysagria, Stramonium, Sulfur, Sulfuricum acidum, Tarentula, Valeriana, Zincum.
Dies sind einige der am häufigsten indizierten Mittel. Wenn wir jedoch auf die konstitutionelle Ebene gehen, wird jedes konstitutionell verschriebene Mittel wirken.

Wundheilung

Die Wundheilung kann von allen Miasmen beeinträchtigt werden. Es ist jedoch miasmatisch gesehen meistens ein psorisches oder sykotisches Problem.

Psorische Wunden
- Wunden mit Reizung und Juckreiz
- Juckreiz mit konstantem Verlangen die Kruste zu entfernen
- der Patient kratzt sich oft, dadurch ist die Hygiene meist nicht optimal und die Bandagen bleiben nicht sauber oder müssen immer wieder gewechselt werden. Es besteht die erhöhte Gefahr eines Infektes
- das Jucken der Wunde ist viel < nach Duschen, Waschen, durch Schwitzen oder nach dem Wechsel der Bandagen
- reichliche säuerliche, reizende Absonderungen
- die Reduktion des Zuckerkonsums, von Süssigkeiten, Schokolade, etc. und einige Gaben von *Sulfur* werden dem Patienten schnell

helfen. Der Fall muss jedoch weiter verfolgt werden mit indizierten antipsorischen Arzneien wie *Calcium carbonicum, Psorinum* usw.

Sykotische Wunden
- Wunden mit dickem gelbgrünem Eiter, mit Geruch von altem Käse oder von Moder
- die Bandage klebt an der Wunde und ist schwer zu entfernen
- geschwollene Lymphknoten
- schlechte Narben am ganzen Körper bestätigen die langsame Wundheilung
- Neigung zu Sepsis
- Wunden mit dicken gelben oder grünbraunen Krusten, unter denen Eiter herausquillt
- übermässige Bildung von Granulationsgewebe, das die Heilung erschwert und hässliche Narben hinterlässt
- eiskalte Hände und Füsse
- von den Knien abwärts geschwollene Beine
- Beispiele von Arzneien die bei sykotischen Wunden in Frage kommen: *Lycopodium, Kalium sulfuricum, Silicea, Graphites*

Teil II

Homöopathische Therapeutica

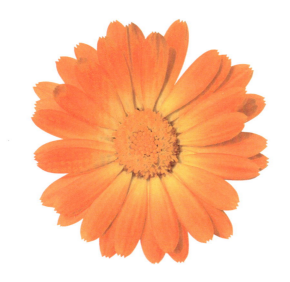

Augenverletzungen

Aconitum napellus
- Verletzung durch einen Fremdkörper im Auge z.B. Insekt oder Staubpartikel. Reaktion auf das Reiben der Augen aufgrund eines Fremdkörpers
- Folge von zu viel Sonne, Reflexion durch Schnee
- Augen rot, heiss, brennend, juckend
- Spannungsgefühl in den Augenlidern
- sehr unruhig, wehleidig und besorgt

Verschlimmerung: kleinste Bewegung des Augapfels, starkes Licht, Wärme

Besserung: kalte Anwendungen, kalte Hände darauf legen

Argentum nitricum
- Folge von Reizung durch Fremdkörper oder Überanstrengung durch feine Arbeit z.B. Stickerei, Computerarbeit usw.
- auch nützlich bei konstitutioneller Behandlung von syphilitischer Ulcus corneae, Iritis oder Herpes
- Sandgefühl, jucken und beissen beim Augenschliesen
- Splitterschmerzen bei Ulcus corneae
- Schwierigkeiten die Augen auf einen Punkt zu fixieren
- schnell ermüdete Augen

Verschlimmerung: Augen zuhalten oder blinzeln, Augen auf einen Punkt fixieren, Wärme

Besserung: Augen offenhalten, Kälte, im Freien, kalte Umschläge, Druck mit eigener Hand

Arnica montana
- nützlich bei Verletzungen aller Art
- Überanstrengung der Augen durch PC-Arbeit, Fernsehen, feine Arbeit mit den Augen
- Reizung durch Kontaktlinsen mit unerträglichem Wundgefühl; schmerzhaftes Blinzeln
- Blindheit nach Kopf oder Augenverletzung
- Diplopie nach Augenverletzung
- Netzhautablösung nach Kopfverletzung
- Netzhautblutung nach Verletzung
- Fremdkörpergefühl im Auge
- starkes Wundgefühl wie von einem Schlag
- will nicht untersucht werden, lehnt jegliche Hilfe ab; hat Angst vor Berührung und ist schlimmer dadurch

Verschlimmerung: Berührung, Augen schliessen, nach Schlaf
Besserung: Wärme, Ruhe

Belladonna
- Augenverletzungen durch stumpfe Gegenstände, wie Ball oder Faustschlag
- Augenreizung von Kontaktlinsen, Sonnenfinsternis anschauen
- Subconjuctivale, Bindehautblutung oder Glaukom
- Augenverletzungen mit starken, schiessenden Schmerzen, die in Wellen kommen. Die Schmerzen kommen und verschwinden plötzlich
- sehr gereizt, ungeduldig, schroff
- sehr empfindlich gegen Berührung, wehrt sich gegen eine allfällige Untersuchung der Augen, ist aber komischerweise > durch Augen reiben
- starke Rötung, Trockenheit und Hitze der Augen
- pulsierende, pochende Schmerzen werden nicht nur in den Augen sondern auch im Kopf gespürt

- ausgeprägte Photophobie

Verschlimmerung: kleinste Bewegung, Licht, Berührung, Augen schliessen, verrauchtes Zimmer

Besserung: Augen offen halten, Augen reiben (obwohl schlimmer durch Berührung), warm-feuchte Luft

Euphrasia officinalis
- Verletzung der Hornhaut oder anderer Augenteile mit brennendem, scharfem Tränenfluss, aber mit mildem, nicht reizendem Nasenausfluss
- Sandgefühl in den Augen
- ständiges Verlangen zu blinzeln oder die Augen zu reiben
- Verwirrtheit nach Augenverletzung > durch kaltes Waschen
- starke Augenreizung und ätzender Tränenfluss

Verschlimmerung: liegen, Wind, Sonnenlicht, Berührung, beim Husten, Augen schliessen, nachts

Besserung: Kaffee trinken, abwischen der Augen, blinzeln, dunkles Zimmer

Hamamelis virginiana
- indiziert, nachdem der schmerzhafte Zustand von Arnica vorüber ist
- weniger apathisch und respektvoller als Arnica
- Schwellung wegen innerem Hämatom, berichtet mehr über den Druck von innen nach aussen, Arnica - Wundgefühl
- Entzündung und Rötung der Augen nach Augenoperation wegen grauem Star, grünem Star oder Netzhautablösung
- die Schmerzen sind kurzfristig besser durch Druck mit Hand oder Fingern; danach ist der Zustand aber schlimmer als zuvor

Verschlimmerung: Durchzug, nachts, Bewegung

Besserung: Druck mit Hand oder Fingern, entspannt sitzen

Hypericum perforatum
- Verletzungen der Augen durch spitzige Gegenstände
- depressiv nach Augenoperation
- Schmerzen und Nervenbeschwerden nach Augenoperation
- Augenliderlähmung nach Augenoperation
- brennende, stechende Schmerzen
- starke Berührungsempfindlichkeit
- die Schmerzen wandern vom betroffenen Auge bis zu weit entfernten Körperteilen, wie z.B. Armen oder Fingern

Verschlimmerung: Kälte, kalter Wind, Erschütterung, Berührung, morgens, beim Aufwachen

Besserung: Wärme, auf der betroffenen Seite ruhig liegen, gegen Mittag

Ledum palustre
- schlechte Wundheilung nach Verletzungen oder Operationen, Neigung zu Komplikationen
- traurig, blockiert, ernst, will keine Hilfe, > alleine
- Augenverletzungen mit innerer Blutung
- Blutung in der Vorderkammer nach Augenoperation
- septische Zustände nach Augenoperation
- Ptose oder Conjunktivitis nach Lidverletzung
- brennende Schmerzen und Sandgefühl
- rote, entzündete, geschwollene Augen
- scharfer, juckender Tränenfluss
- Ledum ist ein ausgezeichnetes Komplementmittel, wenn Arnica die erwünschte Wirkung nicht gezeigt hat und das Wundgefühl anhält

Verschlimmerung: warme Anwendungen, Bettwärme, warmes Zimmer, zudecken, abends und nachts

Besserung: Kälte, kalte Anwendungen, kalte Luft, abdecken

Ruta graveolens

- Verletzung der Augen oder Folgen von Überanstrengung der Augen durch Stickerei, PC-Arbeit, Fernsehen usw. Für Leute, die in der Uhrenindustrie arbeiten oder sonst eine sehr feine Arbeit mit den Augen verrichten
- rote, heisse, brennende Augen. Das Brennen wird tief in den Augen gespürt «als ob es hinter dem Augapfel wäre»
- Tränenfluss < kleinster Gebrauch der Augen, Wind
- Spasmen im Unterlid gefolgt von reichlichem Tränenfluss
- Ruta ist Komplement zu *Arnica* und *Symphytum*, wenn eine Schwäche der Augenmuskeln und schnelle Ermüdung der Augen fortbesteht, nachdem die starken Schmerzen verschwunden sind

Verschlimmerung: kleinster Gebrauch der Augen, Kunstlicht, ein Objekt anstarren

Besserung: Augen schliessen, Wärme, Druck mit der Hand

Silicea terra

- chronische Folgen von Verletzungen oder Spätkomplikationen nach Augenoperationen, z.B.: aus einem verletzungsbedingten Hämatom entwickelt sich ein Abszess, eine Zyste oder ein Tumor. Wenn diese entfernt werden, bildet sich eine Fistel oder eine andere Komplikation tritt auf
- chronisches Hornhautgeschwür nach einer Verletzung. Alte Narben von solchen Verletzungen oder von Operationen infizieren sich immer wieder
- extreme Trockenheit der Augen mit Sandgefühl
- reissende Schmerzen, als ob sie durch die Augäpfel schiessen würden; Druck auf den Augen
- meistens findet man in der Vorgeschichte von einem Silicea-Patient Unterdrückungen von Fusspilz oder Fussschweiss

- Silicea ist eine tiefwirkende Arznei, die nicht leichtsinnig, sondern erst nach einer sorgfältigen Fallaufnahme unter Einbezug der gesamten Konstitution verschrieben werden darf

Verschlimmerung: kalter Wind, kalte Anwendungen, Winter, starkes Licht
Besserung: Wärme, warme Anwendungen, Dunkelheit, Sommer

Staphysagria
- Augenverletzungen durch einen scharfen Gegenstand (Messer, Glas usw.) oder einen Splitter; nützlich auch nach einer Augenoperation
- rote, entzündete Augen mit Gefühl, als ob der Augapfel und die Schläfe der betroffenen Seite platzen würde
- brennender, heisser Tränenfluss. Sehr starke Lichtempfindlichkeit

Verschlimmerung: Berührung, nach dem Essen, kalte Getränke, nach Mittagsschlaf
Besserung: Wärme, liegen, Ruhe

Sulfuricum acidum
- retinale und subkonjunktivale Blutungen nach Verletzungen
- folgt gut auf Arnica, wenn nach einer Verletzung die Verfärbung um das Auge ohne viel Symptome anhält
- nervös, hastig, unzufrieden, sehr schmerzempfindlich
- die Schmerzen entwickeln sich langsam, lassen dafür plötzlich nach
- Tränenfluss und brennende Schmerzen in den Augen
- Fremdkörpergefühl

Verschlimmerung: lesen, Objekt anstarren, sich konzentrieren, Bewegung, kalte Luft
Besserung: sitzen, Auge mit warmem Wasser waschen

Symphytum officinale

- Verletzung der Augen durch einen stumpfen Gegenstand, einen Stock oder einen Faustschlag, Schneeball usw., v.a. wenn die orbitalen Knochen verletzt sind (auch bei Vorhandensein einer Periostitis) und als Komplement zu *Arnica*. *Arnica* ist mehr indiziert bei Verletzungen des Augapfels, Symphytum bei den umliegenden Knochen
- die Lider des betroffenen Auges bleiben krampfartig geschlossen und können fast nicht geöffnet werden
- Wundgefühl in und um das Auge
- prickelnde, stechende Schmerzen

Verschlimmerung: Bewegung des Augapfels, Berührung, Druck, nach vorne bücken
Besserung: Wärme

Klinische Tipps

Mercurius ist eine der Hauptarzneien bei Folgen von alten Hornhautverletzungen. Der Patient ist empfindlich auf grelles Licht, Sonnenlicht, künstliches Licht und das Licht eines Feuers. Er hat schneidende, brennende Schmerzen und das Gefühl, als ob er durch einen Schleier sehen würde. Die Schmerzen sind < abends. Die Augen sind morgens beim Aufwachen verklebt.

Physostigma ist meiner Erfahrung nach nützlich bei Glaukomfällen, die nach einer Augenverletzung entstanden sind. Es kommt in Frage nachdem Arnica die akute Schmerzhaftigkeit entfernt hat, die Akkomodation aber gestört ist und die Pupillen nur langsam reagieren.

Arsenicum album wirkt hervorragend bei Ulcus corneae oder Bindehautentzündung die durch Funken oder glühende Späne verursacht wurden. Charakteristisch sind brennende Schmerzen mit heissem Tränenfluss, die durch Wärme bessern.

Glonoinum ist das Mittel erster Wal bei Glaukom nach Verletzungen des Augapfels. Das entscheidende Symptom ist der pulsierende, synchron mit dem Herzschlag verspürte Schmerz.

Ignatia und *Phosphor* sind oft indiziert bei bei Blindheit wegen Sehnervlähmung die durch Rauchen verursacht wurde.

Bänder- & Sehnenverletzungen

Apis mellifica
- Folge von Verstauchungen oder Überheben
- ärgerlich, gereizt, weinerlich, klagend
- der betroffene Teil ist geschwollen und rosarot; brennender, stechender Schmerz < geringste Berührung
- Kraftverlust in der betroffenen Extremität mit Kribbelgefühl oder Taubheit
- Trockener Mund, kein Durst

Verschlimmerung: warmes Zimmer, Wärme, heisse Anwendungen, Berührung, nach Schlaf, Trost
Besserung: kalte Anwendungen, im Freien, Eis auflegen

Arnica montana
- Folge von Verstauchung, Sturz, Überstreckung, Gewichtheben
- Überanstrengung durch Gartenarbeit, Überbeanspruchung eines einzelnen Körperteils
- wild spielende Kinder die sich gegenseitig stossen und übereinander fallen
- unruhig, überempfindlich, ärgerlich, schimpfend, nimmt keine Hilfe an
- ruhelos, findet keine Stellung die bequem ist
- schmerzhaftes Wundgefühl auch in der Haut über dem betroffenen Teil
- Gefühl als sei der ganze Körper voller Knoten, wie wenn alle Muskeln verhärtet wären

Verschlimmerung: geringste Berührung, Erschütterung, Bewegung
Besserung: Wärme, Ruhe

Belladonna
- Sehnenentzündung nach Überbeanspruchung
- Schiefhals bei Patienten, die vor kurzem oder nach langer Pause angefangen haben, Sport zu treiben
- gereizt, aggressiv, kann den Schmerz nicht aushalten
- der betroffene Teil ist geschwollen, rot, heiss beim Berühren
- pulsierender Schmerz
- die Heftigkeit der Schmerzen lässt den Patienten erzittern
- plötzlich schiessender Schmerz, welcher plötzlich beginnt und ebenso plötzlich verschwindet
- diese Arznei ist nur in hochakuten Fällen mit extremer Schwellung, Rötung und lokaler Hitze indiziert; sie sollte nicht über einen längeren Zeitraum weitergegeben werden

Verschlimmerung: Abdecken, Berührung, Berührung durch die Kleider, Erschütterung
Besserung: Zudecken, Bettwärme, Schwitzen

Calendula officinalis
- Bänder- oder Muskelriss infolge Verletzung; Risswunden; Zickzack-Wunden
- Gewebsteile fehlen oder können nicht angenäht werden
- unter Schock, schläfrig, überempfindlich auf Schmerzen, feige, gereizt, nervös
- stechender Schmerz

Verschlimmerung: Kälte, Sitzen
Besserung: Wärme, liegen oder umhergehen
Komplementmittel: *Hepar sulfuris, Sulfuricum acidum*

Rhus toxicodendron
- indiziert bei Beschwerden infolge einer Zerrung, Hochheben, Überdehnung
- Verletzungen durch Stabhochsprung, Hochsprung oder Skifahren
- beunruhigt, hypochondrisch, frustriert und wegen seiner Verletzung niedergeschlagen
- Schmerz und Schwellung im Handgelenk mit Steifheit des Unterarms
- Zittern und Schwäche nach Gebrauch der Hand
- Spannung und Steifheit in den Muskeln, Hüften, Oberschenkeln und Knien < aus dem Sitzen aufstehen, < Treppe hochgehen
- Spannung in den betroffenen Körperteilen, als ob die Sehnen zu kurz wären
- ziehende, reissende, schiessende Schmerzen

Verschlimmerung: nach Schlaf, erste Bewegung, zu Beginn der Bewegung, zu Beginn einer Übung, Physiotherapie, Kälte, nassekaltes Wetter, lange Zeit in derselben Position verharren

Besserung: kontinuierlicher Wechsel der Stellung, umhergehen, kontinuierliche Bewegung, Wärme, warme Anwendungen, warmes Essen, liegen auf harter Unterlage

Ruta graveolens
- Ruta zeigt eine besonders grosse Wirkung auf die Sehnen und ist indiziert sowohl bei Sehnenrissen, wie auch bei Sehnenentzündungen
- Folge von Überbeanspruchung, Tennisspielen, Badminton, Wechsel von einer Sportart zur anderen, schwere Gewichte heben, Überanstrengung des Handgelenks etc.
- misstrauisch, unzufrieden mit sich und den anderen, kritisiert und widerspricht immer
- Unruhe verbunden mit Schmerzen; muss sich bewegen wegen

der Unruhe, ist aber < durch Bewegung des schmerzhaften Teils
- lähmende Schwäche des betroffenen Körperteils
- Steifheit und Schmerz im Handgelenk
- schiessender Schmerz
- Wundgefühl in den Handknochen, wenn das Handgelenk bewegt wird.
- Taubheitsgefühl und Ameisenlaufen nach Anstrengung
- Tennisellbogen, reissende Schmerzen im Ellbogen, Schmerzen wie von einer Prellung

Verschlimmerung: Arm hängen lassen, liegen auf der schmerzhaften Seite, morgens beim Aufwachen, schmerzhaften Körperteil bewegen

Besserung: Wärme, liegen auf der schmerzlosen Seite, trockene Hitze

Hinweis:

Bei akuten Entzündungen, werden Schmerzen oft durch kalte Anwendungen besser. In meiner Erfahrung, hat diese Modalität keinen hohen Stellenwert. Z.B. wenn die meisten Symptome auf *Ruta* hinweisen, die akuten Sehnenentzündung aber durch Kälte gelindert wird, so würde ich trotzdem *Ruta* verabreichen. Diese Vorgehensweise lässt sich dadurch erklären, dass in diesem Fall die Besserung durch Kälte als ein gewöhnliches und kein sonderbares Symptom einzustufen ist.

Bluterguss

Arnica montana
- blutstillende Wirkung bei inneren und äusseren Blutungen
- ist meistens das Mittel der Wahl, wenn die Verletzung gerade geschehen ist; der Patient ist unter Schock, die verletzte Stelle schwillt rasch an, innere, äussere oder subkutane Blutungen treten auf
- sehr gereizt und berührungsempfindlich; hat Angst, vor körperlicher Untersuchung; will keine Eispackungen auf die verletzte Stelle auflegen
- Blutergruss mit steinharter Schwellung, rot oder bläulich
- starke Schmerzen, wie zerschlagen, Wundgefühl

Verschlimmerung: nachts, nach dem Schlaf, Berührung
Besserung: Wärme, Ruhe

Badiaga
- nützlich, wenn Arnica ungenügend gewirkt hat. Badiaga hat ähnliches Wundgefühl und Berührungsempfindlichkeit der verletzten Teile wie Arnica
- der Patient ist – im Gegenzug zu *Arnica-* weder verwirrt, noch gereizt oder abweisend
- steinharter und grosser Bluterguss; kupferfarbige oder bläuliche Haut

Besserung: nachts und nach dem Schlaf (*Arnica* ist schlimmer nach dem Schlaf)

Belladonna
- bei kürzlich aufgetretenen Blutergüssen. Der betroffene Körperteil ist glänzend rot und heiss
- pulsierende, pochende oder schiessende Schmerzen, die wellenartig auftreten
- die Empfindlichkeit ist so gross, dass keine Berührung und Untersuchung möglich ist
- sehr gereizt und grob; flucht, knirscht wegen den Schmerzen mit den Zähnen; sehr verärgert über seine Verletzung; aufgeregt, nervös, weinerlich und kann nicht beruhigt werden
- Belladonna sollte nur im ersten, hoch schmerzhaften Stadium gegeben werden

Verschlimmerung: Berührung, Erschütterung, Kälte
Besserung: Bettwärme, mit einer leichten Decke zudecken

Bellis perennis
- Blutergüsse besonders nach Rückenverletzungen. Auch in späteren Stadien, wenn der Bluterguss zu eitern droht
- der betroffene Körperteil ist blau-violett; brennende Schmerzen

Verschlimmerung: Wärme, Berührung
Besserung: kalte Anwendungen

Hamamelis virginiana
- man sollte besonders an Hamamelis denken, wenn *Arnica* sehr gut gewirkt hat, die grosse Schmerzhaftigkeit nicht mehr vorhanden ist, der allgemeine Zustand viel besser ist aber der Bluterguss selber immer noch da ist
- grossartige Wirkung auch bei intraartikulären Blutergüssen nach Verletzungen, wenn nach *Arnica* nur noch ein Spannungs- oder

Druckgefühl im betroffenen Gelenk vorhanden ist. Es bewirkt zuverlässig eine rasche Resorption des Blutergusses
- Hamamelis wirkt besonders auf das Venensystem; Venenkongestion mit dunklen, venösen Blutungen. *Arnica* hat mehr hellrote, arterielle Blutungen
- man sollte auch an Hamamelis bei Beinverletzungen denken, wenn das Bein voller Krampfadern ist. Es bedeutet nicht, dass es in anderen Fällen nicht in Frage kommt, die Hauptwirkung ist jedoch bei Verletzungen des Venensystems

Sulfuricum acidum
- indiziert, wenn der Bluterguss fast nicht mehr schmerzhaft ist, aber immer noch geschwollen und verfärbt ist
- die typische Farbe ist blau-schwarz
- der betroffene Teil ist gespannt, mit mildem Wundgefühl bei Palpation
- es folgt auf *Arnica* bei Verletzungen der Weichteile; auf *Conium* bei Verletzungen der Drüsen; auf *Ruta* bei Verletzungen der Knochen

Klinische Tipps

Conium ist sehr wirksam bei steinharten Blutergüssen. Der betroffene Teil ist sehr empfindlich auf die kleinste Berührung, auf Druck und Erschütterung. Wenn der Bluterguss in einer Extremität lokalisiert ist, dann sind die Schmerzen > beim Hängenlassen der Extremität. Dazu ist der Patient < beim Liegen, in Ruhe und wenn er untätig ist.

Iodum ist nützlich bei subakuten Fällen von infizierten Blutergüssen (Abszessbildung). Plötzlich steigt das Fieber, Schüttelfrost und Hitze wechseln sich ab. Der Bluterguss ist heiss und hellrot mit stechenden, brennenden Schmerzen < Berührung und Druck. Der Kranke fühlt sich < in einem warmen Zimmer und allgemein > nach dem Essen. Iodum wirkt meistens ähnlich wie Silicea oder Hepar sulfuris indem es den infizierten Bluterguss öffnet.

Blutungen

Aconitum napellus
- Blutungen nach Angst, Schock, Ärger
- Nasenbluten nach Schock, Kälte, Sonne
- heisses und rotes Gesicht im Liegen, wird bleich beim Aufsitzen
- Unruhe mit Todesangst; Hoffnungslosigkeit; kann nicht allein sein
- grosser Durst mit Verlangen nach kalten Getränken
- hellrotes Blut
- andauernde Blutung, Blut koaguliert in grossen Klumpen

Verschlimmerung: Bewegung, beim Aufstehen vom Liegen
Besserung: Sitzen, Liegen

Aranea diadema
- wirkt rasch bei stark blutenden Stichwunden
- Schockzustand, friert stark, hat das Gefühl, die Knochen seien eingefroren, nicht > durch äusserliche Wärme
- Bedürfnis zu liegen

Verschlimmerung: periodisch, feuchtes Wetter
Besserung: Liegen, Ruhe

Arnica montana
- verletzungsbedingte Blutung mit Wundgefühl des betroffenen Körperteils
- Schockzustand
- Halb-Koma; antwortet korrekt, fällt danach sofort wieder ins Koma zurück
- gereizt, lehnt jegliche Hilfe ab, schickt den Arzt weg
- Hämaturie nach Sturz oder Bauchverletzung

- Blutandrang zum Kopf; heisser Kopf, kalter Körper
- schwallartige, hellrote Blutung

Verschlimmerung: nachts, nach dem Schlaf, Berührung
Besserung: Wärme, Ruhe

Carbo vegetabilis
- Schockzustand nach Verletzung
- traumatisches Nasenbluten
- passive, dunkle, anhaltende Blutung
- kalte, bläuliche Haut
- schneller Puls
- hypochondrisch
- geblähter Oberbauch
- ausgeprägter Lufthunger, > fächeln, offenes Fenster
- alte Wunden, die sich immer wieder öffnen und bluten

Verschlimmerung: enge Kleider, Wärme, geschlossene Fenster und Türen
Besserung: Luft zufächeln, Aufstossen, Kälte

China officinalis
- Folge von Operationen oder Unfällen mit starkem Blutverlust
- dunkle, klumpige Blutung; das Blut fliesst wie aus einem Wasserhahnen
- die Blutungen sind erschöpfend und führen zum Kollaps
- massives Schwitzen bei der kleinsten Anstrengung, das den Zustand verschlimmert und auch erschöpfend ist
- hat Lufthunger, will die Luft aber nicht direkt, sondern aus einiger Entfernung zugefächelt haben
- Blässe des Gesichts
- unregelmässiger Puls
- Ohnmachtsanfälle

- starkes Kältegefühl, Schüttelfrost; will, dass die Fenster geschlossen bleiben

Verschlimmerung: geistige und körperliche Anstrengung, nachts, nach dem Schlaf
Besserung: Ruhe, liegen, leerer Magen

Crocus sativus
- postoperative Blutung: nach Tonsillektomie oder Hämorrhoidenoperation; nach Sturz, Schlag oder Sportverletzung
- Blutung mit fadenziehendem, klumpigem, dunklem Blut
- aufgeregt, hysterisch, ärgerlich
- weinerlich, < nach dem Weinen
- Angst, invalid zu werden, nicht wieder arbeiten zu können

Verschlimmerung: morgens, Fasten, Bewegung
Besserung: nach Essen, im Freien, Druck auf der betroffenen Stelle

Erigeron canadense
- Erigeron zeigt eine ausgeprägte antihämorrhagische Wirkung. Es sollte u.a. in schwierigen Fällen in Erwägung gezogen werden, wenn keine andere Arznei die erwünschte Wirkung gezeigt hat oder klar indiziert ist
- hellrote, reichliche Blutung

Verschlimmerung: Bewegung, Anstrengung
Besserung: Ruhe

Ferrum phosphoricum
- Folge von Blutverlust nach Verletzungen oder Operationen wie z.B, Schwäche, Gleichgewichtsstörungen, Tinnitus
- hellrote, reichliche Blutung

- traumatisch bedingte Nasenblutung
- Bluthusten nach Sturz oder Verletzung des Brustkorbes
- kongestive, pulsierende Kopfschmerzen mit rotem, heissem Gesicht und kalten Füsse, > Nasenbluten, kalte Anwendungen
- sieht meistens sehr wach und aufgeregt aus; in einzelnen Fällen kann er apathisch sein und keine Gesellschaft wünschen

Verschlimmerung: nachts, Berührung, Stimulanzien, Kaffee, Fleisch
Besserung: kalte Anwendungen, Nasenbluten

Hypericum perforatum
- Nasenbluten nach einem Schlag auf die Nase (siehe Kapitel Nasenverletzung)
- passive, dunkle Blutung, koaguliert schlecht
- Schmerzlosigkeit der Blutung, welche bei der kleinsten Berührung erneut zu bluten beginnt
- starke Blutung nach Forzepsgeburt
- unter Schock, zurückgezogen, deprimiert

Verschlimmerung: Bewegung, Durchzug, nachts
Besserung: Liegen, sitzen, Ruhe

Ipecacuanha
- unglücklich, unzufrieden, kritisiert alles was man für ihn tut
- reichliche, hellrote Blutung mit grosser Erschöpfung; meistens von Übelkeit und schwerer Atmung begleitet
- stöhnt im Schlaf
- kalter Schweiss, kalte Haut
- alles löst Nausea aus bzw. verstärkt sie
- Durstlosigkeit, saubere Zunge

Verschlimmerung: Bewegung, bücken, warmes Zimmer
Besserung: sitzen, liegen, Ruhe, draussen

Lachesis muta
- indiziert bei Patienten mit starken Blutungen und Thrombosegefahr
- doppelte Wirkung: antihämorrhagisch und gerinnungshemmend
- wirkt augenblicklich bei reichlichen Blutungen aus einer relativ kleinen Wunde
- dunkelfarbiges Blut

Verschlimmerung: Sitzen, Druck
Besserung: Bewegung, Beschäftigung

Millefolium
- Folge von Verletzungen wie z.B. Sturz, Bauchverletzung
- Bluterbrechen oder Blut im Stuhl nach stumpfem Bauchtrauma oder Gewichtheben
- nach einem Sturz: Aushusten oder Ausspucken von Blut, das aus den Lungen stammt
- schmerzlose, hellrote Blutung
- Wunden, auch wenn sie bereits genäht sind, hören nicht auf zu bluten
- unbesorgt wegen der Blutung

Verschlimmerung: abends, nachts
Besserung: tagsüber

Nitricum acidum
- Blutungen nach einer Verletzung durch Sturz, Schlag, Quetschung
- alte Wunden, die sich wieder öffnen und erneut bluten
- traumatisches Nasenbluten; Lungenblutung nach Verletzung des Thorax (ist v.a. bei chronischen Folgen indiziert)

- dunkles, klumpiges Blut, oder dünnflüssig wie Fleischwasser

Verschlimmerung: Anstrengung, gehen, abends, nachts
Besserung: während dem Fahren (mit Auto oder Zug usw.)

Phosphorus

- Nervenverletzungen durch Sturz, Schlag oder nach Operation
- rotes und heisses Gesicht; Hitzewallungen
- sehr rote Lippen
- verwirrt, als ob betrunken
- ausgeprägte Blutungstendenz
- traumatisches Nasenbluten
- selbst kleine Wunden bluten reichlich
- alte Narben öffnen sich und bluten
- hellrote Blutungen nach Zahnextraktion
- Kopfschmerzen

Verschlimmerung: Wärme, nachts, abends, im Bett, alleine
Besserung: Gesellschaft, nach Schlaf, nach dem Essen, Nasenbluten (Kopfschmerzen und psychisch besser), Ruhe

Trillium pendulum

- nützlich bei Blutungen aller Art, sowohl bei aktiven wie bei passiven Blutungen
- Zahnfleischblutung oder Blutung nach Zahnextraktion, wenn *Arnica* die erwünschte Wirkung nicht gezeigt hat

Chirurgische Eingriffe

Aconitum napellus
- indiziert vor einer heiklen Operation, z.B. des Herzens, des Gehirns oder vor einem komplizierten mikrochirurgischen Eingriff
- grosse Angst vor der Operation, kennt die hohen Risiken
- ist sicher, sterben zu müssen, sagt sogar seine Todesstunde voraus
- kann nicht beruhigt werden, kann nicht schlafen
- nervös, gereizt, unruhig
- Atemnot, Brustbeklemmung
- heisses Gesicht und kalte Füsse
- Harnverhalten nach Operation
- Aconitum ist eine grosse Arznei bei Schockzuständen, deshalb ist es auch sehr nützlich nach einem Unfall, um die Transportzeit zum Spital zu überbrücken

Verschlimmerung: alleine, Wärme, Lärm, Musik
Besserung: in Gesellschaft, Kühle, im Freien, schwitzen

Arnica montana
- kann fast routinemässig vor und nach einer Operation verabreicht werden
- wirkt gegen Schock, Blutungen und Infekte, fördert einen komplikationslosen Verlauf und eine rasche Erholung
- bei Kopfverletzungen mit Verdacht auf innere Blutungen
- bereitet den Verletzten auch optimal auf einen chirurgischen Eingriff vor
- Angst vor Zahnarzt; hysterisch, gereizt, kriegt einen Wutanfall, will nicht berührt werden

Verschlimmerung: Trost, Hilfe, Reden
Besserung: alleine, Wärme

China officinalis
- Blutungen nach einer Operation; Schwäche und Schwitzen bei der kleinsten Anstrengung als Folge des starken Blutverlustes
- indiziert bei Bauchchirurgie, bei Darmresektion, bei Operation/Entfernung von Darmdivertikeln, Darmkarzinom, Darmverschluss oder Gallenblase usw.
- gespannter und geblähter Bauch, wie ein Ballon, nicht besser durch Aufstossen, Windabgang oder Stuhlentleerung
- Kolik > umhergehen oder sich zusammenkrümmen; kann weder sitzen noch liegen
- explosiver, schmerzloser, erschöpfender Durchfall

Verschlimmerung: enge Kleider um die Taille, schwitzen, Trost
Besserung: umhergehen, sich zusammenkrümmen

Ferrum phosphoricum
- Folge von Blutverlust nach Operationen wie z.B, Schwäche, Gleichgewichtsstörungen, Tinnitus
- postoperative Blutungen. Hellrote, reichliche Blutungen
- Blutungen nach Ohroperationen
- Nasenblutung nach Nasenpolypenoperation oder Korrektur einer Nasenseptum-Deviation. Lindert Schmerzen und Blutungen
- lindert Schmerzen nach Tonsillektomie oder chirurgischem Eingriff an den Stimmbändern
- sieht meistens sehr wach und aufgeregt aus; in einzelnen Fällen kann er apathisch sein und keine Gesellschaft wünschen

Verschlimmerung: nachts, Berührung, Stimulanzien, Kaffee, Fleisch
Besserung: kalte Anwendungen

Gelsemium sempervirens
- nützlich vor und nach einer Operation
- besorgt und beunruhigt wegen dem bevorstehenden Eingriff; plötzlich entwickelt sich ein Zustand mit Hypothermie und Hypotonie
- «Besorgnis in der Brust», hat das Gefühl, als ob sein Herz zu schlagen aufhören würde, falls er sich nicht bewegt
- müder, zittriger Körper; schwere Beine
- Harninkontinenz aus Angst vor der Operation
- indiziert nach einem Unfall oder Operation, wenn grosse Besorgnis vorhanden ist; beginnt zu zittern und hat jedes Mal Kälteschauer, wenn er an den Unfall bzw. die Operation denkt
- Gelsemium entspannt die Nerven, stärkt den Willen und fördert den Optimismus

Verschlimmerung: daran denken, Trost, gehen
Besserung: nach Schlaf, Ablenkung, Kopf anlehnen, ruhig liegen, Wärme, Stimulanzien, Schnaps

Hepar sulfuris
- Zustand nach einer Operation, wenn die Narbe infiziert ist und reichlichen, blutigen und übelriechenden Eiter absondert
- Sepsis
- hohes Fieber; Schüttelfrost zwischen 18-19 Uhr; gefolgt von sauer riechendem Schweiss
- Lymphangitis
- Infekt nach einem zahnärztlichen Eingriff: die betroffene Gesichtsseite und die dazugehörigen Lymphdrüsen schwellen an
- splitterartige Schmerzen, > Wärme
- sehr gereizt, ärgerlich
- lehnt jegliche Hilfe ab, will niemanden um sich haben

- Abneigung gegen Berührung (chronisch zu *Arnica*; bei *Arnica* besteht ein typisches Wundgefühl, bei Hepar sulfuris sind die Schmerzen stechend, wie von einem Splitter)

Verschlimmerung: Berührung, Druck, Kälte, nachts, Zähne zusammenbeissen

Besserung: Wärme, warm zudecken, warm waschen

Hypericum perforatum

- nützlich nach Eingriffen in das zentrale oder periphere Nervensystem
- fördert die Heilung des Nervengewebes und beschleunigt den Heilungsprozess
- schmerzhafte Narben
- neuralgische Schmerzen nach einer Operation
- Taubheitsgefühl, Kribbeln z.B. nach einer Periduralanästhesie oder nach einer Vollnarkose
- reagiert schlecht auf jede physische Manipulation, Physiotherapie; Verschlechterung nach jeder Physiotherapie-Sitzung
- Depression und Haarverlust nach einer Verletzung oder Operation
- Neuralgie, nach einer Nervenverletzung durch eine Operation
- Hypericum sollte nicht vor, sondern immer nach einem chirurgischen oder zahnärztlichen Eingriff verabreicht werden, da es die Wirkung des Narkosemittels abschwächt. Vor der Operation gegeben, könnte der Patient unnötig eine höhere Dosis an Narkosemittel brauchen als es sonst üblich wäre

Verschlimmerung: nachts, morgens beim Aufwachen, Berührung
Besserung: gegen Mittag, reiben des betroffenen Körperteils

Staphysagria

- da Staphysagria das Mittel erster Wahl bei Schnittwunden ist, ist es von grossem Nutzen auch bei Operationen, besonders bei der Bauchchirurgie
- schmerzhafte Narben nach Bauchchirurgie; sogar Jahre danach schmerzen die Narben bei Berührung
- Harnretention nach Bauchchirurgie
- Urethritis und Zystitis nach Katheterisierung
- Harninkontinenz nach Prostataoperation
- Anfälligkeit auf Blaseninfekte
- Überempfindlichkeit auf Kälte und Wärme nach Zahnwurzelbehandlung
- glaubt nicht mehr an seine Genesung

Verschlimmerung: Zähne zusammenbeissen, zwischen und nach der Miktion, wenn er nicht uriniert, Berührung, Trost
Besserung: Wärme, liegen, während der Miktion, Ruhe

Klinische Tipps

Thiosinamin ist nützlich bei Keloiden und Verwachsungen nach Operation.

Aceticum acidum ist indiziert, wenn nach einer Operation der Patient nur über sein Geschäft und seine Arbeit nachdenkt.

Medorrhinum ist nützlich bei Gedächtnisverlust und Identitätsstörungen nach einer Operation. Medorrhinum-Patienten zeigen eine der stärksten Reaktionen auf eine Narkose.

Strontium carbonicum ist eine grossartige Arznei bei Folgen von Blutverlust und Schock nach einer Operation. Der gesamte Körper des Kranken ist eiskalt.

Erigeron - in tiefen Potenzen angewendet - hilft rasch bei Blutungen nach einer Prostata-Operation. Typisch ist eine Verschlimmerung durch die kleinste Bewegung.

Pyrogenium hat viele Fälle von Sepsis nach einer Operation geheilt. Starke Leukozytose und sehr hohes Fieber gefolgt von nicht erleichternden Schweissausbrüchen sind wahlanzeigend. Verabreichen Sie es in C200.

Causticum ist eine der besten Arzneien bei Harninkontinenz nach Entfernung der Prostata, besonders, wenn die Inkontinenz auf eine Muskelschädigung zurückzuführen ist.

Erfrierungen

Aconitum napellus
- indiziert in ersten Stadien nach einer Erfrierung, um den Schockzustand zu behandeln
- Lawinenopfer; musste lang auf seine Rettung warten
- Bergsteiger, die wegen schlechtem Wetter in grosser Höhe ausharren mussten
- Angst, sterben zu müssen; Angst vor dem Alleinsein
- Unruhe, findet in keiner Stellung Ruhe
- extreme innere Hitze
- erfrorene Teile sind sehr gerötet; mit stechend-brennenden Schmerzen

Verschlimmerung: Hitze, Berührung, nachts, alleine
Besserung: Luft zufächeln, kalte Anwendungen, Ruhe

Agaricus muscarius
- indiziert, wenn der *Aconitum*-Zustand vorbei ist
- Gefühl, als ob eiskalte Nadeln durch das Gewebe gestochen würden
- Brennen und Jucken der Hände und Füsse
- erfrorene Nase
- Eiseskälte in Flecken
- erfrorene Teile sind geschwollen, besonders die Zehen
- wechselhafte Stimmung
- ist niedergeschlagen, hat Angst, seine Extremitäten zu verlieren; dann strotzt er plötzlich vor Energie und schmiedet tausend Pläne
- lähmungsartige Schwäche der Hände nach Erfrierungen

Verschlimmerung: beim Denken an seine Beschwerden, kalter Wind, kaltes Wasser, Berührung
Besserung: wenn beschäftigt, in Gesellschaft

Arnica montana
- unter Schock, sehr gereizt
- schickt alle Helfer weg, will alleine gelassen werden
- Wundgefühl, sehr berührungsempfindlich

Verschlimmerung: Kälte, Druck, Berührung, Reibung
Besserung: liegen, Wärme

Arsenicum album
- unruhig; Angst, sterben zu müssen; denkt, unheilbar krank zu sein
- erfrorene Teile sind entzündet mit oder ohne Blasenbildung
- dunkle, fast schwarze Bläschen
- brennende Schmerzen wie von glühender Kohle
- oder ziehende, reissende Schmerzen

Verschlimmerung: Kälte, liegen, nachts, alleine
Besserung: Wärme, zudecken, in Gesellschaft

Badiaga
- indiziert, wenn *Arnica* nicht oder nicht genug gewirkt hat
- erfrorene Teile sind blau oder rot und geschwollen
- berührungsempfindlich, sogar der Kontakt mit den Kleidern ist unerträglich
- Wundgefühl, wie geschlagen

Verschlimmerung: Berührung, Druck, Kälte, kalte Luft
Besserung: warmes Zimmer, Wärme

Carbo vegetabilis
- Erfrierungen der Extremitäten, Frostbeulen; in Anfangsphasen mit Brennen und Jucken der Haut; später mit Bildung von relativ schmerzlosen Geschwüren an den Finger- und Zehenspitzen
- Taubheitsgefühl in den Extremitäten
- erfrorene Teile sind eiskalt, bläulich, violett oder schwarz

Verschlimmerung: zudecken, enge Bandage, Druck
Besserung: erkrankten Teil fächeln, Bandage lockern, im Freien, frische Luft

Nitricum acidum
- Nitricum acidum – wie auch *Nux moschata* und *Zincum* sollte in Betracht gezogen werden bei Frostbeulen, die jeden Winter auftreten
- sehr kälteempfindlich und entwickelt Frostbeulen bei Aufenthalt in der Kälte
- zornig, leicht beleidigt, nachtragend; dennoch sehr besorgt, wenn ein Familienmitglied krank ist
- Frostbeulen mit roter Schwellung und stechenden Schmerzen
- die stechenden Schmerzen in der Frostbeule lösen auch eine Art Juckreiz aus
- Splittergefühl
- rissige, lederartige Haut, schmerzhafte Risse
- Spannungsgefühl der Haut

Verschlimmerung: gehen, stehen, kaltes Wetter, Milch
Besserung: während dem Reisen (Auto-, Bus-, Zugfahrt usw.)

Nux moschata
- Frostbeulen, die jeden Winter auftreten; mit eiskalter Haut und blauen Flecken
- entspricht Menschen, die gerne sehr lange schlafen
- Patienten unter schwerer Medikation wegen psychischen Problemen oder Schlaflosigkeit
- Personen, die bei der Ansicht von Blut ohnmächtig werden
- schwaches Gedächtnis, verwirrt, schläfrig
- Angst: vor dem Tod, einzuschlafen, das Bewusstsein zu verlieren
- alles ist < beim Denken an die eigenen Beschwerden
- die Haut ist sehr empfindlich auf kalt-feuchte Luft, es entwickeln sich leicht Rötungen, Ausschläge bis zu Frostbeulen
- Gefühl von unvollständiger Entleerung; sogar weicher Stuhl wird nur unter grosser Anstrengung entleert

Verschlimmerung: kalter Wind, kalt-feuchtes Wetter
Besserung: warmes Zimmer, drinnen, trockenes Wetter

Petroleum
- blutende Risse an Händen, Fingern, Fingerspitzen, Füssen, Zehen, Fusssohlen, Ferse
- juckende, stark brennende, schmerzhafte Frostbeulen
- rote, geschwollene Frostbeulen mit klebrigen Absonderungen
- zu Beginn der Kälteperiode schwellen die Füsse schmerzhaft an und übelriechender Fussschweiss tritt auf

Verschlimmerung: kalt-feuchtes Wetter, Winter, stehen, nachts
Besserung: Wärme, Trockenheit

Pulsatilla pratensis
- ist öfters bei Frauen mit schlechtem Kreislauf angezeigt, die sich gerne draussen bewegen und sich dadurch allgemein besser fühlen
- Frostbeulen nach Aufenthalt im Schnee, bei Schneeluft
- Frostbeulen meistens an den Füssen
- wird wegen den Schmerzen hysterisch, kann es nicht mehr ertragen; lacht und weint gleichzeitig; kann ihren Zustand nicht beschreiben, ohne weinen zu müssen
- weint jedes Mal, wenn sie irgendwohin gehen soll, > Trost
- erträgt keine Socken oder Schuhe
- erkrankte Teile sind geschwollen, blau, heiss, mit pulsierenden Schmerzen und gleichzeitigem starken Juckreiz

Verschlimmerung: Bettwärme, zugedeckte Füsse, nachts, drinnen, Wärme
Besserung: reisen, mit hochgelagerten Beinen sitzen, draussen

Rhus toxicodendron
- indiziert in späteren Stadien, wenn sich Blasen bilden
- Brennen und Jucken < nachmittags und abends
- ständiges kitzelndes, prickelndes Gefühl in der Frostbeule; ist dadurch gezwungen zu kratzen
- unruhig, wälzt sich im Bett, wechselt häufig die Stellung
- leidet so sehr, dass er weinen möchte, kann es aber nicht

Verschlimmerung: nachts, Ruhe, kalt-feuchte Luft, kalte Luft
Besserung: erkrankten Teil bewegen oder immer wieder in eine neue Stellung legen, trockene Wärme, trockenes Wetter

Zincum metallicum
- phlegmatisch, geht nicht gerne spazieren
- erträgt das Reden der anderen nicht
- hat es nicht gerne, berührt zu werden
- Stimmungsschwankungen
- vergesslich, verwirrt; wiederholt die Frage, bevor er sie beantwortet
- Angst vor Dieben
- extreme Intoleranz auf Alkohol
- unruhige Beine und Füsse
- Frostbeulen an den Händen mit Schwellung und Jucken, < bei kaltem Wetter
- Frostbeulen an den Füssen mit pulsierenden, schneidenden Schmerzen, Hitze, Rötung, Juckreiz, Kribbeln

Verschlimmerung: beim Gehen, kaltes Wetter, Kälte
Besserung: beim Auftreten von Hautausschlägen, Durchfall, betroffenen Teil bewegen, reiben

Ertrinken

Aconitum napellus
- Aconitum ist eines der meist indizierten Mittel bei Verletzungen und Unfällen aller Art. Dies lässt sich dadurch erklären, dass Aconitum eine grosse Wirkung bei Schockzuständen hat
- indiziert bei schweren Fällen von Ertrinken, wenn es nur geringe Hoffnung auf Überleben gibt und die lebenswichtigen Organe unter Schock stehen
- ängstlicher Gesichtsausdruck
- rotes und heisses Gesicht
- Schweiss auf Stirn, Wangen und Oberlippe
- der ganze Körper ist spastisch
- die Augen sind geschlossen, obwohl der Verunfallte nicht schläft
- Aufschrecken im Schlaf
- positive Reaktion nach Aconitum: hohes Fieber mit Schweissausbrüchen

Verschlimmerung: Wärme, stark geheiztes Zimmer, alleine
Besserung: kühle, frische Luft

Antimonium tartaricum
- indiziert wenn die verunfallte Person regunglos ist; die Lippen sind blau, die Nasenflügel blau-schwarz
- wenn der Ertrunkene am Ersticken ist, nach Luft ringt und versucht, das Wasser auszuhusten oder zu erbrechen
- Lungenlähmung
- Aspirationspneumonie; Lungenödem
- Nasenflügelatmung

- Atemnot > im Sitzen
- deutlich hörbares Rasseln
- ausgeprägte Schläfrigkeit und Gereiztheit
- dick weiss belegte Zunge
- zu schwach, um das geschluckte Wasser herauszuhusten oder zu erbrechen
- Lungenentzündung mit drohendem Atem- und Herzversagen
- sichtbarer Herzstoss
- rasselnde Atmung mit kaltem Schweiss am ganzen Körper
- positive Reaktion nach Antimonium tartaricum: der Patient erbricht

Verschlimmerung: flach liegen mit tief gelagertem Kopf
Besserung: sitzen oder liegen mit erhöhtem Kopf, nach erbrechen

Carbo vegetabilis

- diese Arznei ist indiziert bei Verletzungen und Unfällen, wo drohendes Atemversagen im Vordergrund steht, wie es z.B. bei Rauch- oder Gasvergiftungen oder bei Ertrinken der Fall ist
- Kollapszustand mit eingesunkenem, bläulichem, kaltem Gesicht und kalter Nase
- sieht wie tot aus
- kann weder gut sehen noch hören
- Aspirationspneumonie, Lungenkollaps; Beklemmungsgefühl in der Brust mit erschwerter Atmung
- dicker, gelber Schleim, der nur schwer auszuwerfen ist
- starker Lufthunger; will immer frische Luft, offene Fenster, gleich wie kalt es draussen ist. Verlangen gefächelt zu werden
- Spätfolgen von Ertrinken: Asthma, lähmungsartige Schwäche der Extremitäten
- positive Reaktion nach Carbo vegetabilis: zuerst wird die Atmung regelmässiger, leichter; dann wird der Körper wärmer

Verschlimmerung: Wärme, Zimmer mit geschlossenen Fenstern und Türen, enge Kleider
Besserung: frische Luft, fächeln

Opium

- Spätfolgen von Ertrinken; Folgen des Schocks durch das Ertrinken wie z.B. Schielen, Stottern, Epilepsie, sogar Aphonie
- Opium ist eine sehr gute Arznei, wenn der Patient nachdem er beim Ertrinken fast gestorben wäre, an Schocksymptomen leidet. Falls das Symptom «Tinnitus wie von Meereswellen» nach einem solchen Unfall erscheint, sollte man unbedingt an Opium denken
- sehr schläfrig, apathisch, gleichgültig, hat das Gefühl, gesund zu sein
- bläuliches Gesicht, hängender Unterkiefer
- Augenliderptosis mit halbgeschlossenen Augen
- kann die Zunge nicht herausstrecken
- stertoröse, unregelmässige Atmung, dazwischen Seufzen
- hustet Blut aus
- Schnarchen
- träumt immer wieder vom Unfall

Verschlimmerung: Sonne, nach dem Schlaf, im Krankenhaus, in Gesellschaft, unter Fremden, schwitzen
Besserung: alleine, zu Hause, kühles Zimmer, abdecken

Bemerkung:

- bei Spätfolgen von Ertrinken sollten weitere Arzneien, die das Symptom «Angst vor Wasser» haben, ebenfalls in Erwägung gezogen werden, wie z.B. *Hyoscyamus, Stramonium, Lachesis, Lyssinum, Phosphorus, Tarentula*

Klinische Tipps

Phosphorus ist eine der besten Arzneien bei Aspirationspneumonie mit heftiger Brustbeklemmung. Typische Symptome sind Kitzeln im Hals, Bluthusten sowie Zittern des ganzen Körpers beim Gehen, Reden oder Atmen.

Silicea ist, wenn indiziert, ein gutes Mittel bei verschiedensten Folgen von Ertrinken, von einer Aspirationspneumonie bis zu einem Pilzbefall in den Ohren. Dank seiner natürlichen Eigenschaft, Fremdkörper aus dem Gewebe auszutreiben, entfernt es dort Wasser aus dem Körper, wo es nicht hingehört.

Silicea ist auch nützlich, wenn ein Patient vom Ertrinken gerettet wurde, seither aber eine Tendenz zu Sinusitis entwickelt hat, ungewöhnlich fröstelig geworden ist und gar keinen Luftzug am Kopf erträgt.

Gelenkverletzungen

Apis mellifica
- traurig, misstrauisch, weigert sich Hilfe anzunehmen, weinerlich
- betroffenes Gelenk ist blassrosa, geschwollen, steif, sehr berührungsempfindlich
- Gelenk ist prall aufgeschwollen, kann nicht gebeugt werden
- brennend, stechende Schmerzen
- fühlt sich fieberig, Gefühl wie wenn der ganze Körper geschlagen worden wäre, wie gelähmt
- Fieberfrost mit Durst, < Bewegung
- Energie fehlt, Taubheit des Körpers
- Gegenstände fallen leicht aus der Hand

Verschlimmerung: nach Schlaf, nachts, Berührung, Wärme, warme Getränke, Trost, Bewegung

Besserung: kalte Umschläge, kaltes Wasser, frische Luft, übermässiges Schwitzen

Arnica montana
- es ist unmöglich mit dem Verletzten zu reden, ihn zu befragen oder ihm zu helfen; er will nicht zusammenarbeiten und weigert sich jegliche Hilfe anzunehmen
- das verletzte Gelenk ist sehr berührungsempfindlich, fühlt sich wie zerschlagen oder wie von einem Lastwagen überfahren an
- plötzliche schiessende Schmerzen vom betroffenen Gelenk aus in alle Richtungen
- will sich nicht bewegen, wird aber unruhig und ist gezwungen sich zu bewegen
- Gefühl die Unterlage ist zu hart, deswegen ständiger Lagewechsel, der aber nichts verbessert

Verschlimmerung: Berührung, kalte Luft, Anwendungen von kaltem Wasser, kalt nasses Wetter, Erschütterung, Bewegung
Besserung: Wärme, Ruhe, flach liegen, alleine sein

Belladonna

- ärgerlich, aggressiv, gereizt, kann seinen Schmerz nicht mehr ertragen
- beisst in seine eigene Hand oder schlägt den Kopf gegen die Wand, weil er den Schmerz nicht mehr aushalten kann
- das verletzte Gelenk ist angeschwollen, rot glänzend und heiss
- brennender, pulsierender Schmerz, der plötzlich kommt und plötzlich verschwindet
- pulssynchrones, hörbares Pulsieren im verletzten Gelenk
- Nackensteife bei hohem Fieber

Verschlimmerung: Zugluft, kalte Luft, abdecken, Erschütterung, geringste Berührung, Berührung durch die Kleider, liegen
Besserung: zudecken, Bettwärme
Tipp: die Behandlung sollte mit *Calcium carbonicum* oder anderen tiefer wirkenden Arzneien vervollständigt werden

Bryonia alba

- Bursitis, Synovitis
- reagiert gereizt, ist ernst, will nicht reden oder antworten, ist unzufrieden
- das verletzte Gelenk ist entzündet, sehr heiss, dunkel- oder blassrot
- stechender oder reissender Schmerz
- das verletzte Gelenk wird zunehmend steifer, der Patient fühlt ein lokales Unbehagen und ist gezwungen das Gelenk zu bewegen, was aber den Schmerz verstärkt
- das Gelenk knackt bei der Bewegung

- kein Appetit, weiss belegte Zunge, verstopft
- viel Durst auf grosse Mengen von Wasser

Verschlimmerung: Erschütterung, Bewegung, Berührung, Wärme
Besserung: Ruhe, im Freien, kühles Zimmer, sich niederlegen, enger Verband

Causticum Hahnemanni

- rheumatische Konstitution; Verletzungen führen oft zu tiefliegenden konstitutionellen Beschwerden des Bewegungsapparates
- Steifheit des Gelenks, als ob die Sehnen und Bänder verkürzt wären; weder beugen noch strecken ist möglich.
- ziehender, reissender, krampfartiger oder brennender Schmerz
- bei Schulterschmerzen kann der Patient den Arm weder hoch-, noch seitwärts anheben
- Ruhelosigkeit im verletzten Gelenk
- Muskelatrophie als Folge der Verletzung
- indiziert in der Genesungsphase bei Taubheit und Schwäche des betroffenen Körpergliedes

Verschlimmerung: Kälte, kalte Luft, Treppe hinuntersteigen,
Besserung: erste Bewegung, aufstehen von einem Stuhl, morgens aus dem Bett aufstehen, lange sitzen
anhaltende Bewegung, Wärme, Bettwärme

Ferrum phosphoricum

- akute Synovitis im Kniegelenk nach einer Verletzung
- geschwollenes Knie mit nach unten schiessenden Schmerzen, < Bewegung
- konstantes Verlangen, sich zu bewegen, die Schmerzen verstärken sich aber dadurch

Verschlimmerung: plötzliche oder normale Bewegung
Besserung: sehr langsame und kontrollierte Bewegungen, liegen, kalte Anwendungen

Ledum palustre
- geheimnisvolle Person, Einzelgänger, meidet Gesellschaft, hat keine Lust zum Reden
- steifes Gelenk mit tief bohrenden Schmerzen; der Schmerz kann wegen seiner Tiefe schlecht lokalisiert werden
- Verletzungen des grossen Zehs, Knöchels und Knies
- das ganze Bein schwillt auf; selbst wenn nur der Knöchel verletzt ist, dehnt sich die Schwellung über das gesamte Bein aus
- schiessender, stechender Schmerz
- Steifheit in Füssen und Knien
- betroffener Körperteil fühlt sich kalt an
- empfindliche, schmerzhafte Fusssohlen

Verschlimmerung: morgens, gehen, nachts, zudecken, Wärme, Bettwärme, Alkohol
Besserung: abdecken, kalte Anwendungen, Eis auflegen

Ruta graveolens
- Verletzungen von Handgelenk oder Ellbogen
- Knieverletzungen bei alten Menschen, welche leicht stürzen, da sie unter einer Schwäche der Oberschenkel und Waden leiden
- das Knie gibt plötzlich nach, kann das Körpergewicht nicht mehr tragen
- Wundgefühl im Handgelenk, Gefühl wie gelähmt, kann keinen Gegenstand fest umfassen, da es so stark schmerzt

- nach Anstrengung (z.B. langdauernde Arbeit im Garten, wie Rosen oder andere Pflanzen schneiden, zuviel Üben mit einem Instrument) Taubheitsgefühl in den Händen
- Schmerzen im Ellbogengelenk wie von einer Prellung
- reissender oder ziehender Schmerz im betroffenen Gelenk

Verschlimmerung: Treppe hinauf- oder hinuntersteigen, zu Beginn der Bewegung, aufstehen aus dem Stuhl oder aus dem Bett, nasskaltes Wetter, Kälte

Besserung: Wärme, morgens, Druck

Klinische Tipps

Nach meiner Erfahrung versagt **Rhus toxicodendron** nie beim Vorhandensein von der Modalität < während und nach Ruhe, sowie von einer ausgeprägten Steifheit bei der ersten Bewegung, > durch kontinuierliche Bewegung.

Calcium carbonicum hat chronische Fälle von alten Knie- oder Hüftverletzungen geheilt, wenn die Schmerzen deutlich < treppauf oder bergauf waren.

Ich habe mehrere Fälle gesehen, bei denen *Calcium fluoricum* Gelenkknacken nach einer Verletzung beseitigt hat.

Calcium fluoricum ist ein sehr gutes Komplement zu Rhus toxicodendron, da seine Schmerzen ebenfalls < während und nach Ruhe und > durch Bewegung sind.

Calcium carbonicum und *Tuberculinum* sind zwei sehr nützliche Komplementmittel zu Rhus toxicodendron.

Hitzschlag

Aconitum napellus
- indiziert bei Frühstadien eines Hitzschlages, wenn der Betroffene ein heisses und rotes Gesicht hat und nicht schwitzt
- besorgt, unruhig, fühlt sich in keiner Lage wohl
- hat Angst und Herzklopfen von geringstem Lärm
- rote, kongestive Augen
- Schwindel mit pulsierenden Kopfschmerzen, < Wärme, > Augen schliessen
- verlangt Eispackungen auf den Nacken
- trockener Mund, rote, trockene, rissige Lippen; grosser Durst auf kalte Getränke
- Harnverhalten nach zu langem Sonnenbaden

Verschlimmerung: Lärm, Musik, Wärme
Besserung: kühle, frische Luft

Amylenum nitrosum
- fühlt sich wie vergiftet
- besorgt, starkes Verlangen nach frischer Luft
- gerötete, hervortretende Augen, starrer Blick
- rotes Gesicht, Blutandrang zum Kopf
- Herzrhythmusstörungen; zittrige Hände; schwache, müde, zittrige Beine

Verschlimmerung: Hitze, drinnen, Bewegung
Besserung: draussen, Ruhe, kaltes Wasser trinken

Antimonium crudum
- ärgerlich, unruhig
- rotes, geschwollenes Gesicht
- Hautausschlag von Sonnenexposition
- schläfrig, müde, aber gereizt und ungeduldig; will nicht berührt werden
- Kopfschmerzen < in Stirn; mit Übelkeit und Erbrechen, nicht > nach Erbrechen

Verschlimmerung: Bewegung, Hitze, daran denken
Besserung: Ruhe, liegen, Nasenbluten

Belladonna
- gereizt, wütend, schreit herum, schlägt seinen Kopf gegen die Wand, reisst sich an den Haaren; all dies verschlimmert noch seinen Zustand
- sehr besorgt, ängstlich, unruhig
- fühlt sich < durch reden, schreien, Erschütterung, Berührung
- gerötete Augen und Gesicht, als ob alles von innen nach aussen herausgedrückt würde
- rote, hervorstehende Augen, > Augen reiben
- Gleichgewichtsstörungen, Tendenz nach vorne zu fallen
- Gefühl, als ob das Gehirn aus der Stirn herausgedrückt werde
- schiessende, pulsierende Kopfschmerzen, die wie ein Blitz plötzlich kommen und verschwinden
- steifer Nacken mit sehr heissem Kopf, meint, er habe sehr hohes Fieber; mit kalten Händen und Füssen
- Kopfschmerzen < kleinste Bewegung, sogar Augenbewegungen, nach vorne bücken; > Kopf nach hinten beugen, sitzen, Nasenbluten
- nützlich bei Frühstadien von Meningitis nach Sonnenstich
- Zähneknirschen
- Erdbeerzunge; trockener Mund ohne Durst; Verlangen nach Limonade

- schläfrig, kann aber nicht schlafen; im Schlaf Stöhnen und Zuckungen des ganzen Körpers

Verschlimmerung: Sonne, draussen, Berührung, Bewegung, Erschütterung, Licht

Besserung: Augen schliessen, Nasenbluten, Haare hängen lassen

Bryonia alba

- sitzt still mit geschlossenen Augen
- will nicht gestört werden, will nicht antworten, leicht gereizt
- hat Angst, er werde seine Arbeitsstelle verlieren, da er zur Zeit arbeitsunfähig ist
- Schwindel, als ob sich alles drehen würde; Tendenz nach hinten zu fallen
- Gefühl beim Abliegen, als ob die Matratze unter ihm einsinken würde
- energielos, Lähmungsgefühl in den Extremitäten
- aufplatzende Kopfschmerzen; Druck im Kopf von innen nach aussen; Gefühl, als ob das Hirn durch die Schläfen herausgedrückt würde
- glasige Augen
- trockener Mund mit Durst auf grosse Mengen von kaltem Wasser
- bitterer Geschmack im Mund; belegte Zunge mit Übelkeit
- Verstopfung ohne Drang
- schläfrig, kann aber nicht schlafen
- alles erscheint ihm zu heiss, kann Hitze nicht ertragen

Verschlimmerung: Hitze, warmes Zimmer, warmes Bett, warme Luft, kleinste Bewegung

Besserung: still sitzen oder liegen, kalte Getränke, kühles Zimmer, frische, kühle Luft, Nasenbluten

Camphora
- Sonnenstich; der Körper ist in kaltem Schweiss gebadet; das Gesicht ist eiskalt, bläulich, eingesunken, dehydriert; der Blick ist starr
- ärgerlich, besorgt
- sehr schwach, verwirrt, hat Angst vor den eigenen Gedanken
- Nackenschmerzen und Kopfschmerzen < wenn im halbbewussten Zustand; die Schmerzen verschwinden, wenn er ganz wach und konzentriert ist
- Kopf nach rechts oder nach hinten gezogen

Verschlimmerung: Bewegung, kalte Luft, nach vorne bücken, in Halbschlaf oder Halbbewusstein

Besserung: liegen, beim Denken an die eigenen Beschwerden, wenn ganz wach

Gelsemium sempervirens
- müde, schläfrig, apathisch, will nicht sprechen, möchte in Ruhe gelassen werden
- blasses, aufgedunsenes Gesicht, lässt den Unterkiefer hängen
- Kollaps, tiefer Blutdruck, schwacher Puls, Zittern am ganzen Körper
- Nackensteifheit und Schwindel mit Benommenheitsgefühl
- Kopfschmerzen beginnen im Nacken und ziehen bis über die Augen; Schwere der Augenlider, Augenliderptose
- trockener Mund, kein Durst
- Schlaflosigkeit mit häufigem Gähnen

Verschlimmerung: beim Denken an den eigenen Zustand, sprechen, Druck am Kopf

Besserung: frische Luft, Kopf anlehnen, mit hochgelagertem Kopf liegen, still liegen, Kopf hin und her bewegen, dunkles Zimmer, häufiges Wasserlassen, nach Schlaf

Glonoinum
- verwirrt, orientierungslos oder bewusstlos
- schwer zu wecken, hört nicht richtig zu
- verwirrt, weiss nicht wo er wohnt, wo er ist oder wie er heisst
- fehlerhafte Sprache, zitternde Zunge
- heisses, rotes Gesicht mit Schweiss oder blasses Gesicht
- starrende oder nach oben gedrehte Augen
- Nasenbluten
- Schwindel mit starker Übelkeit
- ausgeprägte Steifheit des Nackens, Opisthotonus
- erlaubt es nicht, dass sein Kopf und Nacken berührt werden, kann den Kopf nicht nach vorne oder nach hinten beugen
- völlig dehydriert mit trockenen Lippen, trockenem Mund und Hals, starkes Verlangen nach kaltem Wasser
- verkrampfter Kiefer
- pulsierende, pochende Kopfschmerzen mit heissem Gesicht und kaltem Körper
- Atemnot, Brustbeklemmung
- spürt den Puls im ganzen Körper
- kalte Füsse und schneller Puls mit erhöhtem Blutdruck
- Extremitäten wie gelähmt, seine Knie- und Fussgelenke tragen ihn nicht
- plötzliches Zucken in den Gliedern

Verschlimmerung: Hitze, Erschütterung, Kopf nach hinten beugen
Besserung: kalte Luft, kalte Anwendungen, Gesicht mit kaltem Wasser waschen, Nasenbluten, ruhig sitzen

Bemerkung
Bei chronischen Folgen von Hitzschlag sollte man an solche Arzneien denken wie z.B. *Natrium muriaticum, Natrium carbonicum, Lachesis, Sulphur, Pulsatilla, Opium.*

Klinische Tipps

Antimonium crudum hat einen Patienten mit Hitzschlag schnell geholfen, der auffallend schläfrig war und sehr ärgerlich reagierte wenn man ihn ansprach. Er schwitzte viel, der Schweiss war warm, er fror aber innerlich.

Lachesis ist eine sehr nützliche Arznei bei chronischen Folgen von einem Hitzschlag wie z.B. Hypertonie, Kopfschmerzen, Nasenbluten, Schlaflosigkeit.

Lachesis hat einen Patienten von seiner Epilepsie befreit, die er nach einem Sonnenstich entwickelt hatte. Die Anfälle waren < während und nach dem Schlaf.

Natrium muriaticum hat Fälle von Migräne und Gedächtnisstörungen nach einem Sonnenstich geheilt.

Ich erinnere mich an einen Fall von Hypertonie und kongestiven Kopfschmerzen nach einem Hitzschlag, der sehr gut auf **Veratrum viride** ansprach. Der Patient fühlte sich wie vergiftet, war ärgerlich und misstrauisch. Er hatte ein verwirrtes Gefühl im Kopf, als ob der Kopf aufplatzen würde. Er fühlte sich > durch Reiben und Druck.

Höhenkrankheit

Argentum nitricum
- hat so sehr Angst vor Allem, dass er dadurch richtiggehend Probleme einlädt
- nervös, zittrig, impulsiv, aufbrausend
- nervöser Husten, nervöses Aufstossen, Durchfall vor Beginn der Ferien (Erwartungsspannung)
- geht mit Freunden in die Berge, obwohl er starke Höhenangst hat
- fühlt sich miserabel; hat das Gefühl, dass die anderen ihn beobachten und seinen Zustand bemerken
- Kopfschmerzen, als ob der Kopf aufplatzen würde; Expansionsgefühl im Kopf, > festes Binden
- steifer, schmerzhafter Nacken, > aufstehen und umhergehen
- Übelkeit mit Zittern im Magen und lautem Aufstossen
- Schmerz unter dem linken Rippenbogen < einatmen
- lauter, explosiver Durchfall mit viel Wind
- muss nach dem Trinken sofort stuhlen
- kann nicht schlafen; Blähungen drücken nach oben auf das Herz, < beim Darandenken

Verschlimmerung: daran denken, Wärme, Sonne, enge Kleider, trinken, nach dem Essen
Besserung: Ablenkung, kalt waschen, kalte Umschläge

Arsenicum album
- reagiert sehr heftig auf Höhenunterschiede, besonders bei schnellem Wechsel
- besorgt, ängstlich, bestens informiert über die Gefahren eines abrupten Höhenwechsels; hat eine ständige versteckte Angst, krank zu werden; Angst vor dem Erkranken in den Ferien ist ein

wichtiges Symptom bei Arsen
- unruhig, in Panik, spricht über das Schlimmste; egoistisch, möchte dass alle ihre Ferien abbrechen, um mit ihm hinunterzusteigen
- Angst vor dem Alleinsein, ärgerlich, Geistesdumpfheit
- kongestive Kopfschmerzen mit Blutandrang zum Kopf, > kalte Anwendungen
- Schwindel < Augen schliessen
- Übelkeit durch jeglichen Geruch, z.B. Geruch von Schweiss, Mund, Stuhl, Essen, Fisch
- Übelkeit und Erbrechen beim Denken ans Essen
- Durchfall von kleinsten Mengen gefolgt von unverhältnismässiger Erschöpfung; sehr schnell dehydriert
- Kurzatmigkeit, Brustbeklemmung, Angst vor dem Ersticken, kann sich nicht hinlegen
- zu schwach, um sich zu bewegen; zu ängstlich, um zu liegen
- Atemnot < Treppe hinaufsteigen
- Schlaflosigkeit wegen der Besorgtheit und Unruhe; Zuckungen in den Extremitäten; Gefühl von kochendem Wasser in den Venen

Verschlimmerung: Treppe hinaufsteigen, allein sein, liegen, periodisch, mittags, mitternachts, denken an oder Geruch von Essen, kaltes Essen oder Trinken
Besserung: Wärme, warme Getränke, aufsitzen, langsame Bewegung

Coca
- diese Arznei ist ein treuer Freund für Menschen, die gerne in hohen Lagen Sport treiben (Klettern, Bergtouren, Trekking usw.) aber die Höhe nicht vertragen
- für scheue, blockierte, introvertierte Menschen, die schnell ausser Atem geraten
- Kopfschmerzen in der Stirn, als ob ein Gummiband um die Stirn

gebunden wäre, < Bewegung, > nach dem Essen
- leeres Gefühl im Magen
- Schweregefühl, Erschöpfung, Schwäche in den Beinen
- starke Erschöpfung, kann keinen weiteren Schritt gehen, hat ein Bedrückungsgefühl in der Brust, massive Kopfschmerzen und eine schwache Stimme
- plötzliche Krämpfe in der Brust beim Bergsteigen, wird kalt und wie gelähmt; ist zu schwach, um den Aufstieg fortzusetzen
- schläfrig, kann aber nicht schlafen; findet in keiner Stellung Ruhe

Verschlimmerung: bergauf gehen, in der Höhe, körperliche Anstrengung
Besserung: nach dem Essen, Wein, Sonnenuntergang, allein sein

Gelsemium sempervirens
- Gleichgewichtsstörungen beim schnellen Aufstieg
- sieht schwarz vor den Augen beim Hinaufsteigen
- mildes Lungenödem beim schnellem Aufstieg, rapidem Höhenunterschied; mit Druckgefühl in der Brust
- kann nicht atmen, als ob die Lungen gelähmt wären
- Gefühl, als würde das Herz aufhören zu schlagen, wenn er nicht umhergehen würde; kann nicht ruhig bleiben
- schwacher, schneller, kaum spürbarer Puls
- Zittern am ganzen Körper; muss festgehalten werden, weil er so sehr zittert
- Kopfschmerzen steigen vom Nacken hoch bis zu den Augenlidern, die schwer werden; Sehstörungen, mouches volantes
- Ptose der Augenlider
- Völlegefühl im Magen; steigt zum Hals hinauf
- trockener Mund, kein Durst

Verschlimmerung: Sonnenlicht, Abwärtsbewegungen, gehen, gegen 16 Uhr, liegen
Besserung: tief atmen, langsam bewegen, Wärme, Dunkelheit, Stimulanzien, Kopf anlehnen, reichlich urinieren

Bemerkung
- weitere Arzneien, an die man bei Höhenkrankheit denken sollte: *Aurum, Sulphur, Colchicum, Staphysagria*

Knochenverletzungen

Angustura vera
- indiziert bei Periostitis infolge einer Verletzung
- alte Fälle von Knochenverletzungen wenn *Mercurius* nicht weiterhalf
- die ältere Generation von Homöopathen benutzte es in der Behandlung von Tetanus
- scheu, will nicht reden, sehr ängstlich, sehr leicht geärgert, launisch
- der verletzte Körperteil ist stark geschwollen
- heftige, reissende Schmerzen und Schwäche im betroffenen Bein
- Spannung im Muskel beim Gehen
- bitterer Geschmack im Mund
- grosses Verlangen nach Kaffee

Verschlimmerung: Anstrengung, Druck, Berührung
Besserung: kalte Anwendungen, Strecken des betroffenen Körperteils

Arnica montana
- die Arznei erster Wahl bei Verletzungen, um den Schock zu neutralisieren, gegen die Schmerzen, um innere oder äussere Blutungen zu stoppen, um eine schnelle Heilung zu erzielen und gegen Tetanus
- Verletzungen als Folge eines Sturzes, Unfalls oder einer sportlichen Betätigung
- Ermüdungsbruch
- Periostitis oder Frakturen mit starken Schmerzen als ob er geschlagen wurde
- Wundgefühl, empfindlich auf die kleinste Berührung

- unter Schock, sehr gereizt, antwortet nicht
- liegt nach Schädelfraktur mit innerer Blutung im Koma oder will nicht antworten
- Wundgefühl und Schwellung auf der Seite der Verletzung

Verschlimmerung: Berührung, Stress, Trost, Kälte
Besserung: Wärme, wenn alleine, flach liegen

Bovista lycoperdon
- empfindlich, versteht keinen Spass, nimmt alles übel, ist schnell beleidigt
- wirkt abwesend und reagiert auch verwirrt
- lässt Gegenstände aus den Händen fallen
- subakute Fälle von Frakturen, wenn der Schmerz immer noch vorhanden ist oder wenn nach dem Abheilen einer Fraktur die Schwellung weiter besteht
- der betroffene Körperteil ist berührungsempfindlich, sogar die Berührung durch die Kleider oder den Verband stört
- Achselschweiss riecht nach Zwiebeln
- geeignet in der Rehabilitationsphase nach Fraktur, wenn die betroffene Gliedmasse sehr schwach ist; stürzt leicht oder lässt schnell Gegenstände aus den Händen fallen

Verschlimmerung: frühmorgens, Hitze, Berührung, kaltes Essen, Wein, Kaffee
Besserung: Wärme, aufrecht sitzen

Calcium carbonicum
- Konstitutionsmittel bei chronischen Folgen von Verletzungen oder Frakturen
- wenn die Symptome passen, darf Calcium carbonicum auch im akuten Stadium einer Knochenverletzung gegeben werden

- indiziert wenn zum Beispiel im Oberschenkel nach einem Huftritt des Pferdes ein tiefliegendes Hämatom und später ein Abszess entsteht
- hohes Fieber infolge einer Blutvergiftung
- heisser Kopf und kaltschweissige Extremitäten
- Muskelkrämpfe im betroffenen Bein
- hypochondrisch, ist überzeugt, dass sein Bein amputiert werden muss, hoffnungslos. Eine Dosis C200 wirkt innerhalb weniger Stunden und hat schon manche Beine vor der Amputation bewahrt
- Knochen- und Gelenkeiterung als Folge der Verletzung
- Tendenz zur Osteomyelitis, welche Fisteln mit stinkendem Eiter bildet
- indizierte Arznei bei posttraumatischen konstitutionellen Knochenproblemen wie Osteoporose, Osteomalazie oder Arthritis

Verschlimmerung: Nasskaltes Wetter, Kälte allgemein, Sonne, körperliche Anstrengung, sich bücken, draussen, betroffene Gliedmasse hängen lassen, Treppe hochsteigen

Besserung: Gliedmasse hochlagern, sich niederlegen, reiben, trockenes Wetter

Calcium phosphoricum

- unruhig, scheu, empfindlich, schnell beleidigt
- schlechtes Gedächtnis, kann sich nicht konzentrieren
- anzuwenden bei Knochenschmerzen in Folge von Verletzungen, Frakturen, Anstrengung, Mangelerkrankungen und Wachstumsschmerzen
- beschleunigt die Frakturheilung und wirkt vorbeugend gegen Komplikationen
- indiziert im späteren Stadium der Fraktur, wenn der Schmerz schon verschwunden ist
- wenn nach einer Fraktur der Schmerz immer noch vorhanden

ist, < Treppe hochsteigen sowie Ameisenlaufen und Kälte im gebrochenen Körperteil
- auch indiziert bei Osteoporose, bei älteren Menschen mit fragiler Konstitution und wiederkehrenden Knochenbrüchen, sowie bei Diabetes mit Wundheilungsstörungen
- Komplementreihe bei Frakturen: *Arn - Symph - Cal-p*

Verschlimmerung: Frühling, während Schneeschmelze, Schneeluft, Treppe hoch, kalter Wind
Besserung: Sommer, trocken-warmes Wetter

Phytolacca decandra
- reagiert überempfindlich auf Schmerzen
- apathisch, auch seinem Körper gegenüber gleichgültig und deswegen in gewisser Weise hemmungslos bezüglich Entkleiden
- schmerzhafte Knochen- oder Knochenhautentzündung
- als Folge einer Fraktur kommt es zu einer Periarthritis der rechten Schulter mit Steifheit und lähmender Schwäche. Der Schmerz ist < Arm hochheben, Bewegung
- im rechten Arm harte Knoten im Muskel; der Schmerz kommt und geht
- zeigt eine sykotische Tendenz darin, dass sich nach einer Fraktur Rheuma oder Arthrose entwickeln kann

Verschlimmerung: Arm hochheben, feuchtkaltes Wetter, auf der rechten Seite liegen, stehen, nachts, Bettwärme
Besserung: Wärme, Bauchlage, Hochlagern des betroffenes Teils

Symphytum officinale
- Periostitis nach einem Schlag
- Knochenbrüche, Impressionsfraktur oder Ermüdungsfraktur bei Sportlern
- sehr heftiger, stechender Schmerz, insbesondere an der Fraktur-

stelle oder am Ort der Verletzung
- führt zu einer schnellen Kallusbildung, speziell bei älteren Menschen

Verschlimmerung: Berührung, Bewegung, Gehen, Druck
Besserung: Wärme

Symphytum officinale	Arnica montana
ist sehr schläfrig	sagt, es gehe ihm gut, er brauche keine Hilfe. Bewusstlos, aber richtet sich auf um korrekt zu antworten und fällt ins Koma zurück
Schwellung ohne Verfärbung	schmerzhafte, verfärbte Schwellung (akut)
hat auch starke Schmerzen, aber an der Frakturstelle ist dieser typische prickelnde Schmerz	sehr ausgeprägte Schmerzempfindlichkeit, Wundgefühl
die Schmerzempfindlichkeit ist lokalisiert auf die verletzte Stelle	die Schmerzempfindlichkeit ist viel ausgedehnter

Ruta graveolens
- geistesabwesend, verwirrt, immer zum Streiten bereit
- indiziert bei älteren Menschen mit schwacher Konstitution
- Sehschwäche
- unsicheres Gehen wegen der grossen Schwäche in Beinen und Waden
- Stolpern und Fehltritte, weil die Beine plötzlich nachgeben
- brüchige Knochen
- nach einer Verletzung entwickelt sich eine Periostitis mit brennenden Schmerzen und ausgeprägter Unruhe in Beinen und Füssen
- Prellungsschmerz im betroffenen Knochen, im Hüftknochen, im Rücken oder im Steissbein

Verschlimmerung: liegen auf dem schmerzhaften Körperteil, Berührung, Ruhe, Anstrengung

Besserung: nach Schlaf, Wärme, auf dem Rücken liegen, reiben, Druck, Bewegung

Kopfverletzungen

Arnica montana
- Schädelfrakturen, Hirnerschütterung, Schleudertrauma
- liegt in Halbkoma, antwortet korrekt aber langsam und schläft danach sofort wieder ein
- auch bei Spätfolgen eines Verkehrsunfalls indiziert, wenn der Betroffene aus Angst mit dem damaligen Transportmittel nicht mehr fahren kann
- schickt die Helfer weg, behauptet es sei nichts passiert, es gehe ihm gut
- will nicht untersucht, nicht berührt werden, hat Angst vor Berührung
- Wundgefühl, schreit bei Berührung
- heisser Kopf, kalter Körper
- Kopf- und Nackenschmerzen > Kopf leicht nach vorne neigen
- Schwindel < beim Schliessen der Augen, gehen, gerade stehen
- vorübergehende Blindheit oder Diplopie
- Netzhautablösung nach Kopfverletzung
- Schwerhörigkeit

Verschlimmerung: Bewegung, Berührung, gehen
Besserung: Wärme, Ruhe, flach liegen (ohne Kissen), Kopf leicht nach vorne neigen

Calcium carbonicum
- meistens indiziert bei chronischen Folgen einer Kopfverletzung
- sehr besorgt, meint, er könne nicht geheilt werden, traurig, hoffnungslos
- Kopfschmerzen mit eiskaltem Gefühl am Scheitel, als ob Eis aufgelegt worden wäre

- Kopfschmerzen mit pulsierenden Schmerzen tief im Kopf und Übelkeit
- Kopfschmerzen mit Gefühl, als sei das Hirn zu gross für den Schädel
- Hirntumor als Folge eines alten, unbemerkten Blutergusses
- Schwindel mit Tendenz seitlich zu fallen, < Treppen steigen, nach oben schauen
- auch nützlich bei Zervikalspondylose; Steifheit; mit Schmerzen zwischen den Schulterblättern; kann nicht atmen

Verschlimmerung: morgens beim Aufwachen, nach oben schauen, bergauf, treppauf, kalter Wind, Vollmond, Wetterwechsel, Temperaturwechsel

Besserung: mit geschlossenen Augen liegen, Wärme, warme Umschläge, Kopf massieren, Kopf bandagieren

Cicuta virosa
- Hirnerschütterung; komatös
- Meningitis oder Epilepsie nach Kopfverletzung
- verwirrt, hat keine Zeitorientierung mehr, vergisst sogar den eigenen Namen
- erkennt niemanden, antwortet aber korrekt
- spastischer Körper, Kopf nach hinten gebeugt
- Pupillen verengt oder erweitert
- starrt einen Gegenstand an, schielt
- Strabismus seit einer Kopfverletzung
- Schaum an den Mundecken, verzerrtes Gesicht, Kiefersperre
- kann nicht schlucken

Verschlimmerung: Kälte, Berührung, Kopf drehen
Besserung: Wärme, nach dem Essen

Cocculus indicus
- Hämatom, Hirntumor oder Zervikalspondylose nach Kopfverletzung
- sehr weinerlich, nicht besser nach dem Weinen
- sanft, hoffnungslos, nervös, ängstlich
- Tendenz zu Ohnmacht bei der kleinsten Aufregung oder bei Müdigkeit
- Schwindel mit heissem Gesicht
- Schwindel mit Übelkeit beim Aufwachen, > Ruhe, liegen, still bleiben, Wärme; < essen, trinken, Essensgeruch, reisen, aufstehen
- Nackenschwäche, kann den Kopf nicht aufrecht halten, muss ihn mit eigenen Händen stützen
- Völlegefühl im Kopf; Verwirrtheitsgefühl im Kopf; mildes Kopfzittern

Verschlimmerung: reisen, Aufregung, Erschütterung, nach Kaffee, nach Schlaf
Besserung: warmes Zimmer, liegen, Kopf nach hinten beugen

Conium maculatum
- besonders indiziert bei Verletzungen des Hinterkopfes und des Nackens
- still, schwach, zitterig
- kann sich nicht konzentrieren
- versteht und antwortet langsam
- Schwindel, als ob sich alles drehen würde; mit Gefühl, als ob die Beine gelähmt wären; relativ > langsames Umhergehen mit dem Kopf leicht nach vorne gebeugt, < liegen, << auf die linke Seite drehen
- Kopfschmerzen vom Scheitel zum Hinterkopf mit Steifheit des Nackens und Erbrechen; Kopfschmerzen > kalte Anwendungen, Augen schliessen

- steinharte, schmerzhafte Knoten an den verletzten Stellen

Verschlimmerung: Trost, wenn alleine, wenn zu viele Leute um ihn sind, liegen, auf die linke Seite drehen

Besserung: kalte Anwendungen, Augen schliessen, Ablenkung

Hypericum perforatum
- traurig, deprimiert, unter Schock
- verwirrt morgens beim Aufwachen; Gedächtnisverlust
- Haarverlust nach Hirnerschütterung
- Expansionsgefühl des Kopfes mit Kribbeln im Kopf
- Schmerzen von Nacken bis zu den Fingerspitzen mit Kribbeln, Taubheitsgefühl
- Kopf- und Nackenschmerzen > Kopf nach hinten beugen
- reagiert sehr empfindlich auf Schmerzen
- sehr berührungsempfindliche Wirbelsäule
- sehr schläfrig; Zucken der Extremitäten im Schlaf

Verschlimmerung: Kopf nach vorne beugen, physische Anstrengung, Erschütterung, kalter Wind, morgens beim Aufwachen

Besserung: Kopf nach hinten beugen, reiben, Wärme, gegen Mittag

Natrium muriaticum
- indiziert bei chronischen Folgen einer Kopfverletzung; seit dem Unfall haben sich konstitutionelle Störungen entwickelt wie z.B. Migräne, Gedächtnisverlust, Konzentrationsstörungen, Haarverlust, Ergrauen, Persönlichkeitsveränderungen
- introvertiert, sagt nichts, wehrt sich nicht, schluckt seine Emotionen, < Trost
- Angst vor unheilbaren Krankheiten, vor Invalidität
- Schwindel, als ob sich alles drehen würde; mit Tendenz nach vorne zu fallen; > Ruhe, mit erhöhtem Kopf liegen; < Hitze, stehen, vormittags

- Kopfschmerzen vom Hinterkopf zur Stirn; die Schmerzen setzen sich in den Augen fest
- pulsierende, hämmernde Kopfschmerzen wie von tausend feinen Hämmern; mit mildem Kopfzittern
- die Nerven werden so schwach nach der Kopfverletzung, dass Schlafstörungen eintreten. Einschlafstörungen, kann wegen des Gedankenflusses nicht abschalten
- träumt von Krieg, in die Tiefe zu fallen

Verschlimmerung: Trost, Musik, Sonne, Lärm, reden, emotionale Aufregung, Licht, Wärme
Besserung: ruhig liegen, Dunkelheit, kalte Anwendungen, kühles Zimmer

Natrium sulfuricum

- ausgeprägte Persönlichkeitsveränderungen seit einer Kopfverletzung. Ist ein komplett anderer Mensch geworden
- deprimiert, traurig, lehnt alles ab, was ihn aufheitern könnte
- Abneigung gegen alle Freuden des Lebens
- will nicht mehr leben, spricht von Selbstmord, hat aber Angst vor dem Tod
- schwankt ständig zwischen «Soll ich leben, oder soll ich sterben?»
- misstrauisch, ärgerlich
- Abneigung zu sprechen und zu antworten
- Abneigung gegen Musik, da sie ihn traurig stimmt
- Stimmung > im Freien und nach dem Stuhlen
- empfindet nichts mehr für seine Kinder und seine Frau, ist gleichgültig geworden; hat kein Bedürfnis, mit seiner Frau zu sprechen
- Angst, alleine zu sein; Angst sich zu verletzen und niemand wäre da, um ihm zu helfen
- Gedächtnis- und Konzentrationsverlust; Verwirrtheit
- Kopfweh wie Schläge im Kopf, wie elektrische Schocks

- Druckgefühl in der Stirn < nach dem Essen
- vermehrter Speichelfluss während den Kopfschmerzen
- Kopfschmerzen > Druck mit der Hand, liegen, Ruhe, kalte Kompressen, nach dem Stuhlen

Verschlimmerung: nach dem Essen, lesen, daran denken, Musik
Besserung: erbrechen, liegen, nach dem Stuhlen, kalte Kompressen, Druck

Muskelkater

Arnica montana
- Folgen von Überanstrengung, Umzug, Heben von schweren Dingen, Sporttreiben nach längerer Pause
- die Muskeln sind knotig verhärtet, Wundgefühl, wie geschlagen
- jede Bewegung tut weh, bewegt sich «wie ein Pinguin»
- Verschlimmerung durch Berührung; aus diesem Grund besteht eine grosse Angst und Abneigung gegen Berührung
- kann nicht sitzen, jeder Sitz fühlt sich zu hart an
- Brust-, Bauch-, und Rückenmuskulatur sind schmerzhaft, < beim Tiefatmen
- verstopft; kann nicht stuhlen, da das Pressen zu schmerzhaft ist

Verschlimmerung: Berührung, Massage, Druck, Bewegung, Erschütterung, Pressen zum Stuhlen, sich dehnen
Besserung: Wärme, flach liegen mit Kopf tief

Bellis perennis
- besonders indiziert bei Menschen, die körperlich hart arbeiten; nützlich auch nach einer langen Wanderung, Rennen, Marathon oder nach langem Verbleiben in einer ungünstigen Stellung, z.B. nach langem Bücken während Gartenarbeiten oder langem Knien
- Folgen einer Überanstrengung allgemein
- sehr müde; milder Schwindel und Schläfrigkeit
- kann nicht sitzen, möchte lieber liegen
- kann den Kopf nicht aufrecht halten, der Nacken ist steif und schwach
- tiefes Wundgefühl

Verschlimmerung: Berührung, sitzen
Besserung: kalte Anwendungen, Bewegung (er hat Verlangen zu liegen, ist aber > Bewegung)

Bryonia alba
- Muskelkater nach Überanstrengung, nach zu rascher Abkühlung des Körpers nach Überhitzung, nach plötzlichem Kaltwerden während dem Schwitzen (z.B. kalte Dusche gerade nach dem Sport, Abkühlung durch kalten Wind)
- sehr gereizt, schmerzempfindlich, will alleine sein
- der ganze Körper ist steif und schmerzhaft; jede Bewegung tut weh, kann keinen Schritt machen, sogar jede Atembewegung ist schmerzhaft; stechende Schmerzen in Brust und Rücken beim Atmen
- stechende, schiessende Schmerzen bei der kleinsten Bewegung
- die betroffenen Körperteile sind heiss, fühlt sich fieberig, hat einen trockenen Mund und Durst auf grosse Mengen von kalten Getränken
- wie *Arnica* ist *Bryonia* auch verstopft, da jede Anstrengung zum Stuhlen sehr schmerzhaft ist

Verschlimmerung: kleinste Bewegung, abends bis mitternachts, Erschütterung, Berührung
Besserung: Druck, auf der schmerzhaften Seite liegen, Ruhe

Rhus toxicodendron
- Folgen einer Überanstrengung, Laufen über lange Distanzen, Marathon, erste stundenlange Arbeiten im Garten nach der langen Winterpause usw.
- Folge von Nasswerden im Regen, plötzlicher Unterdrückung von Schweiss, Nasswerden im erhitzten Zustand
- stechende Schmerzen in den Muskeln
- Steifheit, Muskeln wie in Knoten verhärtet
- der ganze Körper ist verkrampft und schmerzhaft, selbst die Wangenknochen und -muskeln, sowie auch der Kiefer
- Rücken und Beine tun weh beim Aufstehen, > kontinuierliche Bewegung

- sehr steife Rückenmuskeln, > Massage, Druck, auf dem Rücken auf etwas Hartem liegen
- Rhus toxicodendron-Patienten sind diejenigen, denen es durch Sportmassage und einem warmen Bad besser geht. Bei Muskelkater hilft es ihnen, sich körperlich erneut zu betätigen. Zwar tun die ersten Schritte sehr weh, allmählich lösen sich aber die Verkrampfungen und sie fühlen sich besser. *Bellis* ist auch besser durch kontinuierliche Bewegung, verträgt aber keine Massage und keinen Druck und ist besser durch Kälte

Verschlimmerung: sitzen, stehen, ruhig liegen, erste Bewegung, aufstehen, nasskaltes Wetter, kühles Zimmer, morgens beim Aufwachen

Besserung: warme Anwendungen, warmes Bad, kontinuierliche Bewegung, Lagewechsel, auf etwas Hartem liegen, Massage

Klinische Tipps

Calcium carbonicum beseitigt chronische, schmerzhafte Steifheit in den Muskeln, wenn **Rhus toxicodendron** nicht mehr weiterhilft. Es reduziert zudem die Tendenz zu Muskelkater und ist auch – konstitutionell verschrieben- eine grossartige Arznei bei starker Cellulitis.

Syphilinum ist nach meiner Erfahrung ein grossartiges Konstitutionsmittel bei schmerzhaftem Kontraktionsgefühl in den Muskeln und Sehnen.

Thyroidinum kann in hohen Potenzen konstitutionell bei Patienten mit müden und schweren Beinen verabreicht werden. Die Symptome sind < im Stehen, bei der kleinsten Anstrengung und > in Ruhe.

Muskelriss

Arnica montana
- Muskelriss infolge einer Überanstrengung, grosser körperlicher Anstrengung, Unfall oder Verletzung durch eine Maschine/mechanische Verletzung
- der betroffene Muskel fühlt sich wund und gequetscht an
- Schwellung mit intensiver roter, blauer oder schwarzer Verfärbung
- schon die Berührung durch die Kleider ist schmerzhaft
- grosse Unruhe
- schreit vor Schmerzen
- findet in keiner Stellung Ruhe
- empfindet jede Unterlage als zu hart
- Zerren und Reissen im betroffenen Muskel
- Schmerzen wie nach einer Verstauchung
- ausgeprägte Schocksymptomatik, verspürt in der oberen Körperhälfte eine brennende Hitze und unten eine eisige Kälte

Verschlimmerung: Berührung, wenn er gefragt wird, wenn Hilfe angeboten wird, wenn er zur Untersuchung ins Spital gebracht wird, Kälte
Besserung: sich niederlegen, wenn alleine

Bellis perennis
- Bellis ist eine ausgezeichnete Arznei für Menschen mit einer körperlich anstrengenden Arbeit (z.B. Berufsgärtner, Strassenarbeiter, Bauarbeiter), für Menschen die viel reisen und für solche, die Beschwerden entwickeln, nachdem sie lange in einer ungewohnten Körperhaltung arbeiteten
- Hämatom- oder Tumorbildung nach einer Verletzung

- Muskelverletzungen des Rückens nach einem Sturz oder Schlag
- verspürt eine Steifheit im ganzen Körper und möchte sich hinlegen, ist aber > durch Bewegung
- Wundgefühl
- der Schmerz sitzt tief und ist schwierig zu lokalisieren
- die betroffenen Muskeln sind berührungsempfindlich; erträgt keine Decke auf der Haut

Verschlimmerung: Berührung, Wärme, warmes Bad
Besserung: kalte Anwendungen, kontinuierliche Bewegung

Bovista lycoperdon
- traurig, niedergeschlagen, kann sich nicht freuen
- nimmt alles übel, sehr geschwätzig, launisch
- Verletzungen der Wadenmuskulatur; Spannungsgefühl in den Waden, als ob sie kürzer wären
- Wadenkrämpfe im Bett < morgens
- nach der Verletzung kommt es zu Muskelatrophie mit entsprechender Schwäche
- grosse Schwäche in den Muskeln und Gelenken
- Verstopfung mit erfolglosem Drang Stuhl abzusetzen
- Stuhl zuerst hart, dann wässrig
- grosse Schläfrigkeit

Verschlimmerung: morgens beim Erwachen, sich zusammenkrümmen / sich nach vorne beugen, Wein, Kaffee
Besserung: sich aufrichten, nach dem Essen

Calendula officinalis
- zur äusseren und inneren Anwendung bei Muskelverletzungen und Schnittwunden
- fördert die Wundheilung und gesundes Granulationsgewebe
- verhindert eine Abszessbildung nach einer Verletzung oder för-

dert bei bereits gebildeten Abszessen dessen rasche Reifung und Abheilung
- indiziert bei Muskelzerstörung infolge Schnitt- oder Schussverletzung
- Zick-Zack-Wunden
- Wundgefühl oder stechender Schmerz
- kann folgendermassen äusserlich als Umschlag angewendet werden: 15 Tropfen Calendula-Urtinktur mit 50 ml Wasser verdünnen, eine Gaze mit der Lösung benetzen und sie auf die Wunde legen

Verschlimmerung: sitzen, stehen, Kälte, Berührung
Besserung: sich hinlegen, Wärme

Hamamelis virginiana
- nützlich bei Muskelrissen oder Verletzungen mit Hämatomen
- nett, ruhig, kooperativ
- ängstlich, kann nicht schlafen, weil er das Gefühl hat, etwas könnte passieren
- blau-schwarze Verfärbung des betroffenen Körperteils
- Gefühl der betroffene Teil sei hart und gestaut, als ob er aufplatzen würde
- Hamamelis ist indiziert nachdem das akute, überempfindliche Stadium von *Arnica* vorbei ist. Es ist ein Komplement zu *Arnica*

Verschlimmerung: kalter Wind, warmes Zimmer, Berührung, Druck, sich bücken
Besserung: Ruhe, liegen

Klinische Tipps

Causticum hat oft die paralytische Schwäche und Atrophie der verletzten Extremität beseitigt. Verabreichen Sie es in hohen Potenzen.

Carbo animalis ist indiziert bei Folgen von Muskelrissen, wenn es im verletzten Muskel immer wieder zu Krämpfen kommt, begleitet von eiskalten Händen und Füssen.

Conium hat fast nie bei Verletzungen der Thoraxmuskulatur und besonders der Brüsten versagt. Der Patient hält oder drückt den verletzten Teil mit den Händen.

Nasenverletzungen

Arnica montana
- Folge von einem Schlag auf die Nase, Sturz, Unfall, beim Boxen oder Kickboxen usw.
- ist im Schock, sagt: «Gehen Sie weg, ich bin o.k.»
- besorgt, angespannt, will aber keine Hilfe, hat es nicht gerne, wenn Leute um ihn stehen und ihn verarzten wollen
- hat das Gefühl als ob etwas gebrochen, ernsthaft verletzt sei; kann diese Gedanken nicht aus seinem Kopf bringen, will nicht essen, will nicht reden
- starke Schwellung, Rötung und Blauverfärbung der Nase
- schwallartiges Nasenbluten, hellrotes Blut
- starkes Wundgefühl in und um die Nase
- die Gesichtsmuskulatur schmerzt, ist empfindlich auf Kälte und auf die leichteste Berührung
- Kitzeln in der Nase, als ob etwas zur Nase heraus fliessen wolle

Verschlimmerung: Bewegung, Anstrengung, Berührung, Nase schnäuzen, Husten, abwaschen mit kaltem Wasser
Besserung: alleine, Ruhe, flach liegen (ohne Kissen), Wärme

Elaps corallinus
- am häufigsten indiziert bei Kindern, die sich vor dem Regen fürchten und gerne im Gras und mit der Erde spielen
- jedes Mal wenn sie sich ein bisschen an der Nase verletzen, beginnen sie sofort zu bluten
- fürchtet sich vor dem Alleinsein und mag nicht spazieren gehen, Furcht etwas könne passieren
- Folge von Verletzung der Nase mit extremem Nasenbluten, < Gehen

- dunkles Blut, klumpig oder dickflüssig
- verstopfte Nase mit Schmerzen und Schweregefühl in der Stirne

Verschlimmerung: gehen, wenn er alleine ist, kaltes nasses Wetter, nach vorne beugen
Besserung: Ruhe

Hamamelis virginiana

- exzessive Blutung nach einer Nasenverletzung
- prickelnder, stechender Schmerz in der Nase
- meistens passive, dunkle Blutungen, die nicht koagulieren; Hamamelis kann aber auch bei arteriellen Blutungen indiziert sein, z.B. wenn der Verletzte nicht grob und gereizt wie *Arnica*, sondern höflich und nett ist
- Müdigkeit und Schwächegefühl im ganzen Körper
- traurig, apathisch, möchte nichts tun, vergesslich
- Völlegefühl in der Nasenwurzel
- Völlegefühl in der Stirn mit Schwindel beim Bücken

Verschlimmerung: Druck, Berührung, nach vorne beugen
Besserung: Ruhe, entspannen, entspannt sitzen

Hepar sulfuris

- geschwollene, extrem berührungsempfindliche Nase nach einem direkten Schlag auf die Nase
- extremster Schmerz bei Berührung, als ob ein Splitter in der Nase wäre
- sehr gereizt und ärgerlich durch die Schmerzen
- die Verletzung löst tiefer liegende Störungen aus, z.B. Sinusitis mit Niesanfällen beim Schnäuzen oder schmerzhaftes Niesen
- ist auch indiziert wenn eine Verletzung der Nase chirurgisch behandelt werden musste. In solchen Fällen fördert Hepar sulfuris in höheren Potenzen eine rasche Heilung

- konstitutionell hat der Hepar-sulfuris-Patient nach dem Singen Tendenz zu Nasenbluten

Verschlimmerung: Kälte, kalte Luft, nachts, morgens beim Aufwachen, Berührung
Besserung: tagsüber, Wärme, Nase zudecken

Symphytum officinale
- Verletzung der Nase durch einen Schlag, Stoss, Boxhieb
- Wundgefühl, prickelnd-stechende Schmerzen
- geschwollene und gerötete Nase und Kieferknochen
- Periostitis
- fördert die schnelle Heilung bei nasalen Frakturen
- nützlich nach *Arnica*, wenn *Arnica* nicht weiterhilft

Verschlimmerung: Berührung, Bewegung, Druck
Besserung: Wärme

Klinische Tipps

Belladonna lindert augenblicklich die Schmerzen und das Nasenbluten nach einem Trauma. Der Verletzte hat ein rotes Gesicht, rote, glänzende Augen, ist besorgt und hat einen wilden Augenausdruck. Geben Sie es in C200 oder höheren Potenzen.

Phosphorus beseitigt die Tendenz zu Nasenbluten nach einer Nasenverletzung.

Ferrum phosphoricum ist indiziert bei traumatisch bedingter, reichlicher, hellroter Nasenblutung. Der Patient hat ein rotes Gesicht und sieht sehr wach und aufgeregt aus. Es fehlt aber die Unruhe und Besorgtheit von *Aconitum*.

Sulfuricum acidum ist das Mittel der Wahl, wenn nach einer Verletzung die Nase blau-schwarz und immer noch recht geschwollen ist.

Nervenverletzungen

Aconitum napellus

- indiziert zu Beginn eines Falles, wenn die Nervenverletzung einen grossen Schock, Unruhe und Hitze im Körper verursacht
- ruhelos, obwohl Bewegung zu einer Verschlimmerung führt. Schreit, kreischt und fürchtet, dass etwas Schlimmes passiert. Ist überzeugt, dass er unheilbar sei und sterben müsse
- brennender, pochender Schmerz, oft mit Taubheitsgefühl verbunden
- ausgeprägte Lärm- und Lichtempfindlichkeit

Verschlimmerung: Bewegung, Wärme, warmes Zimmer, Berührung, alleine, Lärm, reden, Licht, Musik
Besserung: Ruhe, tief seufzen, Gesellschaft, kalte Anwendungen, im Freien

Allium cepa

- indiziert bei Nervenschmerzen nach Verletzungen oder Operationen, Amputation
- Phantomschmerzen
- Feigling, befürchtet etwas Schlimmes geschehe
- grosse Angst vor Schmerzen
- Angst vor einer Ansteckung
- der Schmerzcharakter ist schiessend, aber sehr fein und breitet sich fadenartig zu entfernten Körperteilen aus

Verschlimmerung: sitzen, Ruhe, warmes Zimmer, drinnen
Besserung: gehen, draussen, kaltes Zimmer, kalte Anwendungen

Hypericum perforatum

- Hypericum ist bestimmt das Hauptmittel bei Nervenverletzungen, wenn Finger in der Türe eingeklemmt wurden, bei Nervenverletzungen infolge Sturz, Unfall oder Sport
- indiziert nach einem Sturz auf den Rücken, bei Steissbeinverletzungen z.B. durch Ausrutschen auf der Treppe mit hartem Aufprall auf das Steissbein
- hilfreich bei Spätfolgen nach Rückenoperationen oder Periduralanästhesie
- steht unter Schock und vergisst, was er sagen wollte
- wie auch *Arnica* und *Opium* beseitigt Hypericum den posttraumatischen Schock
- Gedächtnisschwäche nach Kopf- oder Wirbelsäulenverletzung
- der Schmerz im betroffenen Körperteil ist wie elektrisierend, strahlt plötzlich aus und dann folgt ein Taubheits- oder Kribbelgefühl
- verspürt nach Steissbeinverletzung ununterbrochen den neuralgischen Schmerz
- Taubheitsgefühl und lähmende Schwäche im Rücken
- die Hände und Füsse fühlen sich pelzig und leblos an, als ob die Blutzirkulation beeinträchtigt wäre
- überempfindliche Narben

Verschlimmerung: langes Sitzen, Berührung, kalter Wind, Anstrengung, emotionaler Druck

Besserung: reiben, Kopf nach hinten lehnen, Wärme, gegen Mittag

Hamamelis virginiana
- Folge von Verletzungen und Kontusionen, indiziert bei Hämatomen
- bei Männern neuralgischer schiessender Schmerz von Hoden bis zum Rektum mit Übelkeit und Erbrechen
- Schmerz vom Samenstrang zum Hoden
- Wirbelsäulenverletzungen mit reissenden Schmerzen
- grosse Schwäche des Rückens, als ob er gebrochen wäre

Verschlimmerung: tagsüber, kalter Wind, Druck, Ruhe, Anstrengung, im Freien, Berührung
Besserung: nachts

Ledum palustre
- Folge von Verletzungen der Füsse, der Zehen oder nervenreicher Körperstellen
- hasst seine Mitmenschen, ärgerlich, unglücklich, nie zufrieden, wünscht alleine zu sein
- schläfrig, Verlangen sich hinzulegen
- fein stechender Schmerz im verletzten Teil
- der Schmerz wandert oder schiesst nach oben
- verträgt keinen Druck auf dem betroffenen Körperteil
- die verletzte Stelle ist kalt beim Anfassen, jedoch > Kälte und < Wärme
- ist fröstelig, aber lokal verträgt er keine Wärme oder Bedeckung

Verschlimmerung: Wärme, Bettwärme, zudecken, Bewegung, Druck, beim Gehen
Besserung: Ruhe, Eis auflegen, Eiswasser-Anwendungen

Staphysagria

- Nervenverletzungen durch scharfe Gegenstände wie Messer, Papier, Glas
- Rückenverletzungen, Diskushernie
- indiziert wenn nach chirurgischen Operationen die Narben immer noch überempfindlich sind
- nachtragend, blockiert, geärgert, gereizt, launisch, hat Angst vor seinem eigenen Schatten
- sehr schnell beleidigt und will demjenigen, der ihn beschimpfte, Leid zufügen
- ziehender, schneidender, reissender Schmerz < Berührung, Bewegung
- der Schmerz wird von einer lähmenden Schwäche gefolgt
- Taubheit in den Fingerspitzen
- Rückenschmerz, welcher bis zum Oberschenkel ausstrahlt
- schmerzhafte Krämpfe in den Waden und Fusssohlen

Verschlimmerung: sitzen, aufstehen, frühmorgens, Kälte, Berührung, Bewegung, Geschlechtsverkehr

Besserung: Wärme, Ruhe, stehen, liegen

Ohrenverletzungen

Arnica montana
- mechanisch bedingte Ohrverletzungen, z.B. bei Fabrikarbeitern, bei Arbeitern in einer Kohlenmine, bei sportlichen Frauen und Männern
- Ohrverletzungen bei Kindern, die sehr wild spielen, die sich ihre Ohren stossen, sich daran ziehen oder auf ihre Ohren fallen
- Ohrverletzung während einem Kampf durch einen Schlag aufs Ohr und darauf folgender arterieller Blutung
- Trommelfellperforation durch ein Knalltrauma
- Trommelfellperforation mit Empfindlichkeit auf laute Geräusche
- schiessender Schmerz in und hinter dem Ohr, < durch Druck
- dröhnendes Ohrgeräusch
- empfindlich, gleichgültig, will keine Hilfe annehmen, im akuten Schockzustand oder im Delirium antwortet er korrekt und fällt danach aber wieder ins Delirium zurück

Verschlimmerung: körperliche Anstrengung, Anwesenheit anderer Leute, Berührung, Kälte, beim Antworten wenn er aus dem Schlaf geweckt wird

Besserung: flach liegen (ohne Kissen), alleine

Belladonna
- akute Auswirkungen einer Ohrverletzung
- Gefühl als ob alles Blut in den Kopf steigt
- unruhig, beugt sich, dreht sich, legt sich nieder, schreckliche Schmerzen breiten sich auf der verletzten Seite des Gesichtes aus
- ruhelos, wehleidig

- verlangt etwas und verweigert danach dessen Annahme, knirscht schmerzhaft mit seinen Zähnen, ärgerlich, schreit und fürchtet sich vor einem Hirnschlag
- Röte und Kongestion der Ohrmuschel
- es besteht auf der einen Seite ein sehr feines, hypersensitives Gehör für Geräusche, auf der anderen Seite eine beschränkte Hörfähigkeit, als ob eine Haut über das Ohr gezogen wäre
- schiessende Schmerzen kommen und gehen plötzlich

Verschlimmerung: Kälte, Berührung, Trost, Bewegung, Erschütterung, geschlossene Augen
Besserung: Wärme, Bedeckung, Zähne zusammenbeissen

Hypericum perforatum

- Folgen von einer direkten Ohrverletzung oder einer Hirnerschütterung
- Ohrschmerzen strahlen auf der verletzten Seite in den Kiefer oder zum Kopf aus
- stechender, durchdringender, schiessender Schmerz, gefolgt von Kribbeln und Taubheitsgefühl auf der verletzten Seite
- Hypericum-Schmerzen treten nur selten an kleinen umschriebenen Stellen auf, weil sie nervenreiches Gewebe betreffen
- Schwerhörigkeit, mit Phasen von Gehörillusionen und selbst Überempfindlichkeit auf Geräusche, hört alles zu laut
- depressiv, erholt sich nicht vom Schock der Ohrverletzung

Verschlimmerung: kleinste Kälteeinwirkung, kalt-feuchtes Wetter, nebliges Wetter, Berührung, Bewegung
Besserung: ruhig liegen

Staphysagria
- Ohrverletzungen durch einen Schlag auf die Ohren bei Kindern, die Missbrauch, Schläge und physische Gewalt erleiden mussten
- Schlag (Klaps) auf die Ohren mit daraus folgender Trommelfellperforation
- Ohrverletzungen durch spitzige Gegenstände, Kanten, Glas, Metall oder sonst einen Unfall
- Schwerhörigkeit
- schiessender, stechender Schmerz, Verschlimmerung in Kälte oder im Winter
- Ohrgeräusch als ob Holz gesägt würde mit schiessenden Schmerzen von einer Schläfen zur anderen
- an Staphysagria sollte auch gedacht werden in Fällen von Schwerhörigkeit bei Kindern nach Entfernung der Rachen- und Gaumenmandeln, wobei der Zustand durch die Operation nicht verbessert, sondern eher verschlimmert wurde

Verschlimmerung: Berührung, Druck, Kälte, Winter, wenn ärgerlich, bei emotionaler Aufregung, Trost
Besserung: Ruhe, still halten, Wärme

Plantago major
- Folge einer Ohrverletzung
- schiessender, stechender Schmerz, der in die Zähne schiesst oder entgegengesetzt von den Zähnen zum Ohr ausstrahlt

- Schmerzen schlimmer durch kleinste Geräusche, wobei der Patient zu hyperventilieren beginnt

Verschlimmerung: Berührung, Bewegung, Wärme, warmer, zu stark geheizter Raum, Geräusche
Besserung: liegen

Bemerkung:

- bei späten Auswirkungen einer Ohrverletzung, wenn der Schmerz nachlässt, aber sich Eiter bildet oder der Patient eine Sepsis erleidet, sollte man an Mittel wie *Calcium carbonicum, Calcium sulfuricum, Hepar sulfuris, Silicea, Graphites, Psorinum und Mercurius* denken

Rückenverletzungen

Arnica montana
- Hexenschuss, Diskushernie nach Gewichtheben, Überstrecken, Sturz, Sportverletzungen
- steht unter starkem Schock, will nicht antworten; oder er ist phasenweise im Koma oder Delirium
- will keine Hilfe annehmen, will in Ruhe gelassen werden; sagt, es gehe ihm gut
- will nicht berührt werden
- unruhig
- brennende, stechende, quälende Schmerzen
- Wundgefühl, «als ob er von einem Lastwagen angefahren worden sei»
- kann sich nicht aufrichten
- kann nicht lange in der gleichen Stellung liegen; hat das Gefühl, als sei alles, worauf er liegt, zu hart
- Schmerzen > Kopf leicht nach vorne neigen
- ziehende, brennende, stechende Schmerzen zwischen den Schulterblättern mit Ausstrahlung in die Brust, < gehen, atmen.
- Schwäche im Nacken und Rücken mit Kribbeln in der Wirbelsäule
- Schwäche und Taubheitsgefühl der Beine; begleitet von Harnretention

Verschlimmerung: Berührung, gehen, Erschütterung, Aufregung, Lärm, Anwesenheit von anderen Menschen, atmen

Besserung: alleine, Ruhe, flachliegen (ohne Kissen), Kopf leicht nach vorne neigen

Bellis perennis
- akute Rückenverletzungen z.B. nach Sturz von einer Leiter
- Bluterguss oder Abszess nach einer Verletzung
- verwirrt, Gleichgewichtsstörungen, als ob er fallen würde
- Wundgefühl, ausgeprägte Berührungs- und Druckempfindlichkeit; kann nicht einmal den Druck der Kleider ertragen
- der Schmerz sitzt tief im Gewebe, im Gebiet der Knochen; kann vom Patienten nicht genau lokalisiert werden
- Steissbeinneuralgie mit brennenden Schmerzen < sitzen, Druck

Verschlimmerung: sitzen, aufrecht sitzen, Druck, Berührung, Druck der Kleider

Besserung: liegen, kontinuierliche Bewegung

Bryonia alba
- Rückenschmerzen nach Überanstrengung, nach Gewichtheben, Sturz, Sportverletzungen
- gereizt, schlecht gelaunt, will in Ruhe gelassen werden, will alleine sein, will nicht reden, nicht antworten
- ist sehr besorgt, dass er nicht arbeiten kann. Spricht viel von Arbeit, Geschäft und träumt sogar davon
- Steifheit in der Lendengegend
- stechende oder reissende Schmerzen bei der kleinsten Bewegung, schlimmer beim Bücken
- erträgt keine Berührung auf der schmerzhaften Stelle, ist aber seltsamerweise besser durch festen Druck
- verstopft, verspürt keinen Drang zum Stuhlen und wenn er stuhlen kann, ist der Stuhl hart, trocken, in grossen Stücken

Verschlimmerung: Kleinste Bewegung, Berührung, Wärme, Bücken

Besserung: Ruhe, Kühle, kühlende Wickel, kalte Anwendungen, Druck, Bandage

Calcium carbonicum

- indiziert bei Menschen, die sich ihren Rücken leicht verrenken, beim Heben von schweren Lasten oder bei körperlicher Anstrengung
- Rückenverletzungen bei älteren Menschen mit Osteoporose; extreme Schwäche im Rücken und starkes Ziehen-nach-unten
- Rückenschmerzen wegen sturzbedingtem Uterus ante- oder retroflexus
- hypochondrisch, Ohnmachtgefühl wegen Schmerzen
- gibt schnell auf, verliert die Hoffnung, denkt, er werde nie mehr gesund; denkt, etwas sei gebrochen im Rücken und jeder Behandlungsversuch sei sinnlos
- ziehende, schiessende Schmerzen; der Schmerz breitet sich vom Rücken, zur Brust, zum Hals und Nacken aus und wird von Kopfschmerzen begleitet
- Schmerzen zwischen den Schulterblättern; kann nicht atmen
- erträgt keine Berührung der Wirbelsäule. Jede Untersuchung oder Manipulation ist unerträglich und führt zu starken Schweissausbrüchen
- generalisierte Schwäche, Steifheit und Kälte der betroffenen Körperteile; Eiseskälte in und auf dem Scheitel
- zitternde Knie durch die Schmerzen und den Schock
- Steissbeinneuralgie mit Steifheit im ganzen unteren Teil des Rückens und Taubheit der Beine
- Harninkontinenz nach Verletzung der Wirbelsäule
- alte, schmerzlose Muskeltumore; Tumore in dicken Muskeln wie der Oberschenkelmuskulatur, Gesässmuskulatur

Verschlimmerung: Anstrengung, Gewichtheben, bergauf, treppauf, enge Kleider, Baden, emotionale Aufregung, kalt-feuchte Luft, bücken, Beine hängen lassen

Besserung: Wärme, zudecken, auf dem Rücken liegen, reiben, trockenes Wetter

Conium maculatum
- Rückenverletzung z.B. nach Sturz von einer Leiter oder Treppe
- traurig, hysterisch, scheu, abergläubig, ärgerlich
- langsamer Verstand, Geistesdumpfheit, Pessimismus
- Spannungsgefühl im Zervikalbereich mit Schwindel, Übelkeit und Schwäche; < Kopf drehen, liegen, sich im Bett drehen
- Steifheit und Schwäche im Lenden- und Kreuzbereich, < nach hinten strecken, nach einem Spaziergang
- unruhige Beine mit Schwere- und Taubheitsgefühl
- stechende, reissende Beinschmerzen, < erste Schritte
- Kälte der Füsse mit partiellem Sensibilitätsverlust

Verschlimmerung: nachts, sich drehen im Bett, Kälte, kalte Luft, stehen, betroffenen Körperteil hochheben, bergauf, erste Bewegung, Berührung, Erschütterung, emotionelle Belastung
Besserung: nach vorne gebeugt umhergehen, kontinuierliche Bewegung, Extremitäten hängen lassen

Hypericum perforatum
- Verletzung durch Ausrutschen auf einem nassen Boden, auf Eis oder Sturz von der Treppe; Sturz auf den Rücken und das Steissbein
- Steissbeinneuralgie nach schwieriger Entbindung, nach Forzeps-Geburt
- schläfrig, verwirrt, macht Fehler beim Sprechen, benützt falsche Wörter; ist unter Schock wegen der Verletzung, hat Schwindel

und einen schweissigen Kopf
- die ganze Wirbelsäule ist berührungsempfindlich. Berührung löst eine Überreaktion aus, bis zur Übelkeit mit Ohnmachtgefühl und sogar bis zu Erbrechen
- kann nicht sitzen. Sitzen verursacht unerträgliche Schmerzen und schreckliches Kribbeln in den Beinen

Verschlimmerung: nachts, morgens beim Aufwachen, bücken, Druck auf die Hüften wie es z.B. beim Sitzen geschieht, langes Sitzen, Berührung des Rückens, Kälte

Besserung: Kopf nach hinten beugen, gegen Mittag, reiben, Massage

Rhus toxicodendron

- Rückenverletzungen z.B. bei Sport, besonders bei Ringen, Gewichtheben, Überstrecken oder nach Sturz von einer Leiter oder vom Dach
- traurig, besorgt wegen der Resultate der Untersuchung, was wohl dabei heraus kommen werde. Denkt, er und seine Familie seien ruiniert. Malt sich eine schwarze Zukunft aus
- heftige zusammenziehende, krampfartige Schmerzen als ob beide Schultern zusammengezogen wären
- Schmerz zwischen den Schulterblättern
- Wundgefühl im Lenden- und Kreuzbereich, < still liegen oder sitzen, > Bewegung
- Lumbago als Folge von verletzungsbedingten Veränderungen der Wirbelsäule
- muss Stellung oft wechseln, > danach für eine Zeitlang
- Schmerzen > auf etwas Hartem liegen, Bewegung
- krampfartige Schmerzen im Gesäss, in den Oberschenkeln und Waden < nachts

- Schwellung der Beine und Füsse nach langem Sitzen, wie z.B. nach langer Reise
- lähmungsartige Schwäche der Beine und Füsse nach einer Rückenverletzung
- schiessende, zuckende Schmerzen in den Beinen bei verletzungsbedingten Veränderungen der Wirbelsäule

Verschlimmerung: Kälte, kalt-feuchtes Wetter, kalte Getränke, emotionale Aufregung, Stress, Spannung, Erschütterung, erste Bewegung, Ruhe, nachts, nach dem Schlaf, langes sitzen, reisen
Besserung: Wärme, Reiben, Massage, kontinuierliche Bewegung, Warmwerden bei körperlicher Betätigung, Stellungswechsel, auf etwas Hartem liegen

Ruta graveolens

- ärgerlich, unglücklich, hat immer eine eigene Meinung, misstrauisch, dumpf
- Verletzungen der Wirbelsäule mit Schmerzen auf der rechten Seite der Wirbelsäule auf Höhe der Leber
- Schmerz < einatmen, Druck mit der Hand
- prickelnde, stechende Schmerzen zwischen den Schulterblättern
- schiessende Schmerzen im Rücken, < gehen, bücken, > liegen, auf dem Rücken liegen. Sonst sind Ruta-Patienten < beim Liegen auf der schmerzhaften Seite, aber bei Rückenschmerzen sind sie besser dadurch
- Wundgefühl entlang der Wirbelsäule und in den Hüftknochen
- Zustand nach einer Steissbeinverletzung: Schmerz strahlt in den Rücken oder in die Beine aus; Wundgefühl, als ob er geschlagen worden sei
- Ischialgie nach Rückenverletzung oder nach Gewichtsheben mit

extremer lähmungsartiger Schwäche in den Beinen und Zittern der Beine; kann weder bergauf noch bergab gehen, hat keine Kraft in den Beinen; brennende Schmerzen tief in den Knochen
Verschlimmerung: Kälte, kaltes Wetter, kalte Anwendungen, bücken, einatmen, Druck
Besserung: liegen, auf dem Rücken liegen, reiben, Druck

Klinische Tipps

Calcium phosphoricum, in hohen Potenzen verabreicht, hat oft eine posttraumatische Rückenschwäche beseitigt. Der Rücken fühlt sich schwach an, als ob er unfähig wäre, den Körper zu stützen. Dieses Gefühl ist < treppauf.

Silicea entfernt das anhaltende Wundgefühl im lumbosakralen Bereich und im Steissbein, das seit einer Rückenverletzung besteht. Wundgefühl wie nach einer langen Reise.

Sepia hat Fälle von chronischen Beschwerden nach Verletzungen der Wirbelsäule geheilt, in denen der Patient besser beim schnellen Gehen oder Joggen war.

Ich erinnere mich an einen Fall von einer alten Steissbeinverletzung, der mit *Syphilinum* geheilt werden konnte. Der Patient hatte beim Sitzen unerträgliche Schmerzen und das Gefühl, als ob der Steissbeinbereich geschwollen wäre.

Phosphoricum acidum hat bei vielen Fällen von Wirbelsäulenverletzungen mit folgenden Symptomen gute Wirkung gezeigt: Brennende Schmerzen in der Lendenwirbelsäule mit kribbelndem und kriechendem Gefühl; der Patient ist zu schwach, um seine Beschwerden zu schildern.

Schleudertrauma

Aconitum napellus
- ein grosses Mittel, wenn sich der Patient unmittelbar nach dem Unfall in einem extremen Schockzustand befindet
- unruhig, ängstlich, kann nicht beruhigt werden
- jede Bewegung, auch sprechen führt zu Übelkeit und Ohnmacht
- kann nicht sprechen, kann das Gespräch von anderen nicht ertragen
- extreme Todesangst
- eiskalte Füsse, Schweiss an bedeckten Stellen
- Gesicht abwechselnd rot und blass
- funkelnde, rote, starrende Augen, erweiterte Pupillen
- Nackenschwäche, muss gestützt werden
- Schmerzen wie zerschlagen

Verschlimmerung: in einem warmen Zimmer oder durch Wärme, Kongestion durch zu viele Leute im Zimmer

Besserung: Ruhe, mit Kissen unter dem Kopf

Amylenum nitrosum
- indiziert bei Folge von Schleudertrauma, bei hysterischen, ängstlichen und nervösen Patienten
- grosse Angst, etwas Schlimmes würde geschehen
- Verwirrtheit
- phasenweise geistig abwesend
- Hitze und Gefühl von intensiver Fülle im Kopf und in den Ohren
- Steifheit des Nackens, der Handgelenke und Finger
- starker Lufthunger, steht auf und geht unruhig umher
- kann nicht ruhig sitzen, obwohl Bewegung den Zustand verschlechtert
- enorme Müdigkeit und Schwäche in den Beinen

- Erstickungsgefühl, Kragen fühlt sich zu eng an
- abwechslungsweise Hitzewallungen und kalte Schweissausbrüche

Verschlimmerung: kleinste Bewegung, mental und körperliche Anstrengung, Emotionen, Hitze, enge Kleider
Besserung: ausruhen, kalte Getränke, im Freien

Arnica montana

- befindet sich nach der Verletzung in einem tiefen Schock
- halb im Koma, sagt, er sei o.k.
- Abneigung gegen Ansprechen, Berühren oder Bewegen
- zittert, der ganze Körper ist eiskalt mit Ausnahme vom heissen Kopf und Gesicht
- gleichgültig, ungesellig, möchte allein sein
- Zerschlagenheitsgefühl, Angst, berührt zu werden
- die Fahrt mit der Ambulanz ist ein Projekt, jede Bewegung, jede kleinste Berührung verschlimmert die Schmerzen
- kann den Kopf nicht anheben, will flach liegen
- Übelkeit bei Bewegung, beim Gehen, bei Lagewechsel, > im Liegen
- möchte nicht antworten
- Schwindel beim Augenschliessen
- paralytische Schwäche des Unterkiefers
- hängender Unterkiefer
- halb offene, starre, beunruhigte Augen
- verengte Pupillen
- trockener Mund mit Durst
- verlangsamtes Schlucken wegen Übelkeit im Hals
- Nackenschwäche, der Kopf fällt nach hinten
- Schmerzen wie von einem Schlag, wie zerschlagen; schlimmer durch kleinste Berührung, Druck, sogar der Druck der Kleider ist unerträglich

- Verrenkungsgefühl der Wirbelsäule
- zitternder Körper
- Harnverhalten mit erfolglosem Drang
- Kribbeln in den Armen
- Kraftlosigkeit in den Händen, wenn er etwas halten möchte
- Krämpfe in den Fingern
- Gefühl, die Handgelenke seien verstaucht
- hilfreich bei Spätfolgen von Trauma, Unfall, wenn der Patient sich nicht mehr traut, das Transportmittel, mit dem der Unfall passierte, zu benutzen (z.B. Auto, Rad, Zug, Bus)

Verschlimmerung: Bewegung, Berührung, nachts, Kälte
Besserung: flach liegen, alleine, Kopf nach hinten drehen

Arsenicum album

- Kollapsneigung
- blasses oder bläuliches, eingefallenes Gesicht, eingesunkene Augen
- unruhig, kann nicht liegen, Angst zu ersticken
- Todesangst, Angst alleine zu sein
- sicher, dass er nie mehr gesund wird
- unzufrieden
- phasenweise in Schweiss gebadet, ist allgemein besser während diesen Phasen, es wird schlimmer wenn der Schweiss trocknet
- rote, wässrige Augen
- der Kopf schmerzt, als sei er wund, < kleinste Berührung
- Gefühl als ob das Gehirn gegen den Schädel pocht, > kalte Anwendungen (akut > Kälte, später > Wärme)
- brennende, ziehende Schmerzen im Nacken und zwischen den Schulterblättern
- Übelkeit, Erbrechen
- Übelkeit, Würgen, saures Aufstossen
- Durst, trinkt wenig aufs Mal
- brennende Schmerzen, Taubheit in den Fingern
- kalter Körper

Verschlimmerung: nachts, hinlegen, alleine, Kälte
Besserung: Hitze, kalte Anwendungen (akute Kopfschmerzen), heisse Getränke

Camphora

- akuter Schock nach Verletzung mit eisiger Kälte des ganzen Körpers, der Körper ist in kalten Schweiss gebadet
- blasses oder bläuliches Gesicht, blaue Lippen
- kalt bei Berührung
- verzerrtes Gesicht, mit kaltem Schweiss bedeckt
- sehr ärgerlich und gereizt
- extrem besorgt
- mental > wenn er an seine Beschwerden denkt, wenn er sich auf seine Schmerzen oder sein Leiden konzentriert
- Durchfall nach Schock mit Erschöpfung
- innere Nervosität
- tiefe, seufzende Atmung
- Übelkeit > aufstossen
- zusammenziehende Kopfschmerzen, < Bewegung, kalte Luft; > hinlegen und daran denken
- wilde, starrende Augen
- verengte Pupillen
- verspannter, steifer Nacken
- steife Finger, gefühllose Hände
- Wadenkrämpfe
- Schläfrigkeit
- Harnretention, Urin fliesst tropfenweise oder in schwachem Strahl

Verschlimmerung: Kälte, kalte Luft, Bewegung
Besserung: an den eigenen Zustand denken, hinlegen

Carbo vegetabilis
- still, zurückhaltend, resigniert
- Schock nach Verletzung
- Kollaps, stinkender, unwillkürlicher Stuhlgang
- eingefallenes Gesicht, Körper und Atem kalt, sieht aus, als würde er sterben oder als wäre er tot
- schwacher, kaum tastbarer Puls
- kann nichts sehen oder hören
- warmer Schweiss an Gesicht und Körper
- möchte gefächelt werden obwohl der Körper kalt ist
- Lufthunger
- chronische Kopfschmerzen, plötzlicher Haarausfall oder graue Haare nach Schleudertrauma
- Kälteempfindlichkeit des Kopfes nach Verletzung, erträgt kalte Luft nicht
- Schwindel < kleinste Kopfbewegung oder nach Schlaf, < gehen oder nach vorne beugen
- Nackensteifheit, Steifheit von Hals- und Brustwirbelsäule < morgens beim Aufwachen
- abwechselnd eiskalte und heisse Hände
- paralytische Schwäche der Finger und Handgelenke
- Hände schlafen ein, > reiben, Druck

Verschlimmerung: morgens beim Aufwachen, in geschlossenem Raum, bei Verstopfung oder zu vielen Blähungen, < nach vorne beugen

Besserung: Windabgang, reiben, Druck

Cicuta virosa

- angezeigt bei Fällen mit Opisthotonus, starken Krämpfen; der Kopf ist auf eine Seite gedreht; verzerrtes Gesicht, Zeichen für zerebrale Reizung
- Schockzustand
- verrücktes Benehmen, lacht und macht komische Gebärden
- verwechselt Gegenwart und Vergangenheit
- Orientierungsprobleme
- traurig, reagiert empfindlich auf traurige oder grausame Geschichten; beeindruckbar
- blasses, kaltes Gesicht
- eingesunkene Augen mit blauen Ringen
- mahlende Kieferbewegungen
- Schwindel mit dem Gefühl, zu fallen, Tendenz, nach vorne zu fallen
- halbseitiges Kopfweh mit Übelkeit
- Mühe zu fokussieren, wenn er etwas anschaut, der Kopf fällt ständig nach vorne, muss ihn immer wieder nach hinten beugen
- Pupillen verengt oder erweitert
- unbeweglicher, starrer Blick mit Geistesabwesenheit
- konvergenter Strabismus nach Unfall
- Nackenschmerz wie verwundet oder verletzt beim Versuch, den Kopf nach hinten zu beugen
- Spannung und Gewicht auf den Schulterblättern
- Zittern der Glieder bei der kleinsten Anstrengung
- Taubheitsgefühl in den Fingern, als ob sie abgestorben wären
- unruhiger Schlaf, erwacht schweissgebadet; fühlt sich besser durch Schwitzen

Verschlimmerung: Erschütterung, Bewegung, den Kopf drehen, Berührung, Kälte, traurige, grausame Geschichten
Besserung: Wärme, schwitzen

Cocculus indicus

- angezeigt bei Folgen eines Schleudertraumas, wenn der Patient Schwindel, Koordinationsprobleme und Lähmungssymptome hat
- traurig und in tiefen Gedanken verloren; nimmt keine Notiz von der Umgebung
- Unruhe
- Verlust der Willenskraft, kann nicht entscheiden
- Vorahnungen
- heisses, aufgedunsenes Gesicht, blaue Ringe um die Augen
- Tendenz, den Kiefer zu verkrampfen, als würde er auf etwas beissen
- Kopfschmerzen mit Übelkeit, Erbrechen und Ohnmachtgefühl
- Kopfschmerzen < nach dem Essen, im Freien, Reisen, nach Schlaf, > warmes Zimmer
- Enge und Druck in der Brust, kann nicht frei atmen
- Knacken der Halswirbelsäule beim Drehen des Kopfes
- ziehende, reissende Schmerzen oder wie wund von Nacken bis Arm und Daumen, < reden, gehen, bücken
- paralytische Schwäche in Armen und Händen
- Hände abwechselnd heiss und kalt
- sehr schläfrig gegen Morgen
- schlaflos nachts
- Zucken, krampfartige Bewegungen des Kopfs im Schlaf
- Träume von Tod, Krankheiten, Horror

Verschlimmerung: nach Schlaf, Berührung, im Freien, Sonne, Essen, Kälte, Reisen
Besserung: warmes Zimmer, den Kopf nach hinten beugen

Conium maculatum
- ängstlich, hypochondrisch
- gleichgültig
- Hoffnungslosigkeit
- verwirrt
- Identitätsprobleme
- Gedächtnisstörungen, vergisst alles
- Angst vor Leuten
- Schwindel beim Drehen des Kopfs, beim Umdrehen im Bett, beim Hinlegen
- Kopfschmerzen als ob jedes kleinste Geräusch in den Kopf schlagen würde; das Reden von Anderen, Musik, alles stört
- Taubheitsgefühl im Gehirn, wie eingeschlafen, wie geschlagen oder zusammengepresst
- Photophobie
- Tinnitus
- Verstopfung, hat Angst davor, zu pressen beim Stuhlgang, da er dadurch Kopfschmerzen bekommt
- Spannung, Steifheit im Nacken, als wäre die Halswirbelsäule verwundet
- Schulterschmerzen, Taubheit der Handinnenflächen
- Taubheit und Schwäche in den Händen am Morgen beim Aufwachen
- eiskalte Füsse

Verschlimmerung: Drehen des Kopfs, Augenbewegung, Umdrehen im Bett

Besserung: Kopf leicht nach vorne beugen, Dunkelheit, langsame Bewegung, Extremitäten hängen lassen

Gelsemium sempervirens
- kommt nicht über den Unfall hinweg, denkt immer wieder daran
- stellt sich die Unfallszene immer wieder vor
- Nackensteifheit
- Augenliderptose, die Augen fühlen sich zerschlagen an
- Nackenschwäche, muss ihn stützen
- zitterndes Kinn
- dumpfes, geschwollenes Gesicht
- möchte nicht reden, ist ärgerlich
- möchte weinen aber kann nicht
- will alleine sein, hat aber Angst davor, da ja etwas passieren könnte
- Gefühl, als würde er die Kontrolle verlieren
- Besorgtheit mit Unruhe
- Angst in der Brust, als würde das Herz aufhören zu schlagen, muss aufstehen und sich bewegen
- Schwindel mit schweren Augenlidern
- Schwindel mit zitternden, kalten Händen und Füssen
- Zittern am ganzen Körper, will fest gehalten werden, > dadurch
- Schwäche in Kopf, Armen und Händen, die Beine fühlen sich sehr schwer an
- Schläfrigkeit, kann nicht lange liegen, muss aufstehen und Wasser lösen
- häufiger Drang zum Wasserlösen, fühlt sich > danach
- Durchfallneigung
- Kälteschauer in der Wirbelsäule gehen bis zu den Zehen und Fingerspitzen
- steife, schmerzhafte Nackenmuskeln, > Wärme
- Schmerzen steigen vom Nacken zum Kopf
- paralytische Schwäche in den Muskeln des ganzen Körpers, als würden sie nicht gehorchen
- torkelnder Gang
- kann nicht schlucken, Klumpgefühl im Hals

Verschlimmerung: Bewegung, Licht, plötzliche Bewegungen von Nacken und Kopf, am Morgen
Besserung: nach Hinlegen, Schlaf, nach Erbrechen, nach dem Wasserlösen, Wärme, Kopf anlehnen, Stimulanzien

Hypericum perforatum

- eines unserer Hauptmittel bei der Behandlung des akuten Schleudertraumas, ebenso wie für die chronischen Nachwirkungen
- reagiert sehr empfindlich auf Verletzungen und Schmerzen
- tetanusähnliche Zuckungen nach Verletzung
- Spasmen und Kontraktionen in den Muskeln entlang der Wirbelsäule
- Zittern von Händen und Füssen
- schlottert vor Kälte am ganzen Körper
- depressiv, hoffnungslos
- wie bei *Arnica* ist der Patient sehr empfindlich auf Berührung und Druck der Halswirbelsäule
- heftige, schiessende Schmerzen in einem oder beiden Armen, in einem oder mehreren Fingern, < geringste Bewegung
- Taubheit, Kribbeln in Armen, Händen und Füssen
- Hände und Füsse fühlen sich leblos an
- tiefer Schlaf, ermüdend, nicht erholsam
- steht müde auf , > gegen Mittag

Verschlimmerung: nebliges Wetter, Kälte, kalte Luft, Berührung, Bewegung, bücken, Kopf nach vorne beugen
Besserung: still bleiben, reiben, Kopf nach hinten neigen, gegen Mittag

Natrium sulfuricum
- dieses Arzneimittel wird gebraucht bei der Behandlung der Spätfolgen eines Schleudertraumas oder von Hirnerschütterungen. Chronische Neuralgien nach Unfall, Persönlichkeitsveränderungen
- isoliert sich, leidet für sich allein
- sehr gereizt durch alles, auch kleinste Geräusche, durch Musik, < morgens
- Traurigkeit, Suizidgedanken, deutliche Besserung nach Stuhlgang
- weinerlich, ernst, negativ, will nicht reden oder antworten
- Schwindel nach dem Essen, gegen Abend
- berstende, reissende Kopfschmerzen oder Schmerzen wie elektrische Schocks, < nach dem Essen
- übermässiger Speichelfluss bei Kopfschmerzen
- schwere Augenlider als sei ein Gewicht darauf
- Tinnitus wie Glockenläuten
- stechender, reissender Schmerz im Nacken, schiesst nach unten zwischen die Schulterblätter
- Schwere in Armen, Unterarmen
- die Hände fühlen sich voll, geschwollen und steif an
- Schwäche in den Händen, kann schwere Dinge nicht halten
- Kribbeln in den Fingerspitzen
- Taubheit der Arme, muss sich bewegen oder ständig die Lage wechseln
- grosse Schläfrigkeit beim Lesen oder bei Konzentration
- wacht plötzlich kurz nach dem Einschlafen erschreckt auf
- Träume von Unfällen, von Ertrinken, als würde er fliegen, von Kämpfen und Streit

Verschlimmerung: nachts, Lärm, Licht, essen, warmes Zimmer, Ruhe

Besserung: Lage wechseln, hinlegen, gehen, Bewegung, kalte Anwendungen (Kopfschmerzen), nach Stuhlen, im Freien, dunkles Zimmer, nach Erbrechen

Opium

- indiziert bei neurologischen und anderen Beschwerden infolge einer Verletzung
- Schock bei Patienten, die in den Unfall verwickelt waren und falls eine schwangere Frau betroffen war, wird Opium auch dem heranwachsenden Baby helfen
- wenn der Patient Jahre nach dem Unfall noch unter Schock steht
- Epilepsie nach Unfall
- geistige Retardierung nach Schleudertrauma
- Persönlichkeitsveränderung
- ist ärgerlich, schlägt und beisst alle seit dem Unfall
- fühlt sich verwirrt und wirkt auch so
- liegt lange im Koma oder steht unter Schock, Reaktionsmangel auf jegliche Behandlung
- blasses, verzerrtes Gesicht
- Kiefersperre
- Augen halb geschlossen, Ptose der Augenlider
- Pupillen reagieren nicht auf Licht
- zitternde Hände
- Zucken in den Extremitäten
- paralytische Muskelschwäche nach Unfall
- Lähmungen der Blasen- oder Darmmuskulatur führen zu ernsthaften Komplikationen
- tiefer Schlaf, schwer weckbar
- Schnarchen im Schlaf
- reichlicher Nachtschweiss

Verschlimmerung: während und nach Schlaf, Alkohol, emotionale Erregung, in der Sonne, überhitzte Räume

Besserung: alleine, kühle Umgebung, zu Hause sein

Phosphorus

- an dieses Arzneimittel sollte man denken, wenn sich die Persönlichkeit nach einem Unfall sehr stark verändert. Spätfolgen auf der Ebene der Psyche und des Nervensystems, Verschlechterung des Sehvermögens
- sieht blass aus mit dunklen Ringen und Schwellungen unter den Augen
- sehr unruhig, innere Unruhe
- traurig und frustriert wegen seines Zustands
- Angst, alleine zu sein, Angst vor Leuten
- Angst vor Dunkelheit, Räubern, vor der Zukunft
- Angst vor dem Tod, vor Lärm, vor Gewitter
- traurig durch Musik gegen Abend und nachts
- Lähmung des Sehnervs nach Verletzung, sogar Fälle von Netzhautablösung oder Netzhautblutung
- seit der Sehschwäche hilft ihm nichts, wechselt oft die Brille
- Blasenlähmung mit fehlendem Harndrang obwohl die Blase voll ist
- Nacken- und Rückenschwäche < hinlegen
- brennendes Gefühl zwischen den Schulterblättern, > wenn jemand die Stelle reibt oder massiert
- unruhige Beine seit dem Unfall oder langsam aufsteigende Lähmung
- Zittern der Extremitäten bei der kleinsten Anstrengung
- Taubheit und Brennen der Hände nachts
- bei Phosphor ist eigenartig, dass er trotz extremen inneren Brennen < durch Kälte ist
- Schlaflosigkeit seit dem Unfall, ferne Geräusche halten ihn wach
- sehr oberflächlicher Schlaf
- Phosphor-Typen fühlen sich >> nach langem tiefem Schlaf, sie leiden im posttraumatischen Stadium, weil sie nicht genug tief schlafen können

Verschlimmerung: Alkohol, Vollmond, vor und während Gewitter, emotionale Aufregung
Besserung: nach Schlaf, Wärme, Reiben, Massage, frische Luft, nach dem Essen

Psorinum

- dieses Arzneimittel hat sich als ungeheuer nützlich erwiesen bei den Spätfolgen eines Schleudertraumas. Auch nützlich um die Wirkung von Arzneimitteln wie *Arnica, Gelsemium, Arsenicum album, Conium, Acidum phosphoricum* etc. zu komplementieren.
- schwere Depressionen, kann nicht getröstet werden, jeder Versuch, ihn abzulenken, scheitert
- sehr negativ, pessimistisch, denkt, er würde nie geheilt werden, er sei ruiniert, er würde seinen Job verlieren, er befürchtet, arm zu werden, nichts mehr zum Essen zu haben
- charakteristisch für seine Probleme ist, dass jede gute Nachricht oder Freude seine Ängste und die Depressionen verschlimmern; als ob er keine gute Nachricht ertragen könnte
- voller Ängste: Verlustangst, seine Frau würde ihn verlassen, sein Vermögen zu verlieren, vor dem Tod, verrückt zu werden
- abgesehen von mentalen Störungen hat er Schwindel mit Dröhnen in den Ohren und dem Gefühl, als ob sich alles mit ihm drehen würde, < morgens
- Kopfschmerzen mit Wundgefühl, Kältegefühl, > Wärme, Nasenbluten, essen; < Kälte
- Tinnitus immer wenn er müde ist oder unter Stress steht, > nach Essen
- extremer Haarausfall oder vorzeitiges Ergrauen der Haare nach dem Unfall
- Zittern der Hände und Füsse

- linker Arm wie eingeschlafen mit Kribbeln in den Fingern
- Taubheit der linken Hand, zuerst von drei Fingern und der halben Hand
- unruhiger Schlaf, kann den Gedankenfluss nicht kontrollieren
- träumt von Tagesaktivitäten und vom Geschäft

Verschlimmerung: periodisch, Kälte, Vollmond, vor Gewitter, wenn hungrig

Besserung: nach Essen, nach Schlaf, Nasenbluten, zudecken, Wärme

Klinische Tipps

Veratrum album hat bei vielen Fällen von Schleudertrauma gute Wirkung erzielt, wenn der Schock akut ist, das Gesicht eiskalt und abwechselnd blass und rot ist. Dazu gibt es eine extreme Übelkeit, sogar Erbrechen von blutigem Schaum sowie reichliche, unwillkürliche Stuhlentleerung. Der Patient ist < durch Reden, bei der kleinsten Bewegung. Er kann aus Schwäche seinen Kopf nicht aufrecht halten.

Helleborus folgt gut auf *Arnica* oder *Hypericum* nach Abklingen der akuten, schmerzhaften Phase. Es ist indiziert, wenn der Patient dumpf, verlangsamt bis stuporös und schwer aufzurütteln ist. Geben Sie es in C200 oder höheren Potenzen.

Calcium carbonicum entfernt die nach einem Schleudertrauma auftretende Hoffnungslosigkeit auf eine Genesung sowie die Angst, die Vernunft zu verlieren. Das Symptom «Angst, dass die Leuten ihre Verwirrung beobachten» ist ein bestätigter Schlüssel für die Verschreibung von Calcium carbonicum.

Mezereum ist nach meiner Erfahrung ein gutes Mittel bei späten Folgen von Schleudertrauma wie z.B. Taubheit der Fingerspitzen, Schwäche der Hände, Unfähigkeit, etwas in den Händen zu halten und Atrophie der betroffenen Körperteile.

Schneeblindheit

Aconitum napellus
- plötzliches Erblinden nach Aufenthalt in grellem Sonnenlicht oder Reflexion des Schnees, Skifahren ohne Sonnenbrille
- besorgt, ängstlich, ärgerlich, grob
- Angst vor dem Erblinden, vor dem Tod, allein zu sein
- extreme Rötung der Augen mit brennendem Tränenfluss
- sieht wie durch einen dünnen Schleier, kann die Gesichter nicht differenzieren
- Objekte erscheinen dunkler als in Realität

Verschlimmerung: Wärme, Bewegung, Sonnenlicht
Besserung: kaltes Waschen, kaltes Tuch auf dem Gesicht

Arnica montana
- lehnt Hilfe ab, will alleine sein
- schwere, steife Augenlider, die schwer zu öffnen sind
- alles erscheint verschwommen
- erweiterte Pupillen
- Wundgefühl in den Augen, < Berührung

Verschlimmerung: Trost, Hilfe, Berührung, nach Schlaf
Besserung: Ruhe, alleine, Wärme

Cicuta virosa
- plötzliches Erblinden, kann auch phasenweise erscheinen, plötzlich sieht der Betroffene nichts mehr, dann wieder, usw.
- Gefühl beim Lesen, als ob die Buchstaben herum hüpfen würden; oder alles sieht schwarz aus
- plötzlicher Sehverlust wechselt sich mit Schwerhörigkeit ab
- extreme Photophobie

Verschlimmerung: Kälte, laute Umgebung, Kopf drehen
Besserung: Wärme, sich im Dunkeln ausruhen

Glonoinum
- starrer, wilder Blick
- rotes Gesicht, rote Augen, sieht fast aus, als hätte er einen Exophthalmus
- verwirrt, will nicht antworten
- Gefühl, als ob die Augen herausgezogen würden
- sieht Funken vor den Augen
- Wundgefühl in den Augäpfeln
- Blutandrang zum Kopf
- steifer und schmerzhafter Nacken
- Sehstörungen: die Hälfte der Objekte sieht hell aus, die andere Hälfte dunkel

Verschlimmerung: Sonne, Sonnenlicht, warmes Zimmer, Sitzen neben einer Hitzequelle
Besserung: draussen, kühle Luft, kalte Anwendungen

Lithium carbonicum
- Erblinden durch Schneereflexion oder zu starkes Sonnenlicht
- fühlt sich einsam, obwohl er von seiner Familie umgeben ist
- weint, meint, er werde nie mehr sehen können
- starke Photophobie
- verschwommene Sicht mit Trockenheit und Müdigkeit der Augen
- Wundgefühl in den Augen beim Versuch, sie offen zu behalten

Verschlimmerung: lesen, konzentrieren, Licht, Kunstlicht, Sonnenlicht

Besserung: mit geschlossen Augen sitzen

Klinische Tipps

Ich finde, dass **Phosphorus** eine wunderbare Arznei bei späten Folgen von Schneeblindheit ist. Es ist indiziert, wenn der Patient eine extreme Lichtempfindlichkeit zu natürlichem und künstlichem Licht entwickelt, mit ausgeprägter Müdigkeit der Augen beim kleinsten Gebrauch.

Empfindliche, überarbeitete Menschen haben bei Augenschwäche nach Schneeblindheit sehr positiv auf **Phosphorus** reagiert. Die Augen fühlen sich wund an und brennen wie nach langem Weinen oder als ob sie voller Rauch wären.

Opium hilft augenblicklich bei Folgen von Schneeblindheit, wenn der Patient ständig etwas anstarren muss und das Gefühl hat, als ob die Augen zu gross für die Augenhöhlen wären und voller Sand seien. Die Symptome sind < während und nach dem Schlaf.

Schock

Aconitum napellus
- Arznei erster Wahl bei Schockzuständen aller Art die durch Verletzung, Unfall, Verbrennung, Blutung usw. bedingt sind
- ist unruhig, das Gesicht und die Augen sind gerötet
- springt aus dem Bett, als ob er entfliehen möchte oder geht wegen der Unruhe von Bett zu Bett, von Ort zu Ort
- kann nicht beruhigt werden
- extreme Todesangst und Hoffnungslosigkeit; sagt seine Todesstunde voraus
- ärgerlich, schnell gereizt, zänkisch
- wird ohnmächtig bei jedem Versuch, aufzustehen oder sich aufzurichten
- Überempfindlichkeit aller Sinne
- eiskalte Füsse
- harter, voller, langsamer oder schneller Puls
- grosser Durst auf kalte Getränke
- Harnverhalten
- trockene Hitze von Kopf und Gesicht, kann nicht schwitzen
- positive Reaktion nach Aconitum: diuretische Wirkung oder starker Schweissausbruch

Verschlimmerung: alleine, Wärme, Berührung
Besserung: kühle Luft, Gesellschaft, schwitzen, kalte Getränke

Arnica montana
- Schock nach Operation, Zahnarztbesuch, Kopfverletzung, Verletzung mit inneren Blutungen
- schmerzüberempfindlich, schreit herum, kann nicht berührt werden, will keine Hilfe

- in Stupor, kann kurz wach gerüttelt werden, beantwortet die Fragen korrekt und fällt in den Stupor zurück
- heisser Kopf und Gesicht, Rest des Körpers ist kalt; will zugedeckt werden, ausser am Kopf und Gesicht
- halb offene Augen
- langsamer, schwacher Puls
- träumt immer wieder vom Ereignis (Unfall, Operation, usw.)
- positive Reaktion nach Arnica: der Körper, besonders die Füsse werden warm, der Patient erträgt Berührungen

Verschlimmerung: Gesellschaft, Berührung, wenn man sich ihm annähert, Kälte
Besserung: Wärme, Ruhe, alleine

Arsenicum album
- Schock nach Verletzungen bei Menschen, die von Natur aus sehr besorgt und ängstlich sind. Sie haben immer Angst, etwas Schlimmes könnte geschehen
- unruhig, unzufrieden
- hoffnungslos, spricht vom Schlimmsten
- wenn die Verletzung als Folge eines Fehlers durch Dritte erfolgte, ist Arsen sehr wütend über diese Person und gibt ihr die ganze Schuld
- Angst, alleine zu sein, muss immer jemanden dabei haben. Der Betreuer kann nicht einmal zwei Minuten weg
- Tendenz, bei jeder Verletzung zu kollabieren; reagiert überempfindlich auf Schmerzen
- kaltes, eingesunkenes, feuchtes, bläuliches Gesicht
- Übelkeit und Erbrechen < sobald er etwas trinkt; sehr erschöpft nach dem Erbrechen
- Atemnot, Druckgefühl auf der Brust
- kann nicht auf dem Rücken liegen
- sehr schwach und dehydriert

- unregelmässiger Puls
- positive Reaktion nach Arsen: Übelkeit und Erbrechen lassen nach; beginnt zu schwitzen; hat mehr Kraft und Energie

Verschlimmerung: alleine, liegen, Anstrengung, kalte Luft, kalte Getränke
Besserung: zudecken, Wärme, aufsitzen, in Gesellschaft, wenn sie schwitzen können

Camphora
- verletzungsbedingte Schockzustände mit eiskaltem Körper
- der Körper ist äusserlich kalt und schweissig, innerlich aber besteht ein Hitzegefühl
- erschöpft, seufzende Atmung
- kalte, spitzige Nase
- blasses Gesicht, bläuliche Lippen
- eingesunkene Augen, verengte Pupillen, starrer, wilder Blick, sogar Schielen
- Schwindel mit Übelkeit, muss den Kopf nach hinten beugen
- ständige Übelkeit mit schmerzhaftem Druck im Magen; Übelkeit > Aufstossen
- kann nicht urinieren oder löst nur sehr wenig dunkelbraunen, rötlichen Harn
- schwacher Puls
- positive Reaktion nach Camphora: die Kälte lässt nach; löst grosse Mengen Harn

Verschlimmerung: im halb wachen Zustand, im Halbschlaf, kalte Luft, Bewegung, zudecken (obwohl der Körper eiskalt ist)
Besserung: warme Atmosphäre, liegen, an seine Beschwerden denken

Carbo vegetabilis
- eingesunkenes, bläuliches Gesicht
- Kälte des Gesichts und Körpers; kalter Atem
- sitzt steif und hat grosse Atemnot, ringt nach Luft, will gefächelt werden
- will nicht sprechen
- hoffnungslos
- langsamer Verstand, verwirrt
- alle Sinne sind abgestumpft, kann nicht gut sehen oder hören
- verlangsamte Pupillenreaktion auf Licht
- sehr schwacher Puls, kaum spürbar
- pfeifende und rasselnde Atmung
- Beklemmungsgefühl der Brust, kann nicht genug Luft kriegen, als ob die Brust zu eng wäre
- Nackensteifheit
- komatöser Schlaf
- träumt vom Unfall, von der Verletzung und wacht schreiend auf
- positive Reaktion nach Carbo vegetabilis: der Verletzte ist weniger schläfrig, er atmet regelmässiger

Verschlimmerung: Gesellschaft, Berührung, Musik, Lärm, liegen
Besserung: frische Luft, gefächelt werden, sitzen, Kleider lockern

Chloroformium
- Schockzustände bei drohendem Herz- und Atemversagen
- ist bewegungslos, als ob er im Sterben liegen würde
- erweiterte Pupillen, reagieren nicht auf Licht
- stertoröse Atmung, oder Atmung setzt immer wieder aus
- Kopf seitlich geneigt und auf eine Schulter gefallen

- kaltes, blasses Gesicht, bläuliche Lippen
- sehr schwacher Puls
- positive Reaktion nach Chloroformium: regelmässigere Atmung, Gesicht wird wärmer und nimmt eine normale Farbe an

Coffea cruda

- lässt niemanden nah kommen, schreit herum, hat sich nicht unter Kontrolle, weint, verhält sich hysterisch
- Angst vor Ärzten und Chirurgen
- will nicht berührt werden
- sehr gestört vom leisesten Geräusch; Lärm macht sie wütend, sogar der Lärm von Schritten auf einem Parkettboden treibt sie in den Wahnsinn
- kann sich nicht ausruhen wegen dem Licht und den Geräuschen um sich herum
- rote, glänzende Augen; Hitze und Rötung des Gesichts
- Herzrhythmusstörungen
- zittrige Extremitäten
- positive Reaktion nach Coffea: der Patient fällt in tiefen Schlaf

Verschlimmerung: verletzte Stelle berühren, Licht, kleinstes Geräusch
Besserung: Wärme, liegen

Gelsemium sempervirens

- liegt oder sitzt mit geschlossenen Augen
- fühlt sich wie benebelt
- überwältigende Angst; weint und wird von der Erinnerung an den Unfall gequält
- gähnt, wird von Kälteschaudern ergriffen und zittert so stark, dass er gehalten werden muss

- sehr erschöpft; Schwere- und Schwächegefühl in Kopf, Beinen, Armen
- Schwindel mit Koordinationsproblemen
- aufgedunsenes Gesicht, Augenliderptose
- steifer Kiefer, versucht immer wieder die Spannung zu lockern
- Nackensteifheit
- verschwommene Sicht
- kann nicht sprechen, bekommt keine Luft
- zittrige Stimme
- Taubheitsgefühl der Zunge, wie gelähmt
- kalte Füsse
- schneller, schwacher Puls, fast nicht spürbar
- Blutdruck und Körpertemperatur sind sehr tief
- Harninkontinenz
- positive Reaktion nach Gelsemium: zuerst werden die Augenlider leichter und der Patient kann die Augen besser öffnen; dann wird der Körper wärmer; tiefer Schlaf

Verschlimmerung: Trost, Berührung, gehen, Bewegung, reden
Besserung: Kopf anlehnen, Ruhe, Dunkelheit

Hypericum perforatum

- Schock nach Nervenverletzungen, Schleudertrauma, Verletzungen von Kopf, Rücken, Füssen
- verwirrt, fröstelig, Kälteschauder
- Kribbeln im ganzen Körper
- Harndrang, kann aber nicht urinieren
- Tetanus-ähnliche Kontraktionen in verschiedenen Körperteilen
- Hypericum ist auch indiziert bei Depressionen nach einer Verletzung
- positive Reaktion nach Hypericum: der Patient wird ruhiger, schläft ein

Verschlimmerung: Berührung, Bewegung, Erschütterung
Besserung: liegen, Wärme

Opium

- Opium ist nützlich bei mangelnder Reaktionskraft, wenn die bestindizierten Arzneien nicht helfen
- liegt nach einer Hirnerschütterung in Koma oder ist wach und nimmt seine Umgebung wahr; wenn man ihn fragt, wie es ihm geht, antwortet er, dass es ihm gut gehe und er keinen Schmerz verspüre. Er fragt, warum er im Spital bleiben soll und möchte nach Hause gehen. Er nimmt also den Schweregrad seiner Verletzung gar nicht wahr
- dieser Zustand von Schmerzlosigkeit und das Gefühl von Wohlergehen ist sehr charakteristisch für Opium

akuter Schockzustand mit folgenden Symptomen:
- warmer Kopfschweiss
- bläuliches, violettes Gesicht oder alternierend rot und blass
- röchelnde Atmung, tiefer Schlaf
- starrer Blick oder liegt mit halb offenen Augen da
- erweiterte Pupillen, reagieren nicht auf Licht
- Kiefersperre, verzerrte Gesichtszüge
- Harnretention, gelähmte Blase
- unregelmässiger Puls, Herzklopfen
- geschwollene, gestaute Venen und Arterien des Nackens
- beugt seinen Kopf nach hinten
- positive Reaktion nach Opium: Schläfrigkeit, Stupor lassen nach, wird ansprechbar, geistig klarer; sobald er wieder bewusst ist, verschwinden die Lähmungssymptome verschiedener Organe

Verschlimmerung: während Schlaf, Gesellschaft, Wärme
Besserung: kühles Zimmer, abdecken, zu Hause

Bemerkung:
- auch wenn ein längerer Spitalaufenthalt nötig war, tritt bei Opium eine deutliche Besserung erst auf, wenn der Patient zu Hause ist

Stromschlag

Arnica montana
- starker Schockzustand. Der Betroffene ist steif, wirkt angeschlagen und hat das Gefühl, dass alles, worauf er sitzt oder liegt, zu hart ist
- unruhig, aber wird durch die Bewegung eher schlimmer
- der Körperteil, wo der Stromschlag stattfand ist wund, wie geschlagen oder von einem Lastwagen angefahren
- heisser Kopf, übriger Körper kalt
- Gefühl, als ob das Herz zusammengequetscht würde
- keine Kraft in den Knien, wie gelähmt

Verschlimmerung: Berührung, Trost, wenn man ihm helfen oder verarzten will
Besserung: Wärme, alleine

Arsenicum album
- steht unter Schock
- Angst vor dem Tod, vor dem Alleinsein
- sitzt auf der Bettkante und fühlt sich besser dadurch
- extremes Schlottern und Zittern
- fällt leicht in Ohnmacht. Zu schwach, um irgendetwas alleine zu tun
- der Körperteil, wo der Stromschlag stattfand ist bläulich-schwarz verfärbt
- Verbrennungen nach Stromschlag mit Blasenbildung

Verschlimmerung: betroffenen Körperteil abdecken, direkter Kontakt mit Luft oder Kälte
Besserung: betroffenen Körperteil zudecken, Wärme, schwitzen, auf Bettkante sitzen

Electricitas
- nervös, ängstlich, unruhig nach einem Stromschlag
- Gedächtnisverlust, Probleme mit der Zeitorientierung
- der Körperteil, wo der Stromschlag stattfand fühlt sich tonnenschwer an
- Hitzegefühl im betroffenen Körperteil
- Schaum an den Mundecken, rotes Gesicht
- Gefühl, als ob die Augen eingesunken wären
- kaltes Gefühl in der Brust
- Schweissausbrüche
- brennende Füsse
- volle Blase, als ob sie platzen würde, kann aber nicht urinieren
- auch nützlich bei Spätfolgen eines Stromschlages; wenn Gemütssymptome bei Gewitter und Blitz immer wieder auftreten; der Patient erfährt bereits eine Verschlimmerung bei sich näherndem Gewitter

Verschlimmerung: vor Gewitter, Wetterwechsel, Bewegung
Besserung: Bettwärme

Bemerkung:
- da ein Stromschlag stets ein starkes Schockelement beinhaltet, sollte man auch an Arzneien wie *Opium, Stramonium, Psorinum, Lyssinum, Zincum* usw. denken

Tierbisse, Insektenstiche

Aconitum napellus
- Aconitum ist oft das Mittel erster Wahl, um den Betroffenen nach einem Biss zu beruhigen
- unruhig, Angst vor dem Tod, ist sicher, dass er sterben muss
- Angst vor dem Alleinsein
- grosser Durst auf kalte Getränke
- trockene Hitze mit oder ohne Fieber
- will nicht zugedeckt werden
- < liegen

Verschlimmerung: alleine, Lärm, warmes Zimmer
Besserung: frische Luft, kalte Umschläge, auf den verletzten Ort blasen

Anthracinum
- indiziert in späteren Stadien nach einem Biss, wenn die Wunde infiziert ist und die entsprechenden Lymphknoten geschwollen sind
- schwarze oder blaue Blasenbildung in der Bissgegend, die wie Feuer brennen
- von der Wunde aus bilden sich roten Streifen entlang der Lymphgefässe
- Fieber und Schmerzen in allen Gelenken

Verschlimmerung: Berührung, schwitzen, während hohem Fieber
Besserung: wenn das Fieber sinkt, liegen

Apis mellifica
- besonders bei Insektenstichen indiziert
- reagiert überempfindlich auf den Stich; stechende, brennende Schmerzen; stark ödematöse, rosa-rote Schwellung; ausgeprägtes Jucken des betroffenen Teils
- hat Angst, ersticken und sterben zu müssen; weint unaufhörlich; kann nicht getröstet werden
- fühlt sich sehr schwach
- hat zu heiss, Hitzewallungen

Verschlimmerung: Hitze, warmes Zimmer, zudecken, warme Getränke
Besserung: kalte Waschungen, abdecken, kühles Zimmer

Arnica montana
- Arnica ist, so wie *Aconitum* oft Mittel erster Wahl bei Tierbissen. Jeder Biss löst ein Element von Schock und Angst aus. *Aconitum* reagiert darauf mit Todesangst und ist < alleinsein. Arnica lehnt jede Hilfe ab, will nicht berührt und untersucht werden, will alleine gelassen werden und sagt, es gehe ihm gut, es sei nichts Schlimmes passiert
- da Arnica eine zuverlässige antiseptische und blutstillende Wirkung hat, ist es von grossem Nutzen bei Tierbissen
- ist indiziert bei Insektenstichen, wenn *Apis* ungenügend gewirkt hat und der Schmerz immer noch sehr stark ist, jetzt aber eher > Wärme ist; extremes Wundgefühl, < Berührung; Urtinkur lokal hat sich bei Wespenstichen bewährt (bei offenen Wunden darf Arnica Urtinktur nicht lokal angewendet werden)

Verschlimmerung: wenn Hilfe angeboten wird, Berührung, Untersuchung
Besserung: alleine, Wärme, Ruhe

Belladonna
- besonders indiziert bei Hundebissen
- sehr hypochondrisch, findet keine Ruhe, will nicht essen, denkt nur über den Biss nach, will sich nicht davon ablenken lassen
- kann sich nicht entspannen; sobald er versucht einzuschlafen, sieht er wieder das Bild vor sich, wie der Hund ihn angegriffen und gebissen hat
- verflucht den Hund, spuckt im Ärger, schreit herum
- heisere Stimme wegen dem Schock und dem ständigen Schreien
- rotes, heisses Gesicht mit hervortretenden Augen
- Bisswunde mit pochenden, pulsierenden, pulssynchronen Schmerzen
- Lymphangitis mit roten Streifen
- Belladonna kommt in Frage bei kürzlich aufgetretenen Bissen. Bei Spätfolgen von Tierbissen sollte man an Arzneien wie z.B. *Lyssin*, *Hyoscyamus* und *Lachesis* denken

Verschlimmerung: Berührung, Druck, abdecken, Erschütterung

Besserung: leichtes Zudecken, eigene Hand auf die Bisswunde legen

Carbolicum acidum
- alte Bisswunden, die schlecht heilen und Geschwüre bilden
- blutiger, sehr übelriechender Eiter (Kadavergeruch), Gangränefahr
- septischer Zustand mit kalten Händen und Füssen
- verwirrt, wie vergiftet, sinkt allmählich in einen Kollapszustand mit kaltem Schweiss
- sehr empfindlich auf und schlimmer durch kalte Luft
- müde, erschöpft; müde nach einem kurzen Spaziergang

Verschlimmerung: gehen, Berührung
Besserung: betroffenen Teil zudecken

Cedron
- Schlangen- und Skorpionbisse
- unruhig, nervös, geht von Ort zu Ort
- rotes oder bläulich-rotes Gesicht
- Hände, Füsse und Nasenspitze sind eiskalt
- Taubheit der Hände, als ob sie tot wären
- Atemnot mit unregelmässigem Herzschlag
- Brennen und Prickeln im Hals mit Erstickungsgefühl
- Prickeln und Jucken der Zunge
- Mund fühlt sich gelähmt an, kann nicht sprechen

Verschlimmerung: liegen, nachts, periodisch
Besserung: aufrecht sitzen oder stehen

Golondrina
- diese wenig bekannte Arznei wird aus *Euphorbia polycarpa* hergestellt. Es ist ein sehr starkes Antidot bei Schlangenbissen. Es wurde von den amerikanischen Indianern zur Vorbeugung gegen Schlangenbisse verwendet, da es den Körper resistenter gegen das Gift vieler Schlangen machen soll, lokale Anwendung

Hypericum perforatum
- Insektenstiche
- Tierbisse in Fingerspitzen, Zehen, Nase, Zunge (nervenreichen Körperstellen)
- schiessender Schmerz von der Bissstelle nach oben
- Taubheitsgefühl im verletzten Körperteil

- Schwäche und Spannungsgefühl in der verletzten Körperseite
- grosse Berührungsempfindlichkeit (*Ledum* ist nicht besonders berührungsempfindlich)

Verschlimmerung: nach Schlaf, Arm/Bein hängen lassen
Besserung: Wärme, reiben, gegen Mittag

Ledum palustre
- indiziert bei Insektenstichen, Zeckenbissen, Skorpion- und Schlangenbissen, Katzenbissen und Bissen von kleinen Tieren mit spitzigen Zähnen (Hamster, Ratte, kleiner Hund usw.)
- reissende Schmerzen tief in den Knochen
- Umlauf nach Biss in Finger oder Zehen mit stechenden, reissenden Schmerzen

Verschlimmerung: Bewegung, Betthitze, zudecken
Besserung: abdecken, kalte Anwendungen, Eiswasser

Stramonium
- Schock nach Tierbiss; unruhig, ärgerlich, schlägt andere
- hohes Fieber als Folge des Schocks
- kann nicht schlafen
- Delirium, Zähneknirschen
- sehr berührungsempfindlich
- Taubheit von Händen und Fingern
- auch bei Spätfolgen eines Tierbisses; wenn seither starke Angst vor Tieren besteht

Verschlimmerung: Dunkelheit, alleine, Berührung
Besserung: Gesellschaft, Licht

Urtica urens
- starke Reaktion auf Insektenstiche: Schwellung, Schmerzen und Jucken
- stechende-brennende Schmerzen wie nach Kontakt mit Brennnesseln
- Juckreiz und Ausschlag verschwinden beim Liegen

Verschlimmerung: mit kaltem Wasser waschen, aufstehen und umhergehen
Besserung: liegen, schmerzhaften Teil reiben
- Vergleich mit *Apis*: *Apis* hat auch stechende-brennende Schmerzen, ist aber > kalte Waschungen und < liegen

Vespa crabro
- Insektenstiche durch Wespen, Bienen oder Hornissen usw.
- anaphylaktischer Schock nach Insektenstich mit drohendem Ersticken und Bewusstlosigkeit
- Schwindel, Ohnmacht, Schweisstropfen auf der Stirn
- geschwollene Zunge mit Brennen im Mund und Hals und extremem Durst
- die Einstichstelle ist verhärtet und bildet einen Furunkel
- Gefühl, als ob heisse Nadeln in die Einstichstelle gestochen würden oder kaltes Gefühl im Bereich des Stichs
- rote Streifen, von der Stichstelle ausgehend

Verschlimmerung: Berührung, nach Schlaf, Bewegung
Besserung: zuerst besser, dann schlimmer durch Anwendung von kaltem Wasser; Juckreiz besser durch Anwendung von Salz und Essig

Lokale Anwendungen:
- bei Insektenstichen habe ich gute Erfahrungen mit der lokalen Anwendung von *Calendula, Hypericum* oder *Ledum* gemacht
- lokale Anwendungen der *Echinacea*-Urtinktur hat sich bei Schlangenbissen, Tierbissen und Insektenstichen bewährt
- *Iodum*-Urtinktur ist bei Schlangenbissen - besonders von Klapperschlangen- indiziert
- bei lokaler Anwendung sollte man dabei wie folgt vorgehen: eine Gaze direkt mit der Urtinktur tränken und auf die Biss- bzw. Einstichstelle legen. Oder die Urtinktur in einem Verhältnis von 1:5 mit Wasser verdünnen

Klinische Tipps

Hyoscyamus und *Lachesis* sind zwei hervorragende Arzneien bei Menschenbissen.

Secale hat einen Patienten mit einer drohenden Blutvergiftung nach einem Katzenbiss in einen Finger geheilt. Die bläuliche Verfärbung und Schwellung des Fingers, die relative Schmerzlosigkeit sowie die Besserung durch Fächeln des verletzten Teils waren entscheidend für die Mittelwahl.

Ich habe beste Resultate mit *Arsenicum* erzielt in Fällen von Bissen und Stichen durch giftige Tiere und Insekten mit folgender Symptomatik: ausgeprägte Besorgtheit, Unruhe und Hoffnungslosigkeit, gräulich-schwarze Verfärbung des verletzten Körperteils.

Lyssinum hat öfters den Schock und die Angst vor Hunden nach einem Hundebiss beseitigt. Es wirkt Wunder bei überempfindlichen Menschen.

Lyssinum ist ein sehr gutes Komplement zu *Hyoscyamus* und *Stramonium* bei der Behandlung von Tierbissen.

Mercurius, Phosphorus, Pulsatilla und *Hyoscyamus* träumen davon, von Tieren gebissen zu werden.

Überheben

Arnica montana
- Verletzungen der Wirbelsäule, insbesondere im Zervikalbereich wie sie z.B. beim Ringen, Gewichtheben oder beim Heben von grossen Töpfen usw. entstehen können
- Steifheit, starkes Wundgefühl oder brennend-stechende Schmerzen
- geht nach vorne gebeugt, kann sich nicht aufrichten
- ist unter Schock
- unruhig; will sich nicht bewegen, weil es schmerzt, ist aber gezwungen sich zu bewegen
- lähmende Schwäche im Nacken und in den Armen

Verschlimmerung: Berührung, wenn gefragt oder geholfen wird
Besserung: wenn alleine, flach liegen

Calcium carbonicum
- Uterusprolaps nach Heben grosser Gewichte, bei Müttern, die ein schweres Kind tragen
- geblähtes Abdomen mit Druck abwärts, als ob ein Leistenbruch austreten würde
- viel Rumoren im Bauch
- kalte Füsse, Taubheitsgefühl der Beine und Füsse oder abwechselnd Kälte und Taubheit
- Schwächegefühl in den Beinen und Gefühl Beine seien abgestorben
- Wadenkrämpfe
- erträgt nichts Enges um die Taille

Verschlimmerung: Druck der Kleider oder des Gürtels, gehen, Treppe hochsteigen, Kälte, kaltnasses Wetter, sich bücken, Anstrengung
Besserung: sich auf den Rücken legen, lockere Kleidung, reiben, massieren, Wärme

Bemerkung:
- Konstitutionell einsetzen wenn *Nux vomica, Rhus toxicodendron* und andere Arzneien versagten

Cocculus indicus
- Folge von Überheben oder Rückenprobleme nach langen Reisen
- traurig, tief in Gedanken versunken, hat Angst vor dem Tod, nimmt alles übel
- Knacken des Nackens bei jeder Bewegung
- Schwäche des Nackens und des Rückens, muss ihn mit der Hand unterstützen oder den Rücken anlehnen
- Taubheitsgefühl in den Armen; Kribbeln in den Händen und Fingerspitzen
- Lähmungserscheinungen in den Armen: kann nicht schreiben oder Gegenstände fallen aus den Händen
- abwechselnd Hitze oder Kälte in den Händen
- Symptome einer Diskushernie oder Spondylose, welche ernsthafte Zirkulationsprobleme verursachen

Verschlimmerung: nach Schlaf, Schlafmangel, kalter Wind, Sonne, Kaffee, Alkohol, aufrecht stehen oder sitzen
Besserung: Wärme, warmes Zimmer, zudecken, Ruhe

Nux vomica
- als Folge von zuviel Gewicht heben kommt es zum Leistenbruch oder sogar zur drohenden Einklemmung desselben
- Schwäche der Leistengegend, als ob eine Hernie austreten würde
- Uterusprolaps
- schmerzhafte und sehr berührungsempfindliche Bauchmuskulatur

- Drang zu urinieren und zu stuhlen, oft aber erfolglos

Verschlimmerung: bewegen, Druck, husten, lachen, sich im Bett drehen, muss zuerst aufsitzen, bevor er sich auf die andere Seite drehen kann

Besserung: nach Stuhlen, Windabgang oder Urinieren, Wärme, ruhig liegen

Podophyllum peltatum

- Uterusprolaps nach Überheben oder Überanstrengung; oder nachdem sie sich auf die Zehen gestellt hatte, um noch höher Gelegenes zu erreichen
- verwirrt, vergisst Wörter, denkt sie sei ernsthaft krank und werde bald sterben
- drängen nach unten im Abdomen und im Sacrum
- Schmerz strahlt in die Oberschenkel aus
- Uterusprolaps mit Durchfall
- Gefühl als ob die Genitalien beim Stuhlen rausfallen würden

Verschlimmerung: Berührung, Beine ausstrecken, gehen, hinaufsteigen, vor, während und nach Stuhlen

Besserung: Wärme, Druck, Massage, Bauchlage, Bauch reiben

Rhus toxicodendron

- Folge von Überanstrengung, zu viel Training, Heben schwerer Gewichte
- Uterusprolaps als Folge von Gewicht heben
- ruhelos, kann nicht in einer Position bleiben, > nach Lagewechsel
- hat Kopfschmerzen, klagt über Nausea und verlangt kaltes Wasser, welches er erbricht
- Rückenschmerz mit Steifheit und krampfartigen Schmerzen
- Rückenschmerzen, Diskushernie, Ischialgie mit Unruhe und Besserung der Schmerzen beim Liegen auf einer harten Unterlage

Verschlimmerung: kalte Luft, kaltes Zimmer, kaltfeuchtes Wetter, lange liegen oder sitzen in derselben Position, zu Beginn der Bewegung, aus dem Sitzen aufstehen
Besserung: kontinuierliche Bewegung, nach Lagewechsel, Wärme

Sepia succus

- Vaginal- oder Uterusprolaps als Folge von Überheben
- brennende, schiessende Schmerzen im Unterbauch mit Hinunterziehen als ob der Uterus rausfallen würde
- Uterusprolaps oder Gebärmutterverdrängung durch Überheben verursacht ein Taubheitsgefühl der unteren Körperhälfte, insbesondere der linken Seite
- Druck im Enddarm wie von einem Ball; erfolgloser Drang zu Stuhlen

Verschlimmerung: Treppen hinaufsteigen, nach Geschlechtsverkehr, stehen, sich bücken, sitzen
Besserung: sich hinlegen besonders auf die rechte Seite, schnelle Bewegung, rennen, sitzen mit gekreuzten Beinen, Wärme

Verbrennungen

Aconitum napellus
- erste Arznei, wenn eine extreme Unruhe und Nervosität vorhanden ist
- brennende Hitze der Haut; kein Schweiss
- Kopf und Gesicht sind rot und heiss
- Todesangst
- tiefsitzender Schock
- wenn eine Frau sich während der Zeit der Menstruation verbrennt und die Blutung infolge Schock sofort stoppt, ist Aconitum die richtige Arznei

Verschlimmerung: Wärme, Hitze, warmes, geschlossenes Zimmer
Besserung: kalte Anwendungen, im Freien

Arnica montana
- kommt im nächsten Stadium der Verbrennung zur Anwendung, wenn tieferliegendes Gewebe betroffen ist
- der Schmerz sitzt tief in den Knochen
- Verbandswechsel ist sehr schmerzhaft
- Zähneknirschen infolge der grossen Schmerzen
- der ganze Körper schmerzt wie bei Muskelkater

Verschlimmerung: Berührung, Verbandswechsel, Druck, nachts, morgens beim Aufwachen
Besserung: Wärme, tagsüber

Arsenicum album
- indiziert sowohl bei akuten wie auch bei Spätfolgen von Verbrennungen. Es ist ein Komplementmittel zu *Cantharis*
- sehr verängstigt, unruhig und extrem hoffnungslos,
  < alleine
- einzelne Brandblasen öffnen sich und fliessen zusammen, bilden ein grosses Geschwür
- die Blasen neigen dazu, sich zu infizieren, respektive septisch zu werden
- schwarze, aber immer noch schmerzhafte Haut
- brennender, schneidender Schmerz
- die Wunde blutet beim Reinigen oder beim Verbandswechsel

Verschlimmerung: kalte Luft, Kälte, Berührung, abdecken
Besserung: Wärme, zudecken

Calendula officinalis
- sehr schläfrig, müde, verwirrt, kann seine Beschwerden nicht genau beschreiben
- sehr schreckhaft (bei Geräuschen)
- Calendula wirkt als starkes Antiseptikum, führt zu einer raschen und gesunden Granulation
- es beugt einer Eiterung vor und verhindert hässliche Verbrennungsnarben
- Anwendung sowohl innerlich als auch lokal äusserlich möglich

Cantharis vesicatoria
- Cantharis ist das Mittel der Wahl bei Verbrennungen. Bei Verbrennungen sollten unverzüglich einige Cantharis Globuli eingenommen werden und eine mit Cantharislösung (15 Tropfen Urtinktur auf ein Glas Wasser) durchtränkte Gaze aufgelegt

werden. Bei kleineren Verbrennungen eignet sich auch eine Cantharis-Salbe (Urtinktur und Salbe sind in der Schweiz rezeptpflichtig). Die Erfahrung zeigt, dass die quälenden, brennenden Schmerzen innert kürzester Zeit erträglich werden. Wiederholen der Gabe nur wenn nötig

- total hysterisch, schreit herum, ist ausser Kontrolle
- nach der Verbrennung zeigen sich schnell viele, kleine Blasen
- die Blasen sind sehr berührungsempfindlich, aber auch die Haut um die Blasen herum
- in gewissen Fällen kann Jucken und Brennen zusammen vorkommen

Verschlimmerung: Berührung, Wärme
Besserung: kalt waschen, Kälte

Carbolicum acidum

- indiziert in späteren Stadien der Verbrennungen, wenn die Geschwürsbildung und Eiterung bereits eingesetzt hat
- beim Verbandswechsel entleert sich blutiger, faulig stinkender (Kadavergeruch) Eiter
- der Patient zeigt Zeichen einer Blutvergiftung
- sehr fröstelig, Abneigung gegen kalten Wind
- fühlt sich sehr schwach, will weder körperliche noch geistige Arbeit leisten, verwirrt
- phasenweise kalte Schweissausbrüche
- kalte Hände und Füsse
- schreckliche Schmerzen und Steifheit im Nacken und Rücken

Verschlimmerung: kalter Wind, Luftzug, kalte Anwendung
Besserung: leichtes Zudecken, Wärme

Causticum Hahnemanni
- Verbrennungen, welche vor Jahren verheilt waren und jetzt erneut zu schmerzen beginnen oder sich wieder öffnen
- Folge der Verbrennungen; der Patient sagt, dass er seit dieser Verbrennung nie wieder gesund war
- diese Arznei ist eher auf konstitutioneller Basis anzuwenden

Phosphorus
- auch indiziert bei Folgen von Verbrennungen
- wenn alte Narben sich wieder öffnen und bluten oder wieder schmerzhaft werden
- eine einzigartige Besonderheit ist, dass sich diese alten Narben bei Frauen genau mit dem Einsetzen der Menstruation öffnen
- Phosphorus sollte konstitutionell verschrieben werden

Wunden

Der Übersicht halber habe ich versucht die Wunden in folgende Untergruppen aufzuteilen:

- Quetschwunden

- Risswunden

- Schnittwunden

- Stichwunden

Zu einer erfolgreichen Behandlung aller Wunden gehört nicht nur die Wahl des richtigen Mittels, sondern zuerst eine ordentliche Versorgung der betroffenen Stelle:
Entfernung von Fremdkörpern, Säuberung der Wunde und evtl. eine Naht, sowie ein Verband. Zusätzlich helfen homöopathische Arzneien, den Schock zu beseitigen und die Wunde komplikationsloser und schneller heilen zu lassen. Auch bei infizierten Wunden oder Narbenbeschwerden ist eine homöopathische Behandlung indiziert.

Hinweis:
Zur Wundreinigung eignet sich *Calendula*: Urtinktur mit Wasser verdünnen (15 Tropfen Urtinktur in 50 ml destilliertes Wasser oder abgekochtes Wasser).

Echinacea-Urtinktur: eine Gaze direkt mit der Urtinktur tränken und auf die Wunde legen. Oder die Urtinktur in einem Verhältnis von 1:5 mit Wasser verdünnen.

Klinische Tipps

Strontium carbonicum ist hilfreich bei einem verletzungsbedingten Schock. Es reiht sich zwischen Arnica und Opium ein.

Strontium carbonicum ist indiziert, wenn nach einem chirurgischen Eingriff der Patient Hypertonie sowie Änderungen in seiner Persönlichkeit entwickelt und ärgerlich wird.

Man sollte an *Strontium carbonicum* bei chronischer Schwellung des Fussgelenkes nach einer Verstauchung denken. Es ist ein Komplement zu Ruta und Rhus toxicodendron.

Eine anhaltende Hautverfärbung nach einer Verletzung verschwindet oft nach einer Gabe von **Sulfuricum acidum**, wenn nicht, dann sollte eine Dosis von Arsenicum album helfen.

Quetschwunden

Arnica montana
- Weichteilquetschung
- die meist indizierte Arznei mit extremer Schmerzempfindlichkeit und Angst vor Berührung
- sehr gereizt, verweigert jede Hilfe, steht unter Schock und sagt: «Mir geht es gut; es ist nichts passiert.»
- wenn er gefragt wird, antwortet er korrekt und fällt dann in den Stupor zurück
- hilft bei Schock, befreit von Schmerzen und stoppt innere oder äussere Blutungen.
- rote, blaue oder schwarze Verfärbung der gequetschten Körperstelle
- sehr berührungsempfindlich
- Übelkeit und Schwindel bei Bewegung, muss sich hinlegen
- Kälte der Füsse und Nasenspitze mit grosser Schwäche

Verschlimmerung: Berührung, wenn er gefragt wird, wenn Hilfe angeboten wird, Kälte, Anstrengung, Bewegung, nachts
Besserung: sich hinlegen, flach liegen

Badiaga
- indiziert, wenn *Arnica* nicht die gewünschte Wirkung zeigt oder nicht tief genug wirkt
- ist ziemlich aktiv und sieht gesund aus
- Steifheit des Nackens, des Rückens
- die Berührungsempfindlichkeit ist so ausgeprägt, dass sogar die Haut berührungsempfindlich ist, ja sogar die Kleider schmerzen
- harte Beule infolge Kontusion des Schienbeins, wie wenn es wiederholt geschlagen wurde

- die Haut ist blau oder kupferfarben

Verschlimmerung: geringster Druck, Berührung, Berührung durch die Kleider, Kälte, kalte Luft
Besserung: warmes Zimmer, warme Anwendungen

Bellis perennis
- Quetschungen des tieferen Gewebes, wie z.B. Quetschung der Brust durch eine Kinderfaust; verursacht eine harte Beule in der Brust
- Hämatom nach Quetschung
- Tumor oder Abszess nach einem Schlag oder Stoss
- wünscht sich hinzulegen, fühlt sich schwach
- äusserst berührungsempfindliche Haut

Verschlimmerung: Berührung, Druck, sitzen, warmes Bad
Besserung: kalte Anwendungen

Conium maculatum
- indiziert bei subakuten Fällen einer Quetschung
- Folge eines Sturzes auf den Rücken, das Gesäss, die Fingerspitzen oder auf die Zehen, das heisst auf nervenreiches Gewebe
- langdauernde, schmerzhafte Verhärtung der Lymphknoten oder Drüsen nach einer Quetschung
- traurig, hoffnungslos, hypochondrisch, gereizt, misstrauisch, nicht gesprächig
- fühlt sich schlechter, wenn er sich bückt oder sich nach hinten streckt. Es geht ihm besser, wenn er nur leicht nach vorn gebeugt ist
- am Verletzungsort entwickelt sich ein harter Knoten
- brennender, schiessender und quetschender Schmerz gefolgt von Kribbeln und Taubheit

- äusserst schmerzhaftes Anschwellen der Lymphknoten auf der betroffenen Körperseite
- bläuliche Farbe nach der Kontusion
- Brustknoten nach einem Trauma, steinhart, mit schiessenden Schmerzen. Brustkarzinom nach Quetschung

Verschlimmerung: bewegen, Kopf bewegen, Berührung, Erschütterung, dran denken, nachts , frühmorgens
Besserung: betroffenen Körperteil hängen lassen, (Ausnahme: Brustkontusion > mit der eigenen Hand unterstützen!), Wärme

Hamamelis virginiana
- indiziert bei Quetschungen, speziell bei Hodenkontusion
- Venenprobleme, Thromboseneigung, Hämorrhoiden oder andere venöse Stauungen
- nützlich bei Quetschungen, wenn das *Arnica*-Stadium vorbei ist
- der verletzte Körperteil ist blau und hart, aber es fehlt die heftige Intensität des Wundgefühls von *Arnica*
- höflich, kooperativ und bereit Hilfe anzunehmen
- schwach und vergesslich, erinnert sich nicht daran was er sagen wollte
- relativ schmerzarme Hämatome
- Gefühl wie zerschlagen

Verschlimmerung: tagsüber, Zugluft, Berührung, Druck, Kälte
Besserung: Ruhe

Ruta graveolens
- Knochenkontusion
- Knochenprellung nach einem Unfall, Gefühl der Knochen sei gebrochen, Wundgefühl
- Rückenprellung nach Sturz
- Verstauchung des Handgelenks

- Schmerzen im Handgelenk, als ob es verstaucht wäre
- nach dem Reiten Wundgefühl in Lenden und Rippen
- schwieriger Patient, es ist unmöglich ihn zufrieden zu stellen, streitsüchtig, fühlt sich immer betrogen, misstrauisch, verwirrt
- Gefühl, dass er den verletzen Körperteil nicht beugen kann, weil er steif sei
- Wundgefühl in jedem Körperteil, auf dem er liegt
- schiessender Schmerz oder Prellungsschmerz im Sakrum nach einer Kontusion

Verschlimmerung: Anstrengung, Treppe hinaufgehen, Berührung, sitzen, nach vorne bücken

Besserung: sich hinlegen, reiben, Ruhe, auf dem Rücken liegen, Wärme

Sulfuricum acidum

- Folgemittel von *Arnica* bei Weichteilverletzungen, von *Conium* bei Drüsenquetschungen, von *Ruta* bei Knochenkontusionen
- nach einer Quetschung wird durch die Verabreichung von Sulphuricum acidum die zurückgebliebene, anhaltende blauschwarze Verfärbung entfernt und das immer noch vorhandene Wundgefühl und die Steifheit der betroffenen Körperstelle verschwinden
- indiziert wenn sich nach einer Verletzung eine Gangrän entwickelt
- nervös, hastig, impulsiv, misstrauisch, unruhig; redet nicht, weil er sich vor jeglicher Bemerkung fürchtet; sehr fröstelig
- blau, schwarze Verfärbung mit Jucken und Beissen, was sehr schmerzhaft ist und grosse Unruhe verursacht
- brennende Schmerzen mit starker Unruhe, Kälte der Füsse
- der Schmerz entwickelt sich langsam, verschwindet aber plötzlich

- stark sauer riechender Schweiss des Oberkörpers, der schwierig wegzuwaschen ist
- reagiert sehr empfindlich auf Kaffee und sogar Kaffeegeruch; hat eine Abneigung gegen Kaffee und erfährt eine Verschlimmerung dadurch

Verschlimmerung: Berührung, Druck, Kälte, im Freien, morgens, kaltes Trinken, Kaffee
Besserung: Wärme, drinnen sitzen

Symphytum officinale
- indiziert bei Quetschungen des Knochens oder der Knochenhaut
- nützlich wenn nach *Arnica* der Heilprozess nicht mehr weitergeht, die Verfärbung aber verschwunden ist und ein prickelnder, stechender Schmerz tief in der Nähe des Knochens wahrgenommen wird
- resorbiert die Blutergüsse

Verschlimmerung: Bewegung, Berührung, Druck
Besserung: Wärme

Klinische Tipps

Hypericum erzielt Wunder bei Finger- oder Zehenquetschungen. Der Schmerz ist stechend, schiessend, kommt und geht wellenartig. Hypericum wird die lokale Kongestion entfernen und den Kreislauf verbessern. Geben Sie es in C200 oder höheren Potenzen

Wenn ein Finger in der Tür eingeklemmt wurde, kann der Nagel in vielen Fällen gerettet werden. Voraussetzung ist eine möglichst rasche Gabe von *Hypericum*.

Hypericum ist indiziert wenn der Hammer voll auf den Finger geschlagen wurde; mit schiessenden Schmerzen den Arm aufwärts.

Bei *Hypericum* findet man immer den Nervenbahnen entlang schiessende Schmerzen.

Lyssinum ist ein wunderbares Komplement zu Hypericum in Fällen von posttraumatischen Depressionen.

Risswunden

Arnica montana
- das meistgebrauchte Mittel bei Verletzungen und Wunden
- Risswunden infolge Unfall, Sturz oder Sportverletzung
- Muskel-, Bänder- oder Sehnenriss mit innerer Blutung und Schwellung
- rasch zunehmende Schwellung mit ernsten Schocksymptomen
- will sich nicht untersuchen und behandeln lassen
- sehr grosse Berührungsempfindlichkeit
- brennende, stechende Schmerzen in der Wunde
- extreme Unruhe, kann nicht in einer Stellung verweilen obwohl Bewegen schmerzt

Verschlimmerung: Bewegung, Berührung, Untersuchung, Wundversorgung
Besserung: wenn alleine, sich hinlegen

Achtung:
- die Urtinktur darf nicht äusserlich bei offenen Wunden angewendet werden!

Calendula officinalis
- Risswunde mit schlechter Heilungstendenz
- indiziert bei Risswunden, wenn der Patient infolge grossen Blutverlustes unter Schock steht, sehr müde und schläfrig ist
- Verletzung des Geburtskanals, Vulva-, Vagina-, Dammriss
- Risswunden mit Zick-Zack-Verlauf oder wenn ein grosses Stück Gewebe fehlt; fördert die Bildung von gesundem Granulationsgewebe

- auch indiziert bei septischen Wunden mit Eiterentleerung und Lymphknotenbeteiligung
- sehr schmerzempfindlich
- stechende, brennende Schmerzen mit extremer Berührungsempfindlichkeit

Verschlimmerung: sitzen, Berührung, Kälte, langes Stehen in einer bestimmten Stellung, Lärm
Besserung: sich hinlegen oder sich bewegen, Wärme

Echinacea angustifolia
- indiziert bei Risswunden im späteren Stadium mit Eiter oder septischem Zustandsbild
- nervös, angespannt, gestresst wegen jeder Kleinigkeit und auch wegen seiner Gesundheit, was Herzklopfen und Druck auf der Brust erzeugt
- Abneigung gegen Kritik und jegliche Korrektur
- sehr müde und fröstelig während Fieber
- Kältewellen über den Rücken
- weiss belegte Zunge mit rotem Rand
- Lymphangitis und Lymphadenitis
- infizierte Wunde mit blutiger, stinkender Absonderung
- geeignet zur inneren und lokalen äusseren Anwendung

Verschlimmerung: abends, nach geistiger oder körperlicher Anstrengung, Kälte
Besserung: liegen, Ruhe

Hamamelis virginiana
- stark blutende, berührungsempfindliche Risswunde
- Blutungen unter der Haut in der Umgebung der Wunde
- ist still, steht unter Schock

- ist ruhig, will nicht reden, ist aber nicht so gereizt und grob wie *Arnica*, sondern höflich und kooperativ; wenn er mal gereizt reagiert, entschuldigt er sich sofort
- der betroffene Körperteil wird blau, mit Stechen und Prickeln
- kann die Augen nicht offen halten, weil er in den Augen so starke Schmerzen hat; Bedürfnis mit den Fingern auf die Augen zu drücken
- grosse Schwäche im ganzen Körper

Verschlimmerung: Berührung, Kälte, im Freien, abdecken der Wunde
Besserung: zudecken der Wunde, sich hinlegen, Wärme, mit den Fingern auf die Augen drücken

Klinische Tipps

Arnica erzielt bemerkenswerte Resultate bei Risswunden. Es sollte meiner Erfahrung nach am besten in C200 oder höheren Potenzen verabreicht werden. Arnica hat eine vielseitige Wirkung, fast wie «all-in-one», und zwar wirkt es gegen:

- Schock

- Blutung

- Schmerz

- Infekt/Sepsis

- präventiv gegen Tetanus

Es fördert die Bildung von gesundem Granulationsgewebe und Generationen von Homöopathen haben es alleine oder zusammen mit anderen therapeutischen Massnahmen erfolgreich eingesetzt.

Ich bevorzuge die Urtinktur von *Echinacea* als lokales Desinfektionsmittel. Ich benütze es unverdünnt.

Schnittwunden

Arnica montana
- anzuwenden bei Schnittwunden, bei Verletzungen aller Art; z.B. Verletzungen die durch einen heftigen Zusammenstoss verursacht wurden, wurde z.B. von einem harten Ball getroffen oder hat während einer schnellen Bewegung den Kopf an einem offenen Fenster angeschlagen
- auch nützlich bei Blutungen unter der Haut
- sehr unruhig, reagiert überempfindlich auf seine Schmerzen
- äusserst empfindlich auf Berührung, Verbinden oder Nähen
- apathisch, schimpft, hysterisch und schwierig im Umgang; bevorzugt eine Narkose zum Nähen der Wunde
- traurig, unzufrieden, zittert wegen seinen Schmerzen
- tiefsitzender Schock
- der betroffene Körperteil ist angeschwollen, gerötet, blutet und die Schwellung nimmt innert Kürze stetig zu

Verschlimmerung: Berührung, nach Schlaf, in Gesellschaft
Besserung: wenn alleine, Ruhe, Wärme

Hypericum perforatum
- Schnittwunde mit schiessenden Schmerzen und grosser Berührungsempfindlichkeit
- indiziert bei Spätfolgen nach Operationen
- die Narben sind überempfindlich und ein lästiges Kribbeln und Ameisenlaufen wird verspürt. Das bringt den Patienten fast zum Verzweifeln
- falls nach Hypericum keine Besserung eintritt, sollte eine Konstitutionsbehandlung folgen

Plantago major
- indiziert bei Schnittverletzungen mit scharfen oder stumpfen Instrumenten
- ist unruhig und hyperventiliert
- zu verwirrt um sich zu konzentrieren, je mehr er es versucht desto schlechter geht es
- verletzte Stelle ist gespannt als ob sie gedehnt würde
- grosse Berührungsempfindlichkeit
- reissende, quetschende, unerträgliche Schmerzen, kommen und gehen unregelmässig
- Jucken und Anschwellen des Gewebes um die Schnittverletzung
- Begleitsymptom ist ein sehr widerlicher Atemgeruch und Windabgang

Verschlimmerung: Berührung, warmes Zimmer, nachts, gehen, Bewegung

Besserung: sich hinlegen, Zimmer mit moderater Temperatur d.h. nicht zu heiss und nicht zu kalt

Staphysagria
- indiziert bei scharfen Schnittwunden durch Glas, Messer, Metall, Plastik und Papier oder nach chirurgischen Operationen, insbesondere Bauchoperationen
- nützlich bei Spätfolgen von Operationen, wenn die alten Narben immer noch empfindlich oder schmerzhaft sind
- bei Inkontinenz nach Prostatektomie infolge Muskelverletzung
- hört nicht auf, sich über das Geschehene zu ärgern
- kritisiert sich selber fortwährend und denkt, die Verletzung hätte vermieden werden können
- mag nicht sprechen, fühlt sich wertlos; kann Mitleid nicht ertragen

- stechend-brennende Schmerz, der in einem leichten Kribbelgefühl oder Jucken endet
- zusammendrückender und reissender Schmerz um die Wunde, < morgens und abends

Verschlimmerung: Kälte, Erschütterung, Berührung, morgens und abends

Besserung: Wärme, liegen

Sulfuricum acidum

- indiziert in Fällen wo *Arnica* nicht weiterhilft, alte Narben wieder schmerzhaft werden, auch bei Schnittverletzungen durch stumpfe Gegenstände oder wenn eine Gangräntendenz nach einer Verletzung vorliegt
- wirkt abwesend, ist sehr ängstlich, hastig, unruhig, hoffnungslos und will nicht antworten
- blutende Wunde mit blau-schwarzer Verfärbung der Umgebung
- Spannung und Steifheit um die Wunde
- als Begleitsymptom ist ein sehr saurer Körpergeruch vorhanden, der nicht weggewaschen werden kann und eine übertriebene Reaktion auf Kaffee (Abneigung und Verschlimmerung selbst durch Kaffeegeruch)

Verschlimmerung: Druck, Berührung, Kälte
Besserung: Ruhe, Sitzen, Wärme

Klinische Tipps

Ich kann mich an mehrere Fälle von Operationsnarben oder Narben, die an einer Injektionsstelle entstanden waren, erinnern. Diese Narben waren noch Jahre danach extrem schmerzhaft und heilten bereits nach ein paar Dosen von **Staphysagria** vollständig ab.

Meiner Meinung nach weist **Hypericum** eine ähnliche, wenn nicht stärkere Empfindlichkeit und Schmerzhaftigkeit der verletzten Teile wie Arnica auf. Obwohl der Schnitt harmlos aussehen mag, reagiert der Verletzte aber überempfindlich und hysterisch.

Sulfuricum acidum ist die Arznei der Wahl, wenn die Schmerzen schlimmer im Schlaf sind und beim Aufwachen deutlich schwächer oder sogar ganz verschwinden

Stichwunden

Apis mellifica
- Stichwunden von Nägeln, Splittern, Glas, spitzigen Gegenständen
- ist sehr ärgerlich, weinerlich, unruhig
- hysterisches Verhalten, kann den Schmerz nicht ertragen
- will nicht alleine gelassen werden; denkt, er werde sterben, die Verletzung werde zu einer Blutvergiftung führen; < Trost
- Schockzustand mit kaltem Körper und ausgeprägter Schwäche
- die verletzte Stelle schwillt rasch an und ist sehr berührungsempfindlich
- Hitze und Stechen in der Wunde, wie Stiche von heissen Nadeln
- Lymphangitis nach Stichverletzung

Verschlimmerung: liegen, Wärme, zudecken, Berührung, Druck, nach dem Schlaf, allein sein
Besserung: Kälte, kalte Luft, kalte Anwendungen

Arnica montana
- Stichwunden mit oder ohne Blutung
- Verletzung mit spitzigen Gegenständen, die in Muskeln, Hand, Fuss eindringen, z.B. von einer Bohrmaschine
- sehr laut, ärgerlich, grob; ärgert sich über sich selber und über den Gegenstand; wirft ihn weg
- will die Verletzung nicht zeigen, lehnt jede Hilfe ab
- die Stichwunde wird rasch dunkelrot oder sogar bläulich; Bildung eines ausgedehnten Blutergusses

Verschlimmerung: Berührung, Druck, Trost, Hilfe, Kälte
Besserung: alleine, liegen, Wärme

Belladonna
- Stichwunden mit pochenden, pulsierenden, brennenden Schmerzen oder wie Messerstiche; Zähneknirschen aufgrund der Schmerzen
- die verletzte Stelle ist geschwollen, rot, heiss und glänzend
- sehr schmerzempfindlich, atmet oberflächlich, kann sogar einen nervösen Husten entwickeln
- nervös, spricht sehr schnell, wird wütend, wenn man ihn nicht auf Anhieb versteht, leicht beleidigt
- besorgt wegen seiner Verletzung
- fröstelig, nicht besser durch Zudecken und Wärme
- heisser Kopf, kalte Hände und Füsse

Verschlimmerung: Berührung, Erschütterung, liegen, Kälte
Besserung: Bettwärme

Hepar sulfuris, Silicea terra
- Hepar sulfuris und Silicea kommen in Frage bei Fremdkörpern im Gewebe, z.B. Holz- oder Glassplitter; in Fällen wo der Fremdkörper zu tief steckt und/oder eine mechanische Entfernung nicht möglich ist. Beide Arzneien fördern den Eiterprozess des umliegendes Gewebes und somit das Austreiben des Fremdkörpers. Man sollte sie dazu in tiefen Potenzen verabreichen (höchstens bis C30)
- Hepar sulfuris ist indiziert bei sehr schmerzhaften Prozessen mit ausgeprägter Berührungsempfindlichkeit und Gereiztheit
- Silicea entspricht relativ schmerzarmen Zuständen

Hepar sulfuris	Silicea
starke Eiterungstendenz; fröstelig, kälteempfindlich	starke Eiterungstendenz; fröstelig, kälteempfindlich
extrem schmerzhafte Prozesse und übertriebene Reaktion auf die Schmerzen	relativ schmerzarme Prozesse
	Verhärtungen um das Geschwür oder den Abszess
Tendenz, Geschwüre und Krusten zu bilden	hat mehr Tendenz, Fisteln zu bilden
ärgerlich, streitsüchtig, grob, unhöflich, arrogant	stur, aber nachgebend; wirkt auf andere als ein netter, harmloser, zugänglicher Typ; streitet nicht, kann sich nicht wehren
will keine Hilfe	kann nicht ganz alleine sein
Allergien, Ausschläge, schnell wachsende Geschwüre; breitet sich von einer Pustel schnell weiter aus	
eher Durchfallsneigung	eher Verstopfungsneigung
< trockenes Wetter; > feuchtes Wetter	< feuchtes Wetter

Hypericum perforatum
- Stichwunden in nervenreichen Geweben, Fussspitze, Zehen, Finger usw.
- Verletzung durch Rosendorn
- Schockzustand, traurig, deprimiert, verwirrt, sogar vorübergehender Gedächtnisverlust
- drohende Kiefersperre durch Überreaktion oder sogar Tetanus
- entsetzliche, stechende Schmerzen; starke Berührungsempfindlichkeit
- chronische Folgen einer Stichwunde bei Fortbestehen der Sensibilitätsstörungen
- wenn ein Patient unter Schock gar keinen Stuhldrang mehr hat, sollte man an Hypericum denken. Kurz nach der Mittelgabe wird eine Stuhlentleerung erfolgen, was als positives Wirkungszeichen zu deuten ist

Verschlimmerung: Kälte, Berührung, morgens
Besserung: Stuhlentleerung, Wärme, Ruhe

Ledum palustre
- Stichwunden aller Art, Sportunfälle mit Speer, Verletzungen durch Nähmaschinen, Nadeln usw.
- Umlauf nach Nadelstich oder Splitter
- unzufrieden mit allem, was man für ihn tut; traurig, besorgt, ärgerlich
- reissende, schneidende Schmerzen mit Völlegefühl, Kongestionsgefühl des verletzten Teils
- das Wundgebiet ist äusserlich kalt, innerlich aber brennend heiss; deshalb besteht eine ausgeprägte Besserung durch kalte Anwendungen
- Zuckungen um die Verletzung

Verschlimmerung: Wärme, zudecken, Druck
Besserung: kalte Anwendungen, kalte Waschungen, abdecken

Nitricum acidum

- Stichwunden, die berührungs- und druckempfindlich sind und leicht bluten
- quälender, brennender Schmerz
- ist sicher, dass es einen Splitter oder einen sonstigen Fremdkörper im Gewebe gibt, obwohl dies nicht der Fall ist

Verschlimmerung: Druck, Berührung, darauf stehen
Besserung: wenn abgelenkt, beim Fahren und Reisen

Klinische Tipps

Arnica wirkt präventiv gegen Tetanus und ist sehr hilfreich bei Schockzuständen mit heissem Gesicht. Geben Sie es in C200 oder in höheren Potenzen.

Calcium carbonicum ist oft indiziert bei chronischen, lokalen, schmerzlosen Verhärtungen nach einer Stichwunde. Wenn die akute Symptomatik Arnica oder Belladonna entsprach, ist es ein zusätzlicher Grund, um Calcium carbonicum bei den chronischen Folgen zu verschreiben.

Conium wird Sie nicht enttäuschen bei steinharter Schwellung oder Taubheitsgefühl nach einer Stichwunde, wenn der betroffene Körperteil < durch die kleinste Berührung und > beim Hängenlassen der Extremität ist.

Nach meiner Erfahrung muss bei *Ledum* das Symptom «äussere Kälte des verletzten Teils» nicht zwingend vorhanden sein. Auch wenn der Körperteil eine normale (nicht aber heisse) Temperatur aufweist, kann Ledum indiziert sein. Was aber unbedingt da sein muss ist das heftige, innere Brennen, > durch kalte Anwendungen.

Teil III

Materia Medica

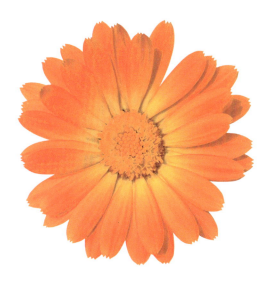

Aconitum napellus
Echter Eisenhut

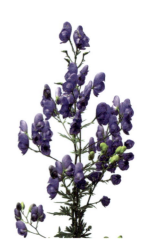

Synonyme: Blauer Eisenhut, echter Sturmhut, Mönchskappe
Abkürzung: Acon
Familie: Ranunculaceae - Hahnenfussgewächse
Ausgangssubstanz: Frische Pflanze mit Wurzelknollen während der Blütezeit

Einführung
Aconitum ist oft ein Mittel der ersten Wahl nach verschiedensten Verletzungen. Jede Verletzung beinhaltet ein Schockelement, und Aconitum ist eine der besten Arzneien bei Schockzuständen und Folgen von Schock.
Es ist von grosser Hilfe während der oft kritischen Transportzeit von der Unfallsstelle zum Spital. Es beruhigt den Patienten, stabilisiert die Atmung und bewahrt eine relative Harmonie zwischen den lebenswichtigen Organen.

Miasmen
- psorisch, tuberkular

Indikationen
- Schockzustand des Verletzten oder Unfallzeugen nach Verletzung, Unfall, Verbrennung, etc.
- Tierbiss
- Erfrierung
- Ertrinken
- Schleudertrauma
- Hitzschlag, Sonnenstich

- Schneeblindheit, Bindehautentzündung
- Blutungen
- Harnblasenentzündung
- Lampenfieber

Auslösende Faktoren
- Verletzung
- Operation
- Schock
- Sonne
- kalter Wind

Gemüt
- Schockzustand nach Angst
- in allen Situationen ist der Patient sehr unruhig, ängstlich, will nicht alleine gelassen werden und hat Angst vor dem Tod
- unruhig, kann nicht an einem Ort bleiben
- übertreibt sein Leiden und sagt sehr bald einmal: «Ich sterbe»
- Lampenfieber, Prüfungsangst, Angst vor Wettkampf mit Schlaflosigkeit, Erregung, Unruhe

Kopf
- Hitzschlag mit brennenden, pulsierenden Kopfschmerzen und rotem, heissem Kopf. Gesichtshaut und Mund sind trocken und es besteht starker Durst auf kaltes Wasser (alle 10-15 Minuten ein Glas)

Augen
- Fremdkörper im Auge (z. B. nach Fahrradfahren). Stark brennende Schmerzen und Wundgefühl.
  > durch Halten der eigenen, kalten Hände auf das betroffene Auge
- Bindehautentzündung nach Aufenthalt in kaltem Wind, Durchzug, zuviel Sonne oder Lichtreflexion von Schnee (Schneeblind-

heit). Der Ausfluss ist wässrig. Starke Lichtempfindlichkeit
- ist sehr unruhig, übertreibt sein Leiden und sagt, er werde blind

Nase
- Nasenbluten mit hellrotem Blut nach zuviel Hitze oder Kälte mit Schmerzen an der Nasenwurzel

Harnwege
- plötzlich einsetzende Symptome
- Harnverhalten nach zu langem Aufenthalt in der Sonne, nach Angst oder psychischem Schock; hält sich die Genitalien mit den Händen
- Harnblasenentzündung nach zuviel Sonne, Kälte, kaltem Wind, Angst, psychischem Schock
- brennende Schmerzen während dem Wasserlösen
- Schüttelfrost am Anfang des Harnlassens, >, wenn der Harn fliesst
- grosser Durst auf kalte Getränke
- meist von Fieber begleitet

Modalitäten
Verschlimmerung: Wärme, warmes Zimmer, nachts, Lärm, Musik-
Besserung: im Freien, frische Luft, Kälte, kühles Zimmer, Ruhe

Leitsymtome

- plötzlich einsetzende Symptome
- ausgeprägter Schockzustand
- unruhig, kann nicht an einem Ort bleiben, kann sich nicht hinlegen
- Todesangst; sagt seine Todesstunde voraus
- Ängste < beim Alleinsein
- überempfindlich auf Sinneseindrücke allgemein: Licht, Lärm, Geräusche, Musik, Reden, Berührung
- starke trockene Hitze mit Verlangen, sich abzudecken
- rotes Gesicht beim Liegen; wird blass beim Aufsitzen
- Rötung und Trockenheit von Lippen und Mund mit starkem Durst auf kaltes Wasser

Siehe auch Kapitel:

Augenverletzungen; Blutungen; chirurgische Eingriffe; Erfrierungen; Ertrinken; Hitzschlag; Nervenverletzungen; Schleudertrauma; Schneeblindheit; Schock nach Verletzungen; Tierbisse; Verbrennungen

Agaricus muscarius
Fliegenpilz

Synonyme: Amanita muscaria, Agaricus imperialis, Fliegenpilz
Abkürzung: Agar
Familie: Pluteaceae - Dachpilze
Ausgangssubstanz: Frischer, oberirdischer Fruchtkörper

Einführung
Agaricus ist nützlich bei der Behandlung von chronischer Neuritis oder Neuropathie nach Verletzung, Schock oder Blutvergiftung. Weiter ist es von grossem Nutzen bei Frostbeulen und Erfrierungen. Es kann sowohl als Akutmittel als auch als Konstitutionsmittel verschrieben werden.

Miasmen
- psorisch, tuberkular

Indikationen
- Raynaud-Syndrom
- Frostbeulen, Erfrierungen
- Schneeblindheit
- Chronische neurologische Beschwerden nach Verletzung

Auslösende Faktoren
- Unterkühlung
- Lawinenopfer
- Sonne
- Kälte
- kalt-feuchtes Wetter

Gemüt
- fühlt sich nicht krank und wiederholt, dass er gesund sei

Augen
- Schneeblindheit mit klebrigem, eitrigem Augenausfluss in den Augenecken und trockenen, geschwollenen, brennenden Augenlidern
- Augenliderzuckungen seit Schneeblindheit. Die Zuckungen sind kurzfristig > durch kaltes Waschen oder beim Schlafen
- am << sind sie beim Aufwachen

Haut
- Frostbeulen, speziell im Gesicht, mit unerträglichem Jucken und Brennen
- Empfindung, als würde der Körper von Eisnadeln durchbohrt
- Gefühl, als ob unterkühlte Teile nicht mehr zu ihm gehören
- Bluterguss nach kleinster Verletzung

Modalitäten
Verschlimmerung: Kälte, kalter Wind, Sonne, Berührung, morgens
Besserung: Langsame Bewegung

Leitsymptome
- ausgeprägte Stimmungsschwankungen mit raschem Wechsel der verschiedenen Phasen
- Rötung, Jucken und Brennen von Nase, Ohren, Finger, Zehen
- Empfindung, als würden die betroffenen Körperteile von Eisnadeln berührt oder durchbohrt
- starke Schwäche und Schweregefühl in den Extremitäten
- die Beschwerden treten oft «diagonal» auf, z. B. im rechten Arm und im linken Bein

Siehe auch Kapitel:
Erfrierungen

Apis mellifica
Honigbiene

Abkürzung: Apis
Familie: Apidae
Ausgangssubstanz: ganze Honigbiene

Einführung
Apis erweist grosse Dienste wenn der betroffene Körperteil – sei es durch Verletzung, Verbrennung, Insektenstiche oder Allergien – rot und geschwollen ist und von Jucken und stechend-brennenden Schmerzen begleitet wird. Jedes Haar ist dabei berührungsempfindlich.
Es ist indiziert bei Bissen und Stichen von allerlei Insekten und Tieren. Apis kann manchmal langsamer wirken als es einem lieb ist. Als positives Wirkungszeichen gilt das Einsetzen von vermehrtem Harnlassen nach der Verabreichung von Apis. In solchen Fällen soll man das Mittel weder wiederholen noch wechseln, sondern nur ein bisschen Geduld zeigen.

Miasmen
- psorisch, sykotisch, tuberkular

Indikationen
- Allergien (Nahrungsmittelallergie, Medikamentenallergie)
- Insektenstiche, Tierbisse
- Allergische Reaktionen auf Insektenstiche
- Stichwunden, Splitter
- Verletzung von Bändern und Sehnen
- Gelenkverletzungen; Bursitis, Synovitis, Arthritis
- Hitzschlag, Sonnenstich
- Harnblasenentzündung

Auslösende Faktoren
- Insektenstiche
- Tierbisse
- Sonne
- Kälte
- Verletzung
- Katheterisierung

Gemüt
- gereizt, unzufrieden
- apathisch, will nicht reden
- sagt, es fehle ihm nichts, verweigert Hilfe
- weinerlich
- Verschlimmerung durch Trost

Verdauung
- hat trotz trockenem Mund keinen Durst (ausser während des Fieberfrostes)
- Magengegend aufgebläht < enge Kleidung
- starke Übelkeit > Saures
- sehr berührungsempfindliche Bauchdecke

Harnapparat
Harnblasenentzündung:
- Harnblasenentzündung nach Aufenthalt in der Sonne oder in der Kälte, nach langem Fahrradfahren (Satteldruck), nach Insektenstichen oder nach Katheterisierung
- häufiger Harndrang, es kommt aber nur wenig Harn auf einmal
- langsam fliessender Harn
- brennend-stechende Schmerzen beim Wasserlösen, < gegen Schluss (letzte paar Harntropfen). Am << ist die erste Miktion am Morgen
- grosse Schmerzempfindlichkeit

Apis mellifica

Gelenke
- Synovitis, Bursitis, Arthritis. Das betroffene Gelenk ist rosa-rot geschwollen und druckempfindlich
- brennend-stechende Schmerzen, < Hitze, > Kälte

Haut
- Apis ist sicher das Mittel erster Wahl bei Insektenstichen und wird in den meisten Fällen helfen. Gerade nach dem Stich genommen, verhindert es die Entstehung von heftigen Schmerzen, Schwellung und Schock. Personen, die allergisch auf Insektenstiche (vor allem Bienenstiche) sind, sollten bei Wanderungen etc. immer Apis bei sich haben (siehe auch unter *Ledum*)
- Nesselfieber z. B. als Folge einer Nahrungsmittel- oder Medikamentenallergie oder nach Berührung von gewissen Pflanzen (z. B. Brennnessel)
- rosa-rote, teigige Schwellung
- brennend-stechende Schmerzen (wie von heissen Nadeln)
- > durch Kälte, kalte Anwendungen, kalte Dusche

Schlaf
- schläfrig nach Insektenstichen, bei Allergien
- bei Fieber: schläfrig, kann aber nicht schlafen; ist unruhig und wechselt ständig die Lage

Modalitäten

Verschlimmerung: Wärme, warme Getränke, Bettwärme, warmes Zimmer, Berührung, Liegen, nach Schlaf
Besserung: Kälte, kaltes Bad, kalte Umschläge, frische Luft, abgedeckt sein, aufrecht sitzen, Bewegung

Leitsymptome
- unruhig, ängstlich, hoffnungslos
- Angst vor dem Alleinsein
- grosse Berührungsempfindlichkeit
- teigige Schwellung, Ödeme; hat eine stark diuretische Wirkung
- Rötung eher blass, rosarot
- brennend-stechende Schmerzen, > Kälte, kalte Anwendungen, kalte Waschungen, < Berührung, Wärme
- Erstickungsgefühl < liegen, > aufsitzen
- trockener Mund ohne Durst, ausser während des Fieberfrostes
- allgemein > durch kaltes Baden, Abdecken und im Freien

Siehe auch Kapitel:
Bänder- und Sehnenverletzungen; Gelenkverletzungen; Stichwunden; Tierbisse und Insektenstiche

Arnica montana
Bergwohlverleih

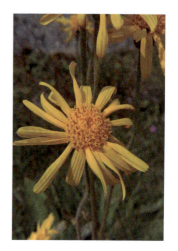

Synonyme: Wolverleih, Fallkraut
Abkürzung: Arn
Familie: Asteraceae - Korbblütengewächse
Ausgangssubstanz: Frische Wurzeln

Einführung
Ein klassisches Erste-Hilfe-Mittel für praktisch sämtliche Verletzungen (ausser vielleicht Finger- und Zehenquetschungen, wo man aufgrund der vielen betroffenen Nervendigungen doch lieber sofort *Hypericum* geben soll). Wirkt gegen den Schock, gegen die Schmerzen, gegen Infekte (inkl. Tetanus) und ist blutstillend. Ist auch bei chronischen Folgen von Verletzungen angezeigt.

Miasmen
- psorisch

Indikationen
- Mittel erster Wahl bei den meisten Verletzungen, insbesondere Verletzungen der Muskeln und Faszien
- Hautwunden (Schürfungen, Schnitt- und Stichwunden, Wundlaufen etc.)
- Quetschungen, Verstauchungen, Verrenkungen
- Zerrungen (Bänderzerrungen, Muskelzerrungen)
- Sehnenverletzungen
- Muskel- und Bänderrisse
- traumatische Arthritis
- Meniskus

- Frakturen
- Muskelkater
- Kopftrauma und Schockzustand nach Trauma
- Meningitis oder Epilepsie nach Kopftrauma
- Schleudertrauma
- Schneeblindheit
- Stromschlag
- Tierbisse, Insektenstiche
- blauschwarze Hautflecken nach Verletzung, Dekubitus
- Fremdkörper im Gewebe
- Blutungen (innere und äussere); Bluterguss
- alle traumatisch bedingten Entzündungen: Gastritis, Zystitis etc.
- prä- und postoperativ; vor und nach Zahnarztarbeit
- Erfrierungen
- Verbrennungen

Auslösende Faktoren
- Verletzungen aller Art
- Kopfverletzung
- Überanstrengung
- Operation

Gemüt
- irritiert, will alleine gelassen werden
- hat Angst, berührt zu werden, und lässt sich deshalb nicht untersuchen
- verweigert Hilfe und sagt, dass es ihm gut gehe
- hat Angst vor dem Fahren nach einem Unfall (Fahrrad, Motorrad, Auto etc.)
- bei stuporösen Zuständen: Wenn der Patient angesprochen wird, antwortet er richtig, fällt aber sofort wieder in den Stupor

Verletzungen

- bei Verstauchungen und Verrenkungen kann Arnica zusätzlich zu Kügelchen auch lokal angewendet werden - ausgenommen bei offenen Wunden
Dosierung: 10 Tropfen Arnica Urtinktur in 50 ml Wasser verdünnen, Umschläge vor und nach den nötigen Manipulationen (z. B. Wiedereinrenken) machen
- Arnica ist auch das Mittel der Wahl vor und nach einem chirurgischen oder zahnärztlichen Eingriff
  - wenn der Patient aber sicher ist, dass er während der Operation sterben wird, sollte *Aconitum* gegeben werden
  - wenn er hingegen apathisch, depressiv und resigniert ist, ist *Gelsemium* angezeigt (siehe auch Kapitel «chirurgische Eingriffe»)
- bei Knochenbrüchen sollte zuerst Arnica verabreicht werden, um die akuten Schmerzen und die Schwellung zu reduzieren (Arnica C200, dreimal täglich 3 Kügelchen während 2 Tagen). Nach ca. einer Woche sollte *Symphytum* gegeben werden, um die Knochenheilung zu beschleunigen (*Symphytum* C30 einmal pro Tag während sieben Tagen)
- Achtung: Arnica darf nie als externe Anwendung (Gel, Urtinktur, Bäder, etc.) auf offene Wunden appliziert werden, da es Vergiftungserscheinungen (tetanus-ähnliche Krämpfe) auslösen kann

Rückenverletzungen

- Arnica hat bei Rückenverletzungen vor allem eine Wirkung auf den Zervikalbereich. Der Patient fühlt sich > mit dem Kopf leicht nach vorne gebeugt
- Tortikollis, > mit dem Kopf nach vorne (*Hypericum*: > mit dem Kopf nach hinten).
- Diskushernie

Schocksymptome

- behauptet gesund zu sein, verweigert Hilfe
- das Gesicht und der Kopf sind heiss, die übrigen Körperteile da-

gegen sind eiskalt
- reichliches, kaltes Schwitzen
- schwacher Puls
- Übelkeit beim Kopf hochheben
- Schwindel beim Augenschliessen

Muskelkater
- Muskelkater nach Überanstrengung
- kann nicht mehr gerade stehen wegen Wundgefühl im ganzen Körper
- das Bett erscheint zu hart
- < durch Berührung und Bewegung

Blutungen
- starke, arterielle, helle Blutung
- innere und äussere Blutungen
- schmerzhafte Blutergüsse
- traumatisches Nasenbluten

Augen
- Verletzungen, Fremdkörper, Überanstrengung der Augen (z. B. nach zuviel Fernsehen, Bildschirmarbeit, Schütze mit Schiessbrille), Gerstenkorn
- Mittel erster Wahl bei sog. «blauem Auge»
- typisch ist das Wund- und Fremdkörpergefühl
- Arnica ist auch indiziert, wenn nach dem Entfernen eines Fremdkörpers (aus dem Auge oder einem sonstigen Körperteil) das Wundgefühl weiter besteht
- vorübergehende Blindheit oder Sehschwäche nach Kopfverletzung
- Netzhautblutung nach Gewichtheben

Ohren
- Trommelfellperforation nach Schiessen. Der Betroffene schützt

das Ohr mit seiner Hand und ist sehr lärmempfindlich. Arnica wird im akuten Zustand helfen, eine spätere konstitutionelle Behandlung ist aber erforderlich

Brust
- Rippenfrakturen mit extremem Wundgefühl, Schweissausbrüchen und stechenden Schmerzen beim Tiefatmen;
> durch Druck oder Unterstützung der Brust mit den Händen
- Rippenverletzung mit Wundgefühl im Rücken; das Bett erscheint zu hart
- Pleuritis nach Brusttrauma

Harnapparat
- Harnverhalten, Harnblasenentzündung oder Harnröhrenentzündung nach Fahrradfahren oder Überanstrengung
- muss lange warten, bevor der Harn fliesst
- blutiger Harn
- Wundgefühl in der Blase

Modalitäten
Verschlimmerung: Berührung, Bewegung, Erschütterung, feuchte Kälte, nach dem Schlaf
Besserung: flachliegen, Wärme, tagsüber, frische Luft, Kopf nach vorne gebeugt, Ruhe

Leitsymptome
- will nicht untersucht, nicht berührt werden; grosse Schmerzempfindlichkeit mit Angst, berührt zu werden
- extremes Wundgefühl in den verletzten Teilen, die Haut schmerzt, Zerschlagenheitsgefühl
- Angst und Schock nach einem Unfall
- schickt die Helfer weg; behauptet, es sei nichts passiert, es gehe ihm gut
- Stupor: antwortet langsam aber korrekt, schläft danach sofort wieder ein
- Gefühl, das Bett sei zu hart und zu uneben; ständiger Zwang, die Lage zu wechseln, um eine bequeme Stellung zu finden
- < durch Bewegung, Anstrengung, kalt-feuchtes Wetter
- > durch Wärme, beim Flachliegen, wenn alleine

Siehe auch Kapitel:
Augenverletzungen; Bänder- und Sehnenverletzungen; Bluterguss; Blutungen; chirurgische Eingriffe; Erfrierungen; Ertrinken; Gelenkverletzungen; Knochenverletzungen; Kopfverletzungen; Muskelkater; Muskelriss; Nasenverletzungen; Ohrenverletzungen; Quetschwunden; Risswunden; Rückenverletzungen; Schleudertrauma; Schneeblindheit; Schnittwunden; Schock nach Verletzungen; Stichwunden; Stromschlag; Tierbisse, Insektenstiche; Überheben; Verbrennungen

Arsenicum album
Weissarsenik

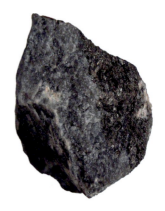

Synonym: Arsenicum, Arsenicum arsenicosum Gefion, Acidum arsenicosum anhydricum, Arsentrioxid, Arsen
Abkürzung: Ars
Ausgangssubstanz: Arsenoxid

Einführung
Unruhe, Brennen, überwältigende Müdigkeit und Erschöpfung sind drei charakteristische Zeichen von Arsen. Bei Vorhandensein dieser Zeichen kann Arsen bei fast allen Beschwerden erfolgreich eingesetzt werden; gleich ob der Zustand durch natürliche oder unnatürliche Ursachen wie z. B. Verletzungen, Verbrennungen etc. hervorgerufen wurde.
Der Kranke ist hoffnungslos, niedergeschlagen, unzufrieden. Er hat eine starke Angst vor dem Tod und ist sicher, sterben zu müssen. Arsen ist ein sehr schnell wirkendes Mittel. Positive Wirkungszeichen sind reichliches Schwitzen oder tiefer Schlaf.

Miasmen
- psorisch, sykotisch, syphilitisch, tuberkular

Indikationen
- Schock nach Verletzung, nach Verbrennung
- postoperative Komplikationen
- schlechte Narkosefolgen
- Schleudertrauma
- Verdauungsstörungen
- Höhenkrankheit
- Schwäche, Schlaflosigkeit, Atemnot nach Bergtour

- Lungenödem nach zu raschem Höhenwechsel
- Verbrennungen, infizierte Verbrennungswunde
- Sonnenbrand
- Tierbisse, Insektenstiche
- septische Wunden
- Blasenbildung
- Frostbeulen
- Stromschlag
- Allergien (Medikamentenallergie, Lebensmittelallergie)

Auslösende Faktoren
- Verletzung
- Verbrennungen
- Operation
- Narkose
- in Höhenlage
- kaltes Wetter
- Schock, Angst
- Tierbisse, Insektenstiche

Gemüt
- ängstlich
- Todesangst
- Angst, nicht geheilt zu werden
- Angst, allein zu sein; Angst, es könnte niemand da sein, der ihm hilft, wenn er sich schlecht fühlt
- pessimistisch, hoffnungslos
- gereizt, unzufrieden; man kann es ihm nie recht machen
- schwach, Ohnmachtgefühl
- trotz starker Schwäche ist der Patient sehr unruhig, wechselt von einem Bett zum anderen

Verdauung
- Magen-Darmbeschwerden nach Schock, Angst, Operation,

Narkose; nach Trinken eiskalter Getränke bei Überhitzung (z. B. während oder nach Anstrengung). Ausgezeichnetes Mittel bei allen Vergiftungsarten, insbesondere Lebensmittelvergiftungen
- Folgen von Genuss wässriger Früchte, Eiscreme, Überessen, übermässigem Alkoholgenuss, schlechtem Wasser
- Medikamentenallergie mit Erbrechen

Leitsymptome bei Magen-Darmbeschwerden:
- Übelkeitsgefühl beim Anblick oder Riechen von Essen
- Erbrechen sofort nach dem Essen oder Trinken, sogar schon während dem Trinken selbst
- ist schwach, friert und schwitzt viel
- sehr rasche Erschöpfung und schnelle Körperaustrocknung
- trinkt häufig, aber nur ganz wenig aufs Mal, nur um die Lippen zu befeuchten
- typisch sind brennende Schmerzen, > durch Wärme
- Kollaps nach der kleinsten Menge Erbrechen oder Stuhl
- dunkelbraun-schwarzer, stinkender Durchfall

Haut
- Sonnenbrand: brennende Schmerzen, > durch Wärme
- sehr gutes Mittel bei Blasenbildung mit Brennen, > durch Wärme
- Gangrän: Grau-schwarze Hautverfärbung; brennende Schmerzen, > durch Zudecken; nach Kadaver stinkender Geruch
- Karbunkel, Dekubitus
- Nesselfieber bei Lebensmittelallergie, Medikamentenallergien, Salben oder Sprayanwendungen
- Neuropathie nach Vergiftung oder Reaktion/Allergie auf ein Medikament

Modalitäten

Verschlimmerung: Kälte, mittags (12.00-14.00 Uhr) und mitternachts (00.00-02.00 Uhr), nach dem Essen oder Trinken (vor allem von kalten Speisen und Getränken), Liegen auf der schmerzhaften Seite, körperliche Anstrengung, kalter Wind
Besserung: Wärme, Zudecken, warme Umschläge, warmes Essen und Trinken, langsame Bewegung, in Gesellschaft

Leitsymptome

- unruhig, besorgt, ängstlich, ärgerlich, unzufrieden
- Todesangst; hoffnungslos; sicher, sterben zu müssen
- fühlt sich schlechter, wenn er alleine gelassen wird
- erschöpft, möchte hinliegen, kann jedoch wegen der inneren Unruhe nicht
- Unruhe bis Erschöpfung; Am Anfang der Erkrankung ist der Patient sehr unruhig, wechselt ständig den Ort, geht von Bett zu Bett und von Zimmer zu Zimmer. Diese Phase dauert nicht sehr lange, da die Lebenskraft von Arsen sehr schnell sinkt. Bald ist er so erschöpft, dass er liegen bleibt. Die Unruhe ist aber am kontinuierlichen Jammern und Stöhnen weiter erkennbar
- brennende Schmerzen wie von glühenden Kohlen, > Wärme, warme Anwendungen, zudecken
- schnell eintretende Dehydratation, steht in keinem Verhältnis zum eigentlichen Flüssigkeitsverlust
- Durst: häufiges Trinken von kleinen Mengen
- alles stinkt (Mund, Schweiss, Harn, Stuhl, Gangrän etc.)
- Periodizität der Beschwerden; < mittags und < um Mitternacht

Siehe auch Kapitel:
Erfrierungen; Höhenkrankheit; Schleudertrauma; Schock nach Verletzungen; Stromschlag; Verbrennungen

Badiaga
Süsswasserschwamm

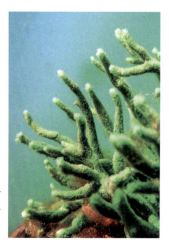

Synonyme: Spongia fluviatilis, Flussschwamm
Abkürzung: Bad
Familie: Spongillidae - Süsswasserschwämme
Ausgangssubstanz: Getrockneter Süsswasserschwamm; im Herbst gesammelt

Einführung
Charakteristisch für diese Arznei ist das hochgradige Wund- und Zerschlagenheitsgefühl in den betroffenen Körperteilen. Es ist ein Komplementmittel zu *Arnica*.

Miasmen
- psorisch, syphilitisch, sykotisch

Indikationen
- Blutergüsse
- Quetschungen, Prellungen
- Rückenschmerzen
- Erfrierungen

Auslösende Faktoren
- Verletzung
- Überanstrengung

Gemüt
- geschäftig, behält einen klaren Geist; hat nicht den Ärger, die Verwirrtheit und den Stupor von *Arnica*

Rücken
- Rückenschmerzen nach Überanstrengung oder Unfall Badiaga sollte nicht sofort nach dem Ereignis verabreicht werden, sondern erst im späteren Stadium, wenn *Arnica* nicht weiterhilft
- Torticollis, Nackensteifheit. Wundgefühl in Haut und Muskeln, wie nach Schlägen
- Hüft- und Beinschmerzen
- Unruhe nachts wegen der Schmerzen. Muss oft die Lage wechseln

Haut
- grosse, harte Blutergüsse nach Quetschungen. Die Haut ist kupferfarbig oder blau. Es besteht starkes Wundgefühl und grosse Berührungsempfindlichkeit
- schlechte, erhabene, verfärbte Narben mit Wundgefühl

Modalitäten
Verschlimmerung: Kälte, kalte Luft, kaltes Wetter, Druck, kleinste Berührung, Bewegung
Besserung: Wärme, warmes Zimmer, nach dem Schlaf

Leitsymptome
- indiziert nach *Arnica* bei anhaltendem Wundgefühl
- ausgeprägtes Wundgefühl
- starke Berührungsempfindlichkeit; selbst der Kontakt mit den Kleidern oder mit einer Bandage ist unerträglich
- Unruhe nachts wegen der Schmerzen; muss oft die Lage wechseln
- kupferfarbige, bläuliche Blutergüsse

Siehe auch Kapitel:
Bluterguss; Erfrierungen; Quetschwunden

Belladonna
Tollkirsche

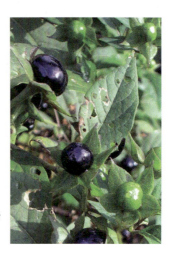

Synonyme: Atropa belladonna, Wolfskirsche
Abkürzung: Bell
Familie: Solanaceae - Nachtschattengewächse
Ausgangssubstanz: Frische Pflanze ohne die verholzten unteren Stengelteile am Ende der Blütezeit

Einführung
Belladonna ist indiziert bei Verletzungen mit grosser Überempfindlichkeit der Sinne, Überempfindlichkeit auf Licht, Lärm, Bewegung, Erschütterung. Der Patient ist extrem berührungsempfindlich. Die Beschwerden sind gekennzeichnet durch eine hochgradige Rötung, Hitze, Schwellung und durch Brennen der betroffenen Teile. Die Schmerzen sind pochend, pulsierend, schiessend, brennend; sie kommen und verschwinden plötzlich. Man sollte an diese Arznei denken, wenn der Verletzte plötzlich vor Schmerzen schreit und genauso plötzlich still wird.

Miasmen
- psorisch, tuberkular

Indikationen
- Augenverletzungen
- Ohrverletzungen
- Stichwunden
- Blutungen
- Schmerzhafte Blutergüsse
- Lymphangitis

- Hitzschlag, Sonnenstich; Meningitis danach
- Verletzungen der Bänder und Sehnen
- Gelenkverletzungen
- Gelenkentzündungen
- Tierbisse, Insektenstiche
- Flugkrankheit

Auslösende Faktoren
- Verletzung
- Sonne
- Hitze
- Tierbisse, Insektenstiche

Gemüt
- Belladonna entspricht einem überreizten Zustand, in dem der Mensch auf alles überreagiert. Die Schmerzen treiben ihn zum Wahnsinn und machen ihn sehr gereizt und aggressiv
- ärgerlich, grob, aggressiv
- besonders Kinder haben bei Schmerzen den Impuls zu beissen und zu schlagen und entwickeln übermenschliche Kräfte im Ärger
- knirscht mit den Zähnen vor Schmerzen
- stöhnt ständig
- unruhig, wälzt sich hin und her, geht von Bett zu Bett, stöhnt und schreit bei jedem Lagewechsel
- Abneigung zu reden und zu antworten
- will niemand um sich haben, will allein sein
- Angst vor dem Fliegen, berstende Kopfschmerzen, Senkungsgefühl im Herzen beim Starten

Kopf
- Hitzschlag oder Hypertonie mit pulsierenden Kopfschmerzen, hochrotem Gesicht, Gefühl, als ob das ganze Blut im Kopf gestaut wäre, geröteten Augen, heissem Kopf und kalten Extremitäten.

Trockenheit von Mund und Lippen ohne Durst. Hohes Fieber mit heissem Schweiss
- schwindelig beim Sich-nach-vorne-Bücken oder beim Aufrechtsitzen
- Kopfweh und Schwindel beim Kopf-nach-hinten-Lehnen oder Halten der eigenen Hand auf den Kopf

Bewegungsapparat
- akute Gelenkentzündung nach Verletzung
- akute Synovitis, Bursitis und Sehnenentzündung
- geschwollene, rote, glänzende, sehr schmerzhafte Gelenke
- unterhalb vom Gelenk bilden sich rote, schmerzhafte Streifen auf der Haut

Schlaf
- schläfrig, kann aber nicht schlafen
- im Schlaf: reichliches Schwitzen der bedeckten Körperteile
- sehr unruhiger Schlaf, schreit bei jedem Lagewechsel

Haut
- Abszess oder Gerstenkorn mit pulsierenden oder blitzartigen Schmerzen; hellrote, harte, warme, sehr berührungsempfindliche Schwellung ohne Eiter
- Stichwunden, wenn z.B. jemand mit dem Fuss in einen Nagel getreten ist und der verletzte Teil sich dadurch entzündete, hart, rot und sehr schmerzhaft wird (noch im Stadium, bevor sich Eiter bildet)

Modalitäten

Verschlimmerung: am Nachmittag, nachts, Gesellschaft, Sonne, Bewegung, Lärm, Licht, Erschütterung, Berührung, kalter Wind, Hängenlassen der schmerzhaften Extremität

Besserung: Wärme, leicht zugedeckt, Aufrechtsitzen, Nach-hinten-Lehnen, Ruhe

Leitsymptome
- Symptome, die plötzlich beginnen und plötzlich aufhören
- blitzartige, pochende, pulsierende, schiessende Schmerzen
- Schwellung, Rötung, Hitze und Schmerz
- unruhig, ärgerlich, aggressiv
- überempfindlich auf Schmerzen, Berührung, Erschütterung, Licht, Lärm
- hat zu heiss, will aber trotzdem zugedeckt bleiben
- heisser Kopf, kalte Extremitäten
- schläfrig, kann aber nicht schlafen
- im Schlaf: reichliches Schwitzen der bedeckten Körperteile
- alle Symptome sind < beim Liegen

Siehe auch Kapitel:
Augenverletzungen; Bänder- und Sehnenverletzungen; Blutergüsse; Gelenkverletzungen; Hitzschlag; Ohrenverletzungen; Tierbisse, Insektenstiche

Bellis perennis
Gänseblümchen

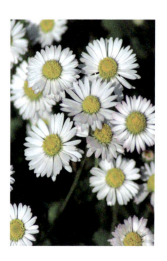

Synonyme: Massliebchen, Tausendschön, Augenblümchen, Himmelsblume, Maiblume, Marienblümchen, Mondscheinblume, Morgenblume, Wundkraut
Abkürzung: Bell-p
Familie: Asteraceae – Korbblütengewächse
Ausgangssubstanz: Ganze, frische, blühende Pflanze samt Wurzel

Einführung
Bellis ist indiziert bei Verletzungen der Nerven und Muskeln. Eine Arznei besonders für Menschen, die körperlich hart arbeiten oder trainieren. Für solche, die lange in der gleichen Stellung verharren (z. B. bei Gartenarbeiten). Auch indiziert bei Rückenbeschwerden von Personen, die viel reisen und lange sitzen bleiben. Es ist ebenfalls sehr nützlich bei Folgen von Kälte und/oder eiskalten Getränken bei Überhitzung. Es sollte auch nach Bauchoperationen in Erwägung gezogen werden.

Miasmen
- psorisch, sykotisch

Indikationen
- Verletzungen, Schwellungen, Schläge
- Verrenkungen, Verstauchungen, Quetschungen
- Rückenverletzungen, besonders des Steissbeins
- Verletzungen der Beckenorgane
- Nervenverletzungen

- Muskelrisse
- Muskelkater
- Blutungen
- Abszess

Auslösende Faktoren
- Verletzungen, Schläge, Verstauchungen
- Überanstrengung
- Überstrecken
- Sturz auf das Steissbein
- Kälte und/oder eiskalte Getränken bei Überhitzung
- Bauchoperationen (Entzündungen oder Sepsis)

Gemüt
- sehr müde, erschöpft, möchte hinliegen, die Schmerzen sind aber < dadurch
- verwirrt, schwindelig

Verletzungen
- Bellis entfernt Schwellungen verschiedener Art nach Trauma
- Verletzung der tieferen Gewebe, Nervenverletzungen, Verrenkung, Verstauchung, Quetschungen, Sehnenverletzungen. Verletzung der Beckenorgane, Steissbeinneuralgie
- Entwicklung eines Abszesses nach Verletzung. Violettfarbener Abszess mit quetschenden, hämmernden oder brennenden Schmerzen und Fieber

Muskelkater
- Muskelkater. Gliederschmerzen, Steifheit. Steifheit im Rücken und in den Beinen oder Müdigkeit nach langem Reisen. Will hinliegen, fühlt sich aber > durch kontinuierliche Bewegung
- tiefer Schmerz und Wundgefühl (tiefer als *Arnica*)
- Berührungsempfindlichkeit, erträgt keine Decke auf der Haut

Blutungen
- Bluterguss nach Verletzung, Quetschung. Infizierter Bluterguss
- Blutungen unter der Haut. Berührungsempfindlichkeit

Modalitäten

Verschlimmerung: Berührung, Bettwärme, heisses Bad, Unverträglichkeit gegen kaltes Baden bei Nervenverletzungen
Besserung: lokale Kälteanwendungen, kontinuierliche Bewegung

Leitsymptome
- sehr erschöpft, Verlangen, sich hinzulegen
- extremes und tiefes Wundgefühl und Brennen der verletzten Teile
- violett gefärbter Bluterguss
- wacht auf um 3 Uhr nachts und kann danach nicht mehr einschlafen
- Beschwerden > kalte Anwendungen (ausser Nervenschmerzen), Bewegung

Siehe auch Kapitel:
Bluterguss; Muskelkater; Muskelriss; Rückenverletzungen; Quetschwunden

Bovista lycoperdon
Staubschwamm

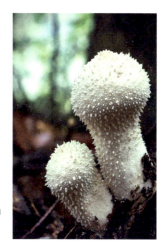

Synonyme: Calvatia gigantea, Lycoperdon bovista, Globaria bovista, Riesenbovist
Abkürzung: Bov
Familie: Gasteromycetes - Bauchpilze
Ausgangssubstanz: Getrocknete Sporen des reifen Pilzes

Einführung
Bovista ist indiziert bei Blutungen nach Verletzungen, bei anhaltenden Beschwerden nach Verstauchungen oder Frakturen. Es ist von grossem Nutzen bei berufsbedingten Druckstellen, wenn der jahrelange Gebrauch von einem stumpfen Werkzeug nicht nur eine Verhornung der Haut sondern auch chronischen und tieferen Schaden auslöste, wie z. B. eine chronische Knochenhautentzündung. Nehmen wir als Beispiel einen Schneider, der am Finger eine tiefe, verhornte Delle durch den Gebrauch der Schere bekam oder sogar tiefere, chronische Folgen davontrug. Es ist auch ein Antidot zu Kohlenmonoxidvergiftung.

Miasmen
- psorisch, sykotisch

Indikationen
- Verletzungen der Knochen, Knochenbrüche
- Wunden aller Arten
- Blutungen nach Verletzungen
- Verstauchungen
- Verhornungen mit schiessenden Schmerzen

- lähmende Schwäche in den Armen und Händen nach Überanstrengung
- Druckstellen
- Nesselfieber

Auslösende Faktoren
- Unfall
- Überanstrengung, Überlastung gewisser Körperteilen
- Verstauchung
- Druckstellen durch stumpfe Gegenstände, Druckstellen vom Rucksack

Gemüt
- unklare Sprache nach Überanstrengung
- irritiert, schnell beleidigt
- abwesend, ungeschickt, lässt alles aus den Händen fallen
- verhält sich seltsam, lacht und weint abwechslungsweise
- benützt falsche Wörter, stottert
- weinerlich
- psychisch < Kaffee
- verträgt Wein schlecht, ist schnell betrunken

Extremitäten
- Bovista ist indiziert, wenn ein Gelenk Monate nach einer Verstauchung oder ein Knochen lange nach einer Fraktur immer noch geschwollen ist und keine Schmerzen bestehen
- Unruhe und Schwäche in den Gelenken oder schwere Beine nach Überanstrengung. Ein Tennisspieler wird z. B. nach einem erschöpfenden Match keine Kraft im Arm und in der Hand haben und alles fällt ihm aus den Händen

Haut
- Nesselfieber an den Druckstellen (z. B. vom Rucksack bei Waffenlauf, Bergsteigen) oder bei emotionaler Aufregung. < durch Waschen
- Achselschweiss riecht nach Zwiebeln

Modalitäten
Verschlimmerung: Hitze, kaltes Essen, Wein, Kaffee
Besserung: nach warmem Essen, Nach-vorne Bücken

Leitsymptome
- gereizt, schnell beleidigt, abwesend
- psychisch < Kaffee
- Berührungsempfindlichkeit
- grosse Schwäche der Gelenke und der betroffenen Teile
- Achselschweiss riecht nach Zwiebeln

Siehe auch Kapitel:
Knochenverletzungen; Muskelriss

Bryonia alba
Weisse Zaunrübe

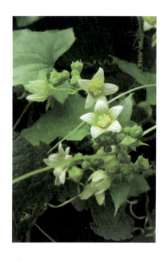

Synonyme: Gichtrübe, schwarz-beerige Zaunbeere
Abkürzung: Bry
Familie: Cucurbitaceae - Kürbisgewächse
Ausgangssubstanz: frische Wurzel, vor Beginn der Blütezeit geerntet

Einführung
Diese Arznei hat ein breites Anwendungsgebiet, vorausgesetzt, dass das für Bryonia typische Erscheinungsbild vorhanden ist. Das Auffallende ist die absolute Verschlimmerung durch die kleinste Bewegung. Der Verletzte vermeidet sogar zu blinzeln, zu sprechen, sich im Bett zu drehen, den Kopf vom Kissen hochzuheben. Die kleinste Bewegung löst unerträgliche Schmerzen, Schwindel, Übelkeit, Erbrechen oder Ohnmacht aus. Ein weiteres charakteristisches Merkmal ist, dass der Patient auf der verletzten Seite liegt und sich dadurch > fühlt. Er ist sehr gereizt, fühlt sich durch alles gestört und will alleine gelassen werden.

Miasmen
- psorisch, tuberkular, sykotisch

Indikationen
- Sonnenstich, Hitzschlag
- Rückenverletzungen, Rückenschmerzen, Torticollis
- Gelenkverletzungen, traumatische Arthritis, Meniskus, Synovitis, Bursitis
- Tennisellenbogen
- Muskelkater, Muskelriss

- Verstauchung, Zerrung
- Frostbeule
- Verhornung
- Gastritis

Auslösende Faktoren
- Verletzung
- Überanstrengung
- zu rasche Abkühlung nach Überhitzung, abrupter Temperaturwechsel
- Sonnenhitze, körperliche Leistung in der Hitze

Gemüt
- reizbar, schlecht gelaunt, ärgerlich, will seine Ruhe haben
- unzufrieden, verlangt Dinge, verweigert sie aber, wenn er sie erhält
- stur, erträgt keinen Widerspruch
- apathisch, distanziert, schläfrig
- macht sich Sorgen über seine Arbeit und fragt, wann er diese wieder aufnehmen kann, bzw. bei Sportlern, wann er einsatzfähig sein wird; träumt von seiner Arbeit
- hoffnungslos; glaubt, nie mehr gesund zu werden
- Ohnmachtstendenz bei starken Schmerzen
- Fieberdelirium: alles scheint ihm fremd, hat das Gefühl, nicht zu Hause zu sein, will aufstehen und nach Hause gehen (obwohl er zu Hause ist)

Hitzschlag
- roter Kopf, starke Kopfschmerzen, Schwindel
- Trockenheit von Lippen, Mund und Zunge
- starker Durst auf kalte Getränke (trinkt alle zwei Stunden eine grosse Menge)
- jeder Körperteil, den er bewegt oder der berührt wird, schmerzt
- evtl. Nasenbluten und > dadurch

Kopfschmerzen
- berstende, stechende Kopfschmerzen, < durch die kleinste Bewegung, sogar der Augenlider, > Druck und Kühle

Verdauungsstörungen
- Gastritis nach kalten Getränken bei Überhitzung (z. B. nach Trinken von eisgekühlten Getränken sofort nach dem Sport)
- druck- und berührungsempfindliche Magenregion
- Übelkeit und Ohnmachtgefühl beim Aufstehen oder Aufsitzen
- bitterer Geschmack im Mund und kein Appetit
- Steingefühl im Magen, nach dem Essen
- die ganze Bauchmuskulatur ist schmerzhaft, sogar tiefes Atmen, Husten oder Niesen lösen Schmerzen aus
- Verstopfung ohne Stuhldrang. Der Stuhl ist hart, trocken, wie verbrannt

Bewegungsapparat
- Rückenschmerzen nach Überanstrengung oder nach kaltem Duschen nach dem Sporttreiben. Der Rücken ist steif und sticht bei kleinster Bewegung. Die Schmerzen in der Lendengegend sind < beim Bücken. Bryonia hat auch stechende Schmerzen zwischen den Schulterblättern, die bis zur Herzgegend ausstrahlen und < beim Tiefatmen sind
- Bryonia komplementiert die Wirkung von *Arnica*, wenn *Arnica* das Wundgefühl weggenommen hat, aber die stechenden Schmerzen weiter bestehen
- Torticollis nach dem Schlafen in einer falschen Lage oder nach Temperaturwechsel
- Muskelkater, Diskushernie, Ischialgie, Gelenkschmerzen, traumatische Arthritis, Meniskus, Synovitis, Bursitis, Verstauchungen, Zerrungen, Muskelriss mit dem für Bryonia typischen Erscheinungsbild

- empfindliche Knie (oder andere Gelenke) seit einem Unfall; nur bestimmte Bewegungen sind schmerzhaft, > in Ruhe und mit Bandage, > Kühle, Druck

Modalitäten

Verschlimmerung: kleinste Bewegung, Wärme, Berührung, nach dem Essen
Besserung: Ruhe, Kühle, kalte Getränke, Druck, Bandage, Liegen auf der schmerzhaften Seite

Leitsymptome

- sehr gereizt, ärgerlich, will alleine sein
- unzufrieden; verlangt Dinge, die er verweigert, wenn er sie erhält
- stechende oder schiessende Schmerzen; oder als ob das Fleisch von den Knochen getrennt wäre
- < durch die kleinste Bewegung und > in absoluter Ruhe
- Schmerzen sind > durch Druck oder beim Liegen auf der schmerzhaften Seite und > durch Kühle
- extreme Trockenheit der Schleimhäute (Mund, Augen, Nase, Enddarm)
- grosse Schwäche und Schwindel beim Aufstehen nach Sitzen
- brennende, schiessende Schmerzen in Frostbeulen oder Verhornungen < Berührung

Siehe auch Kapitel:

Gelenkverletzungen; Hitzschlag; Muskelkater; Rückenverletzungen

Calendula officinalis
Gartenringelblume

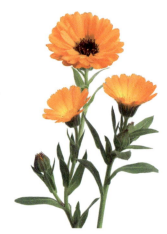

Synonyme: Ferminel, Goldblume, Ringelrose, Sonnwendblume, Studentenblume, Totenblume
Abkürzung: Calen
Familie: Asteraceae - Korbblüten-gewächse
Ausgangssubstanz: Frische, zur Blütezeit gesammelte oberirdische Teile

Einführung
Es ist ein Verletzungsmittel mit starker antiseptischer Wirkung und gehört zur gleichen Familie wie Arnica und Bellis perennis (Korbblütengewächse). Es ist besonders bei Risswunden indiziert, liefert aber auch gute Dienste bei Verletzungen verschiedenster Art und bei septischen Wunden. Es kann innerlich und äusserlich angewendet werden. Es fördert eine gesunde und rasche Granulation und verhindert Wundeiterung. Im Gegensatz zu Arnica, darf die Urtinktur problemlos lokal auf offenen Wunden angewendet werden. Dr. Jahr, ein Zeitgenosse und treuer Anhänger von Hahnemann, machte sehr gute Erfahrungen mit Calendula bei der Behandlung von Schusswunden.

Miasmen
- psorisch, sykotisch

Indikationen
- Risswunden, Zickzackwunden, Schürfwunden, Quetschwunden, Schusswunden
- Augenverletzungen, Beschwerden nach Katarakt oder Tränenfisteloperation
- Muskelrisse, Bänderrisse

- verzögerte Wundheilung, Wundeiterung
- Septische Wunden, Dekubitus, Karbunkel, Geschwüre, offene Krebswunden
- Wundlaufen
- Tetanus
- schlechte postoperative Wundheilung, wenn die Narbe nicht heilt oder eitert
- oberflächliche Verbrennung, Sonnenbrand
- Tierbisse
- Blutungen oder Infektionen nach Zahnextraktion (wenn *Arnica* nicht wirkte)

Auslösende Faktoren
- Verletzungen, Schlag, Sturz
- Verletzungen mit einem scharfen Gegenstand
- Operation, Zahnarbeit
- Verbrennungen
- Tierbisse

Gemüt
- gereizt, nervös, leicht verängstigt
- sehr schmerzempfindlich. Der Schmerz steht in keinem Verhältnis zum Ausmass der Verletzung
- schläfrig, verwirrt
- müde wegen der Schmerzen, dem Schock oder Blutverlust
- überempfindlicher Gehörsinn
- unruhig nachts
- psychisch < bei wolkenreichem Wetter

Augen
- indiziert nicht unmittelbar nach einer Verletzung, sondern etwas später
- Risswunden mit Zickzack-Verlauf
- trockene, juckende Augenlider

- nach Katarakt oder Tränenfisteloperation, oder als Augentropfen
- Urtinktur im Verhältnis 1:9 verdünnt mit destilliertem Wasser als Augentropfen anzuwenden

Verdauung
- bitterer Geschmack im Mund
- < durch Wassertrinken, löst Schüttelfrost und Kribbeln im ganzen Körper aus

Bewegungsapparat
- Ulcus cruris mit Schmerzen, als ob er geschlagen worden wäre; mit reichlicher eitriger Absonderung

Verletzungen
- wirkt stark antiseptisch; fördert die Wundheilung und gesundes Granulationsgewebe
- besonders nützlich, wenn die Haut verletzt wurde und das Gewebe gerissen ist
- kann innerlich (C30, C200) und/oder lokal angewendet werden

Lokale Anwendung
- zur Wundreinigung: 15 Tropfen Urtinktur mit 50ml destilliertem oder abgekochtem Wasser verdünnen und Wunde auswaschen
- zur Förderung der Wundheilung: einige Tropfen unverdünnter Urtinktur auf Gaze, trocknen lassen und die Wunde damit verbinden
- als Salbe auftragen, wenn die Wunde mit dem Verband verklebt
- als Umschlag bei Muskel- und Bänderrissen: 15 Tropfen Urtinktur mit 50ml destilliertem oder abgekochtem Wasser verdünnen, Gaze damit befeuchten und als Umschlag verwenden
- als warme Kompresse auf Abszesse, um eine schnelle Reifung oder Resorption des Abszesses zu erwirken
- die unverdünnte Urtinktur kann auch lokal auf Bienen- bzw. Wespenstichstellen appliziert werden
- Wundgefühl, rohes Gefühl in der Wunde. Falls Fieber auftritt, ist

dies von stechenden Schmerzen in der Wunde begleitet
- Muskelzuckungen um die verletzte Stelle
- berührungsempfindliche Karbunkel

Modalitäten

Verschlimmerung: Sitzen, Stehen, Kälte
Besserung: still liegen, Umhergehen, Wärme

Leitsymptome
- sehr müde wegen der Schmerzen, Schock oder Blutverlust
- Verletzung mit Gewebeverlust (wenn ein ganzes Stück Muskel oder Haut weggerissen wurde)
- desinfizierende und schmerzlindernde Wirkung (lokal und/oder innerlich anwendbar); fördert schnelle und gesunde Granulation der Wunde
- rohes Gefühl, Wundgefühl im verletzten Teil. Das umliegende Gewebe wird heiss und rot. Falls Fieber auftritt, ist dies von stechenden Schmerzen in der Wunde begleitet
- Verschlimmerung durch Wassertrinken, löst Schüttelfrost und Kribbeln im ganzen Körper aus
- fühlt sich während dem Schüttelfrost > beim Umhergehen

Siehe auch Kapitel:
Bänder- und Sehnenverletzungen; Muskelrisse; Verbrennungen; Risswunden

Cantharis vesicatoria
Spanische Fliege

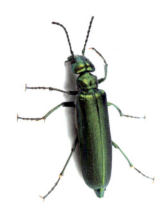

Synonyme: Lytta vesicatoria, Cantharis vesicatoria, Meloe vesicatorius
Abkürzung: Canth
Familie: Cantharidae – Weichkäfer
Ausgangssubstanz: Verwendet werden die getrockneten spanischen Fliegen

Einführung
Das Wort «Reizung» bringt das Gesamtbild von Cantharis am besten zum Ausdruck. Die Schmerzen sind brennend, scharf, stechend, schneidend. Der Patient ist dermassen gereizt, dass die kleinste Berührung oder sogar Annäherung seinen Zustand verschlimmert. Es ist nicht nur das Mittel der Wahl bei Verbrennungen, sondern hat auch eine ausgeprägte Wirkung auf die Harnwege und auf die Geschlechtsorgane. Es stösst Molen, tote, nicht ausgestossene Föten und Plazentateile aus.

Miasmen
- psorisch, sykotisch, tuberkular

Indikationen
- Verbrennungen
- Sonnenbrand, Sonnenstich
- akute Dermatitis nach Sonnenbrand oder Mückenstich
- Harnblasenentzündung
- Harnretention nach Hitzschlag
- Atonie der Blase nach Katheterisierung
- Tetanus
- Blasenbildung

Auslösende Faktoren
- Sonne, Sommerhitze
- Kälte
- Verbrennungen durch Feuer, heisses Wasser, Öl, Gas, Strom, Säure
- Mund- und Zungenverbrennungen durch zu heisse oder scharfe Nahrung
- Mückenstiche
- Katheterisierung

Gemüt
- unruhig, nervös
- weinerlich
- ärgerlich, unzufrieden, klagend
- beleidigendes, grobes Verhalten
- widerspricht allen und allem ständig
- der Ärger und die Reizung zwingen ihn, sich ständig zu bewegen
- verwirrt, fühlt sich wie vergiftet
- zerstreut, fängt verschiedene Dinge an, bringt nichts zu Ende
- besorgt

Augen
- Folgen von einer Verbrennung, wie sie nach Schweissarbeiten entstehen können oder durch direktes Betrachten der Sonne
- brennen in den Augen wie von glühender Kohle
- starker Tränenfluss beim Öffnen der Augen und im Freien

Mund
- Zungen- oder Gaumenverbrennungen nach zu heissen Speisen, Getränken oder zu scharfem Essen

Verdauung
- unstillbarer Durst bei akuten Erkrankungen

Harnapparat
- Harnblasenentzündung nach Wettkampf in Sommerhitze, Sonnenbaden, Sonnenbrand, durch Kälte oder nach zu langem Harnverhalten
- starker, unerträglicher, ständiger Harndrang
- brennend-schneidende Schmerzen vor, während und nach dem Wasserlösen
- Gefühl von heissen Nadeln, die durch die Harnröhre gestochen werden
- der Harn ist oft blutig und spärlich, unter Umständen kommen nur einige Tropfen reinen Bluts
- hat meist Fieber mit kaltem Schweiss, kalten Händen und Füssen und viel Durst
- die Schmerzen werden nach dem Trinken <. Eine gewisse Erleichterung wird erreicht, indem er die Genitalien mit den Händen festhält
- Modalitäten der Harnwegssymptome:< stehen, laufen, Kaffee, > sitzen, Wärme, Ruhe, reiben

Haut
- Cantharis, lokal und innerlich angewendet, ist ein grossartiges Mittel bei Verbrennungen aller Art
- alle Hautausschläge und Blasen nach Verbrennungen sind sehr berührungsempfindlich, verursachen starke brennende Schmerzen und sind vorübergehend > kalte Anwendungen
- Verbrennungen mit starkem Jucken und Brennen; Blasenbildung, beginnende Eiterung der Bläschen mit Rötung der Haut
- Sonnenbrand mit Blasenbildung
- akute Dermatitis nach Sonnenbrand oder Mückenstich mit starkem Brennen und Juckreiz
- Sonnenstich mit Dehydratation
- Fussblasen mit brennend-schneidenden Schmerzen. Tendenz zu Gangrän

Schlaf
- Schlaflosigkeit wegen Unruhe
- Einschlafstörungen wegen Kribbeln in den Extremitäten

Modalitäten

Verschlimmerung: Berührung, vor, während und nach Wasserlösen (Harnwege), Trinken von Kaffee oder kaltem Wasser (Harnwege), Ansicht oder Geräusch von fliessendem Wasser oder Regen (Harnwege), Stehen
Besserung: kalte Anwendungen (Verbrennungen, Haut), Wärme (Harnblase), Ruhe; Druck auf den Genitalien, Reiben (Harnwege), Ruhe

Leitsymptome
- weinerlich, nervös, unruhig, bewegt sich ständig, geht umher
- ärgerlich, grob, schimpft und beklagt sich
- reagiert sehr empfindlich auf Berührung oder sogar bereits, wenn jemand sich nähert und den Anschein macht, die Verbrennung zu berühren
- Verbrennung mit starkem Jucken; das Kratzen löst aber Schmerzen und Brennen aus, sodass der Patient im Clinch ist
- brennend-schneidende Schmerzen vor, während und nach dem Wasserlösen
- die Schmerzen werden nach dem Trinken <

Siehe auch Kapitel:
Verbrennungen

Carbo vegetabilis
Holzkohle

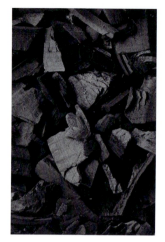

Synonyme: Carbo betulae, Carbo ligni
Abkürzung: Carb-v
Ausgangssubstanz: Ausgeglühte Kohle von Rotbuchen- oder Birkenholz

Einführung
Carbo vegetabilis ist, wie *Opium*, indiziert bei extremen, lebensbedrohlichen Zuständen, wenn die Lebenskraft auf keine Arznei reagiert.
Es ist zudem ein wichtiges Schockmittel, wenn das Bild wie folgt aussieht: extreme Schwäche bis Kollaps, kalte Schweissausbrüche, kalte Knie, Atemnot, ausgeprägter Lufthunger, kalter Atem. Es ist auch indiziert bei Wunden, die nach einem anfänglich guten Heilungsverlauf plötzlich zu eitern beginnen oder wenn alte Wunden sich wieder öffnen und bluten. Es stärkt die Lebenskraft, verbessert das venöse System und fördert eine schnelle Erholung.

Miasmen
- psorisch, tuberkular, syphilitisch, sykotisch

Indikationen
- Schock
- Blutungen
- Frostbeulen
- Ertrinken
- Kohlendioxidvergiftung
- septische Wunden

Auslösende Faktoren
- Verletzung
- Blutverlust
- Vergiftung, Lebensmittelvergiftung, wirkt als Antidot bei Kohlendioxidvergiftung
- Überanstrengung
- Verheben
- lange Fahrt
- Hitze
- Kälte, Erfrierung

Gemüt
- schwach, wird leicht ohnmächtig
- apathisch
- ängstlich, schnell besorgt, hypochondrisch
- hoffnungslos
- gereizt, unzufrieden
- Abneigung gegen Gesellschaft, < in Gesellschaft und > alleine
- überempfindlich auf Lärm
- Abneigung gegen Musik und < durch Musik

Schockzustände
- ausgezeichnetes Mittel bei Schockzuständen als Folge von Verletzungen (z. B. Stichwunden, Verrenkungen, Quetschungen, Gewichtheben, Überanstrengung, Verbrennungen etc.), Hitzekollaps, Blutungen oder Lebensmittelvergiftungen
- schwach, schwindelig, verwirrt, benommen bis abwesend
- Atemnot, erträgt keine engen Kleider
- friert, hat kalte Schweissausbrüche, sogar der Atem ist kalt, trotzdem verlangt er nach frischer Luft und kalten Getränken und will gefächelt werden
- Taubheitsgefühl in den Extremitäten
- heisse Kopfhaut, kaltes und eingesunkenes Gesicht. In Extremfällen können die Lippen und Nägel bläulich werden

- sehr schwacher, kaum spürbarer Puls
- in Fällen von Schockzuständen nach Verletzungen wird Carbo vegetabilis nicht nur den Schock bekämpfen, es hat auch eine antiseptische und antihämorrhagische Wirkung

Schwindel
- Schwindel im Zusammenhang mit Schocksituationen
- mit Gefühl, als verliere er die Kontrolle über sich selber
- mit Übelkeit, trüber Sicht, Tinnitus und Ohnmachtsgefühl
- >Aufstossen, gefächelt werden, frische Luft, im Freien, Kleider lockern, liegen
- < aufstehen vom Liegen, Nach-vorne-bücken, kleinste Kopfbewegung

Nasenbluten
- traumatisches Nasenbluten mit Schocksymptomatik
- dunkles Blut
- die Blutung kann nach der Verletzung noch tagelang anhalten

Bewegungsapparat
- Kälte beider Knie (besonders der Kniescheiben) und Beine
- Beschwerden nach Überanstrengung, Verheben oder nach langer Fahrt: Schwäche, Zittern der Extremitäten, steifer Rücken
- Taubheitsgefühl in den Extremitäten

Haut
- alte Wunden, die sich immer wieder öffnen und bluten
- Ulcus cruris, Dekubitus, Karbunkel mit brennenden Schmerzen; öffnen sich und bluten leicht; stinkender Ausfluss aus dem Geschwür; bläulich verfärbtes Geschwür; > gefächelt werden
- Tendenz zu Gangrän
- Erfrierungen der Extremitäten; Frostbeulen; in Anfangsphasen mit Brennen und Jucken der Haut; später mit Bildung von schmerzlosen Geschwüren an den Finger- und Zehenspitzen; erfrorene Teile sind

eiskalt, bläulich, violett oder schwarz
- kaltes Schwitzen am Gesicht und an den Extremitäten

Modalitäten

Verschlimmerung: Wärme, geschlossene Fenster und Türen, am Abend, enge Kleider, Musik, Lärm, Gesellschaft
Besserung: Aufstossen, Windabgang, kühle, frische Luft, im Freien, offenes Fenster, Luft zufächeln, Beine hochlagern (bei Schock), alleine

Leitsymptome
- Kollapsmittel: eingesunkenes, bläuliches Gesicht bzw. Lippen, kalter Schweiss, grosse Schwäche, Puls fast unfühlbar
- Lufthunger, will gefächelt werden, was beruhigt
- durch den starken Lufthunger schluckt er viel Luft und muss immer wieder aufstossen, > aufstossen
- kalter Atem, kalte Knie, aber will von nah gefächelt werden
- friert, will jedoch gefächelt werden und verlangt kalte Getränke
- erschöpft, hoffnungslos
- alles ist langsam: langsames Denken, Faulheit, langsamer Kreislauf, Stauungen
- Blutungen: dunkles, venöses Blut
- bläuliche oder schwarze Verfärbung des betroffenen Körperteils

Siehe auch Kapitel:
Blutungen; Erfrierungen; Ertrinken; Schleudertrauma

China officinalis
Chinarindenbaum

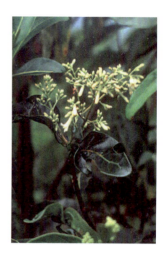

Synonyme: Cinchona succirubra, China pubescens, Cinchona, Cinchona officinalis, Cinchona pubescens, Fieberrindenbaum
Abkürzung: Chin
Familie: Rubiaceae - Rötegewächse
Ausgangssubstanz: Chinarinde

Einführung
China ist das erste von Hahnemann geprüfte Mittel. Diese Erfahrung bildete für ihn den Grundstein, um die Ähnlichkeitsregel und somit die Homöopathie zu entwickeln. China war für Hahnemann, was der Apfel für Newton war.
Die Tinktur von China ist antiseptisch und antimykotisch.
China ist ein ausgezeichnetes Mittel bei Folgen von Blutverlusten und von körperlicher Überanstrengung. Es entspricht ausgelaugten, erschöpften Zuständen.

Miasmen
- psorisch, tuberkular, sykotisch

Indikationen
- Blutungen und deren Nachwirkungen
- Schock, Blutungsschock
- Schwächezustände, Kollaps
- postoperative Komplikationen (Blutungen, Bauchkolik, Durchfall)
- schlechte Wundheilung
- Gangräntendenz

Auslösende Faktoren
- Blut- und Säfteverlust (Blutungen, übermässiges Schwitzen)
- Operationen
- körperliche Überanstrengung
- Kopfverletzungen

Gemüt
- ärgerlich, sarkastisch, apathisch, weinerlich und gereizt. Der Zustand wird <, wenn der Patient gepflegt und ihm geholfen wird
- will nicht sprechen
- stur
- fehlerfindend
- empfindlich gegen den geringsten Lärm. Ein tropfender Wasserhahn ist unerträglich
- ist erschöpft, fühlt sich aber innerlich unruhig. Möchte sich gerne bewegen, die überwältigende Erschöpfung zwingt ihn jedoch, zu liegen, zu sitzen oder sich zurückzulehnen

Kopf
Schwindel:
- als Folge von Blutverlust
- mit Tendenz zur Ohnmacht
- mit Tendenz nach hinten zu fallen
- mit Ohrensausen
- \> beim Liegen

Kopfschmerzen:
- als Folge von Blutverlust oder nach Kopfverletzung
- mit rotem Gesicht
- pochende, aufplatzende Schmerzen, kann nicht sitzen oder liegen, muss umhergehen
- Kopfhaut so empfindlich, dass Kämmen unmöglich scheint
- Leere- und Schweregefühl im Kopf nach Blutverlust
- < durch Berührung aber > durch festen Druck oder ein Band um den Kopf binden

- \> Kopf langsam vor und zurück bewegen
- < Bewegung, hat aber das Bedürfnis nach Bewegung wegen innerer Unruhe

Augen
- vermindertes Sehvermögen nach Blutverlust

Verdauung
- Gastritis mit Schweregefühl im Magen nach Einnahme von starken Schmerzmitteln auf nüchternen Magen. Der Bauch ist stark gebläht. Keine Erleichterung nach Aufstossen oder Windabgang, > durch Wärme und Zusammenkrümmen
- postoperativ aufgetriebenes Abdomen mit viel Gurgeln im Bauch, «Windkoliken» oder schmerzlose Durchfälle, mehrmals am Tag grosse Mengen, wie Wasser

Bewegungsapparat
- zittrige Extremitäten wegen Erschöpfung
- Ohnmachtstendenz
- Taubheitsgefühl in den Körperteilen auf denen sie liegt oder die gedrückt werden
- Schwächegefühl in den Knien und Fussgelenken, die beim Gehen nachgeben

Schwächezustand und Blutungen
- schwitzt bei der kleinsten Anstrengung
- ermüdendes, erschöpfendes Schwitzen
- Schwitzen mit allgemeinem Kältegefühl und kalten Händen und Füssen
- Schockmittel und Mittel bei Zusammenbruch als Folge von starken Blutungen, Blutdruckabfall oder starkem Schwitzen nach extremer Dauerleistung und zu geringer Flüssigkeitsaufnahme während Sporttreiben
- Schock mit kalten Schweissausbrüchen

- massives Schwitzen, fühlt sich erschöpft und ist < dadurch
- sehr fröstelig, will zugedeckt werden, will dass die Fenster geschlossen bleiben. Hat aber gleichzeitig Lufthunger und will Luft zugefächelt haben
- stark schwindlig mit Tendenz, nach hinten zu fallen und Ohrensausen. Dazu pochende, berstende Kopfschmerzen, blasses Gesicht, bläuliche Verfärbung um die Augen, trockene Lippen
- hypoglykämischer Zustand mit oben beschriebener Symptomatik
- meist dunkelfarbige Blutungen
- Nasenbluten mit rotem und heissem Gesicht, eiskalten Händen und Schweiss auf Nase. Blut fliesst wie aus einem Wasserhahn, was zu Schwäche führt, als ob der ganze Kopf leer sei; < morgens beim Aufwachen
- bei empfindlichen, nervösen Athletinnen können durch Stress vor dem Wettkampf starke Menstruationsblutungen oder Zwischenblutungen eintreten. Die Patientin fühlt sich schwach und ohnmächtig, das Blut ist dunkelfarbig

Modalitäten

Verschlimmerung: Durchzug, leichteste Berührung, Schwitzen, Blutverlust, Trost, Lärm
Besserung: starker Druck, im Freien, Wärme, Luft zufächeln

Leitsymptome
- gereizt, erschöpft, ausgelaugt, will nicht angeschaut werden
- ausgeprägte Empfindlichkeit auf und Abneigung gegen Berührung
- sehr empfindlich auf Durchzug. Erträgt gar keinen Luftzug am betroffenen Körperteil
- Lufthunger; will frische Luft und gefächelt werden, aber nicht nahe am Gesicht, da < Durchzug
- pochende, berstende Kopfschmerzen nach starkem Blutverlust; < Berührung, > festen Druck
- Taubheitsgefühl in den Körperteilen auf denen sie liegt oder die gedrückt werden
- Schwächegefühl in den Knien und Fussgelenken, die beim Gehen nachgeben
- Blähungen im ganzen Bauch: Alles bläht, nicht > durch Luftabgang oder Aufstossen
- reichliches und erschöpfendes Schwitzen bei der kleinsten Anstrengung
- schiessende, durchdringende Schmerzen in den Wunden
- schlechte Wundheilung mit Tendenz zu Gangrän

Siehe auch Kapitel:
Blutungen; chirurgische Eingriffe

Colocynthis
Koloquinte

Synonyme: Citrullus colocynthis, Cucumis colocynthis, Teufelsapfel
Abkürzung: Coloc
Familie: Cucurbitaceae - Kürbisgewächse
Ausgangssubstanz: reife, geschälte, entkernte Früchte

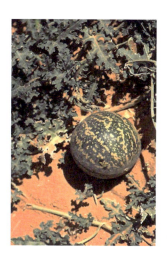

Einführung
Diese Arznei ist besonders indiziert bei nervösen, empfindlichen Menschen. Es entspricht einem Zustand von grosser nervlicher Gereiztheit.
Der Patient reagiert sehr empfindlich auf Beleidigungen und ungerechte Behandlungen. Als Folge davon kann er allerlei Beschwerden entwickeln wie z. B. Bauchkoliken, Hexenschuss, Ischialgie, Migräne etc.
Colocynthis hat sich sehr nützlich erwiesen bei Diskushernie und Ischialgie nach Überstrecken, Überanstrengung oder Fehltritt.

Miasmen
- sykotisch, psorisch

Indikationen
- Rückenschmerzen, Diskushernie, Hexenschuss
- Ischialgie
- Bauchkolik
- Muskelkrämpfe

Auslösende Faktoren
- Ärger

- Beleidigung
- Widerspruch
- Ungerechtigkeit (Fehlentscheid durch Jury, Disqualifikation etc.)
- kalte Getränke
- falsche Bewegung, Überstrecken, Überanstrengung

Gemüt
- schnell gereizt, ärgerlich, erträgt keinen Widerspruch
- schnell beleidigt, reagiert grob
- ungeduldig, impulsiv
- < Trost
- Abneigung zu sprechen und zu antworten
- überempfindlich auf Schmerzen, schreit vor Schmerzen
- wirft im Ärger mit Dingen

Verdauung
Bauchkolik:
- ausgelöst durch kalte Getränke während oder nach körperlicher Anstrengung und Überhitzung
- Empfindung, als ob die Därme zwischen zwei Steinen eingeklemmt seien
- schneidende, krampfartige Schmerzen > auf dem Bauch liegen, am liebsten mit einem Kissen darunter, was den Druck erhöht; noch > mit einer Bettflasche (> Druck und Wärme), > sich zusammenkrümmen
- aufgetriebener Bauch und Wadenkrämpfe als Begleitsymptom
- < kleinste Menge essen oder trinken, strecken
- > Druck, Wärme, sich zusammenkrümmen, Bauchlage, Kaffee, Rauchen, Windabgang

Bewegungsapparat
- Hexenschuss, Ischialgie, Diskushernie
- krampfartige, reissende, brennende Schmerzen

- stechende Schmerzen im Rücken beim Tiefatmen
- Verkürzungs- und Verkrampfungsgefühl
- Schmerz beginnt im Sakrum, schiesst dann blitzartig bis zur Kniekehle oder zum Fuss
- Schmerz kommt rasch und geht langsam
- Schmerzen zusammen mit Durst und Mundtrockenheit
- Taubheitsgefühl bleibt massiv, wenn der Schmerz vergangen ist
- < Bewegung, Berührung, Kälte, abends, nachts
- > Wärme, nach Stuhl-, Windabgang, Liegen auf schmerzhafter Seite, mit angezogenem Bein liegen, fester Druck

Modalitäten

Verschlimmerung: Abends, nachts, Ärger, Beleidigung, Trost, Kälte, Strecken, Liegen auf der schmerzlosen Seite, essen, trinken
Besserung: Beugen, Anziehen der Beine, sich zusammenkrümmen, fester Druck, Wärme, Bettflasche, Stuhlen, Windabgang

Leitsymptome

- ärgerlich, grob, impulsiv; will nicht sprechen, nicht antworten, wirft im Ärger mit Dingen
- überempfindlich auf Schmerzen, schreit vor Schmerzen
- Bauchkolik; der Schmerz zwingt ihn, sich zusammenkrümmen; < kleinste Menge essen oder trinken; > sich zusammenkrümmen, warme Bettflasche, auf dem Bauch liegen, etwas fest gegen den Bauch drücken
- Ischialgie mit krampfartigen Schmerzattacken; blitzartige, schiessende Schmerzen bis zum Fuss; krampfartige Schmerzen, als ob zusammengeschraubt; > Ruhe, Wärme, auf der schmerzhaften Seite liegen mit angezogenen Beinen; Verkürzungs- und Verkrampfungsgefühl

Conium maculatum
Gefleckter Schierling

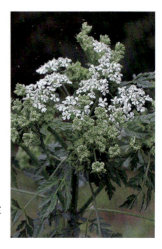

Synonyme: Coriandrum maculatum, Poison Hemlock, Fleckschierling, Erdschierling
Abkürzung: Con
Familie: Apiaceae - Doldenblütler
Ausgangssubstanz: Frisches, blühendes noch nicht fruchtendes Kraut

Einführung
Conium ist ein sehr wertvolles Mittel bei Verletzungen des Drüsengewebes, des Kopfes und des Rückens. Es ist oft indiziert bei Rückenverletzungen, die Jahre zurückliegen. Es lindert zuverlässig und rasch die Schmerzen bei einer Verletzung der Hoden oder der Brüste.
Es hat eine starke Wirkung auf das Nervengewebe und ist indiziert bei chronischer Neuritis oder Neuropathien als Folge von alten Verletzungen.

Miasmen
- psorisch, sykotisch, tuberkular

Indikationen
- Nervenverletzung, Neuropathie, Neuritis, Querschnittslähmung
- Rückenverletzung, besonders Lendenwirbelsäule und Kreuz
- Kopfverletzung, Schleudertrauma
- Schwindel
- Quetschwunde

- Drüsenverletzung (Hoden, Brustgewebe), Orchitis, Mastitis
- Steinharte Lymphknoten nach Verletzungen oder Tierbissen

Auslösende Faktoren
- Schlag, Sturz,
- Verletzung (Kopf, Nerven, Rücken, Drüsen)
- Überanstrengung
- Tierbisse

Gemüt
- schwach, müde, zittrig
- traurig, < durch Trost oder Mitleid
- apathisch, gleichgültig, trotzdem Angst, allein zu sein
- Abneigung zu antworten
- \> Ablenkung, Beschäftigung

Kopf
Schwindel:
- Gleichgewichtsstörungen und Schwindel nach Rückenverletzungen
- Schwindel bei zu tiefem Blutdruck
- Gefühl, als ob sich das ganze Zimmer oder die ganze Welt um ihn herum drehen würde, bereits schon durch das seitliche Bewegen der Augen
- Gefühl, als ob er fallen würde, wenn er den Kopf dreht
- Gefühl, als ob die Beine gelähmt seien, als ob er keine Kontrolle mehr über sie habe, vor allem beim Treppe hinunter gehen
- am << ist Liegen und sich auf die linke Seite drehen
- < Kopf oder Augen drehen, stehen, von einem Stuhl aufstehen, nachts, liegen, auf die Seite drehen, auf die linke Seite drehen, sich schnell bewegende Objekte anschauen, nach Alkohol
- relative Besserung beim Gehen oder Sitzen

Kopfschmerzen:
- Kopfschmerzen nach Rückenverletzungen, Schleudertrauma
- besonders indiziert bei Verletzungen des Hinterkopfes und des Nackens
- Kopfschmerzen vom Scheitel zum Hinterkopf mit Steifheit des Nackens und Erbrechen
- Kopfweh mit Schwindel, Übelkeit und Erbrechen von Schleim
- < Bewegung, nach dem Essen, daran denken, wenn Leute reden, beim Aufwachen, Berührung, kleinste Menge Alkohol
- > kalte Anwendungen, Augen schliessen, Ablenkung, sitzen, liegen, Kopf nach vorne beugen und mit den Händen unterstützen, Druck

Bewegungsapparat
- Halswirbel- oder Lendenwirbelsäulenverletzung. Kann kaum aufstehen wegen starkem Schwindel und Übelkeit. Der Schwindel ist am << beim Drehen nach links
- Lähmungs- und Taubheitsgefühl im Unterkörper nach Rückenverletzung
- traumatische Neuritis
- Rückenschmerzen nach Überanstrengung
- Steissbeinneuralgie < stehen
- Prostatareizung nach Rückenverletzung
- Querschnittslähmung nach Sturz, auch mit Blasenbeteiligung
- Koordinationsprobleme der Beine nach Verletzung; unsicherer und zittriger Gang
- aufsteigende Lähmungen
- Lymphprobleme, geschwollene Knoten in den Leisten nach Verletzungen am Fuss

Haut / Drüsen
- nach Quetschungen oder Schlägen entstehen an der verletzten Stelle steinharte, sehr schmerzhafte, knotige Verdickungen oder Blutergüsse. > durch Hängenlassen (z. B. Arm, Bein)
- Knotenbildung nach Tierbissen (die entsprechenden Lymphknoten oder die Bissstelle selber werden knotig geschwollen)
- schmerzhafte Brustknoten nach Verletzung
- Mastitis durch Bissverletzung durch das Kind oder durch Stoss/Schlag; die Brust wird hart wie Stein und ist sehr schmerzhaft, < Bewegung, Druck, > Unterstützung mit der eigenen Hand oder Tragen eines Büstenhalters, da erschütterungsempfindlich; die Schmerzen werden bei jedem Schritt <
- traumatische Orchitis; scharfe, schneidende Schmerzen den Samenstrang entlang bis zum Kreuz und auch durch den Hoden bis zum Penisgrund. Gefühl wie zusammengezogen, wie ein Knoten; steinharte Schwellung, druckempfindlich, aber > mit anliegender, unterstützender Unterhose
- Nesselfieber nach starker körperlicher Anstrengung
- schwitzt nachts, sobald er die Augen schliesst und einschläft

Modalitäten

Verschlimmerung: stehen, liegen, sich nach links drehen, Kopf drehen (Schwindel), nachts, Erschütterung, Bewegung, Berührung, daran denken, alleine
Besserung: hängenlassen der schmerzhaften Extremitäten, leicht nach vorne gebeugt, Ablenkung, Beschäftigung, Druck, fasten

Leitsymptome
- schwach, müde, ohne Bedürfnis irgendetwas zu tun
- fühlt sich < wenn er nichts zu tun hat und > durch Beschäftigung und Ablenkung
- Verhärtungen nach Quetschungen, Schlag, Sturz oder Tierbissen mit stechenden, brennenden Schmerzen
- Schwindel beim Liegen, < sich im Bett drehen, < Kopf drehen
- aufsteigende Lähmung
- schwitzt nachts, sobald er die Augen schliesst und einschläft
- Schmerzen in Extremitäten > Extremität hängen lassen

Siehe auch Kapitel:
Kopfverletzungen; Rückenverletzungen; Schleudertrauma; Quetschwunden

Echinacea angustifolia
Schmalblättriger Sonnenhut

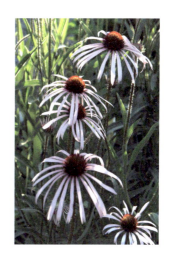

Synonyme: Echinacea pallida,
Kegelblume,
Echinacea rudbeckia
Abkürzung: Echi
Familie: Asteraceae -
Korbblütengewächse
Ausgangssubstanz: Frische, blühende Pflanze mit Wurzel

Einführung
Diese Arznei ist sehr hilfreich bei der Behandlung von Blutvergiftungen und septischen Wunden. Sie ist auch indiziert bei giftigen Bissen und Stichen und wurde öfters erfolgreich bei Schlangenbissen eingesetzt. Es ist eine sehr gute Arznei bei Appendizitis. Echinacea kann sogar bei perforierter Appendizitis komplementär zum chirurgischen Eingriff verabreicht werden.

Diese Arznei wird auch als «Blutreiniger» bezeichnet. Sie kann sowohl innerlich als auch lokal (Urtinktur) bei infizierten Wunden, Verbrennungen oder eitrigen Geschwüren angewendet werden. In diesem Sinne kann es als engster Verbündeter von Baptisia bezeichnet werden.

Miasmen
- sykotisch, syphilitisch

Indikationen
- septische Wunden, infizierte Quetschwunden, Gangrän
- eitrige Geschwüre
- infizierte Brandwunden
- Bisse und Stiche von giftigen Tieren und Insekten

- Blutvergiftung
- Karbunkel, Dekubitus

Auslösende Faktoren
- Operation
- Sturz, Schlag
- Tierbisse (Schlangen, Haustier etc.), Insektenstiche
- Verbrennung

Gemüt
- extreme Schläfrigkeit mit Gähnen
- müde, zerschlagen, Schmerzen im ganzen Körper
- kann sich nicht konzentrieren, kann nicht denken
- spricht und bewegt sich langsam
- verwirrt; wird ärgerlich, wenn man ihm helfen will, eine Antwort zu formulieren oder ihn korrigiert, duldet keinen Widerspruch

Kopf
- heftige Kopfschmerzen > liegen
- dumpfe Kopfschmerzen mit Gefühl, als ob das Gehirn zu gross wäre, Expansionsgefühl

Mund
- weiss belegte Zunge mit roten Rändern

Verdauung
- Übelkeit > liegen
- kein Appetit
- grosser Durst auf kaltes Wasser
- Bauchkolik mit scharfen, schneidenden Schmerzen. Schmerzen sind am stärksten um den Nabel, sie kommen und gehen plötzlich und sind > durch Sich-Zusammenkrümmen und beim Liegen
- Bauchkolik wird von stinkendem Windabgang oder durchfallartigem gelblichem Stuhl gefolgt

- sehr erschöpft nach dem Stuhlen

Haut
- stinkender, blutiger Ausfluss aus der Wunde/dem Geschwür;
  > warme Anwendungen, warme Waschungen

Fieber
- Fieberfrost den Rücken hinauf
- kalte Wallungen am Rücken
- Schweiss vor allem am oberen Teil des Körpers

Modalitäten

Verschlimmerung: Abends, nach geistiger oder körperlicher Anstrengung, Kälte
Besserung: Liegen, Ruhe

Leitsymptome
- extreme Stumpfheit und Schläfrigkeit mit Gähnen
- ärgerlich, gereizt
- Abneigung gegen Kritik und jegliche Korrektur
- verwirrt, geistig verlangsamt
- sehr stinkende Absonderungen
- weiss belegte Zunge mit rotem Rand
- Bauchkolik < um den Nabel, > sich zusammenkrümmen, liegen
- erschöpft nach dem Stuhlen

Siehe auch Kapitel:
Risswunden

Gelsemium sempervirens
Gelber Jasmin

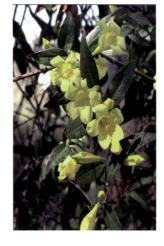

Synonyme: Wilder Jasmin, Dufttrichter, Gelsemium nitidum
Abkürzung: Gels
Familie: Apocynaceae – Hundsgiftgewächse
Ausgangssubstanz: Frischer Wurzelstock

Einführung
Gelsemium ist indiziert bei Kollaps, bei Schockzustand als Folge von schlechten Nachrichten, emotionalem Schock oder Hitzschlag. Blutdruck, Blutzuckerspiegel und Körpertemperatur sinken, der Puls ist schwach, der Patient zittert so stark, dass er festgehalten werden muss. Er kann kaum sprechen, sogar die Zunge zittert. Die Muskelkoordination ist gestört und es besteht ein schweres Gefühl in den Extremitäten. Der Betroffene hat das Verlangen zu liegen und hat eine starke Angst, die Kontrolle zu verlieren und umzufallen.
Es ist ebenfalls eine ausgezeichnete Arznei bei Erwartungsspannungen (Angst vor Wettkampf) und bei Folgen von Rückenverletzungen.

Miasmen
- psorisch, tuberkular, sykotisch

Indikationen
- Kollaps, Schockzustand
- Hypotonie, Hypoglykämie
- Kopfschmerzen
- Lampenfieber, Prüfungsangst

- Hitzschlag
- Höhenkrankheit
- Rückenschmerzen, Halswirbelsäulensyndrom, Nackenverspannung
- Schleudertrauma

Auslösende Faktoren
- schlechte Nachrichten
- emotioneller Schock (Liebesverlust, Todesfall, schlechte Nachrichten, Angst etc.)
- Verletzung, Operation
- Erwartungsspannung (vor einem Auftritt, Wettkampf, chirurgischem oder zahnärztlichen Eingriff)
- Sonne
- Rückenverletzung

Gemüt
- Apathie: will allein sein, nicht gestört, nicht berührt, nicht angeredet werden
- verweigert die Hilfe, schickt alle weg
- schwach, antwortet ungern und sehr langsam
- seufzt tief, > tief atmen
- schläfrig
- Bedürfnis zu weinen, kann aber nicht weinen, dies als Folge von Schock; oder weint aus unerklärbaren Gründen
- Folge von Unfallschock: kommt nicht über den Unfall hinweg, denkt immer wieder daran, stellt sich die Unfallszene immer bildlich vor
- Gelsemium ist hilfreich bei den meisten Fällen von Lampenfieber/Prüfungsangst und beim typischen «Trainingsweltmeister», der im Wettkampf versagt (bei Auftreten der Symptome oder prophylaktisch einen Tag vor dem Ereignis 3 Kügelchen verabreichen. Wiederholung bei Bedarf). Gelsemium beruhigt, ohne die Leistung zu beeinträchtigen

Kopf
Schwindel:
- bei plötzlicher Kopfbewegung und beim Gehen
- steigt vom Nacken auf mit Benommenheitsgefühl, als ob er fallen würde
- als ob Kopf schwimmen würde
- mit Lichtempfindlichkeit und Sehstörungen und Augenliederptose
- Schwindel < Licht, aufstehen, plötzliche Kopfbewegungen, Gehen, Rauch
- > dunkles Zimmer, Kopf anlehnen, ausruhen, nach Miktion

Kopfschmerzen:
- Kopfschmerzen steigen vom Nacken hoch bis zu den Augenlidern, welche schwer werden
- Nackensteifheit
- schwacher Nacken, kann den Kopf nicht gerade halten
- schwindelig, fühlt sich wie betrunken
- heisser Kopf mit kalten Extremitäten
- starke Empfindlichkeit gegen Licht und Lärm
- Kopfschmerzen < nach vorne bücken, Sonnenhitze, Rauch, mit tiefgelagertem Kopf
- > seitwärts Bewegen des Kopfes, liegen mit erhöhtem Kopf, Kopf und Schulter anlehnen und durch häufiges Wasserlösen, nach Schlaf
- Anpassungsprobleme und Kopfschmerzen nach neuer Brille (z. B. Schütze mit neuer Schiessbrille)

Hitzschlag
- blasses Gesicht, lässt den Unterkiefer hängen, Kollaps, tiefer Blutdruck, schwacher Puls
- Kopfschmerzen wie oben beschrieben
- kein Durst
- Schlaflosigkeit mit häufigem Gähnen wegen der Erschöpfung durch die Hitze

- Hypoglykämie, Hypotonie
- Lähmungsgefühl im Körper
- schwere Augenlider, sieht unklar
- fröstelig, kalte Hände und Füsse
- schwindelig, Kopfschmerzen
- zittriger Körper und zittrige, unklare Stimme
- schläfrig
- schwacher langsamer Puls. Muss sich ständig bewegen, da er das Gefühl hat, das Herz würde sonst stehen bleiben

Bewegungsapparat

- Halswirbelsäulen-Syndrom: Verspannungen im Nacken, hält den Nacken mit den eigenen Händen und versucht, sich so zu entspannen; Ausstrahlung in den Arm; Taubheitsgefühl; Kälte der Hände
- Rückenschmerzen mit Schwächegefühl im Kreuz, Müdigkeitsgefühl im Rücken
- Koordinationsstörungen, will gerade gehen, geht aber seitlich, torkelnder Gang
- zittrige Hände und Beine; schwere Beine
- kalte Hände und Füsse
- Erschöpfung nach kleinster Anstrengung

Modalitäten

Verschlimmerung: schlechte Nachrichten, Schock, Überraschung, Erwartungen, Vorhaben, Trost, Denken an den eigenen Zustand, Sonnenhitze, vor Gewitter, Rauchen

Besserung: Ablenkung, nach Schlaf, Wärme, frische Luft, Stimulanzien (Tee, Kaffee, Alkohol), in einem dunklen Zimmer, reichliches Wasserlösen, Liegen mit erhöhtem Kopf, Kopf und Schulter anlehnen, ruhig liegen (psychisch > aber viele Symptome sind > Bewegung), Bewegung, tief atmen

Leitsymptome
- Beschwerden als Folge von schlechten Nachrichten, Schock oder vor einem Auftritt (Wettkampf, Prüfung, Operation)
- sehr müde, erschöpft, zittrig; Ohnmachttendenz
- zittern der Hände, Beine, Zunge. Will festgehalten werden, damit er nicht so heftig zittert
- will allein gelassen werden, will niemanden bei sich haben, selbst wenn diese Person still bleibt; sagt oft: «Nein, ich kann es nicht» und «Gehen Sie weg!»
- Angst, die Kontrolle zu verlieren und umzufallen
- Steifheit des Nackens, Ptose der Augenlider
- gestörte Muskelkoordination, Muskeln gehorchen ihm nicht
- Kopfschmerzen im Hinterkopf, > beim Sitzen zurücklehnen und Kopf und Schultern anlehnen, > reichliches Wasserlösen
- fühlt sich > durch alkoholische Getränke

Siehe auch Kapitel:
Chirurgische Eingriffe; Hitzschlag; Höhenkrankheit; Schleudertrauma; Schock nach Verletzungen

Glonoinum
Nitroglyzerin

Synonyme: Trinitrinum, Glycerintrinitrat
Abkürzung: Glon
Ausgangssubstanz: Nitroglycerinum

Einführung
Glonoinum ist indiziert bei Kongestion im Kopf, gleich ob dieser Zustand von einer Verletzung mit inneren Blutungen oder einem Sonnenstich verursacht wurde. Glonoinum beseitigt die Hyperämie des Gehirns schnell und schützt so vor weiteren Hirnblutungen und anderen Hirnschäden.
Es schützt auch das Herz und lindert die Schmerzen, die durch Hypertonie entstehen. Es hat auch eine ausgeprägte Wirkung auf die Nerven. Alle Symptome erscheinen heftig und plötzlich. Es ist ein sehr schnell wirkendes Mittel.

Miasmen
- psorisch, tuberkular, sykotisch

Indikationen
- Schock
- Sonnenstich, Hitzschlag
- Schneeblindheit
- Hypertonie
- mechanische Verletzung, Sturz, Schlag
- Hirnerschütterung
- Seekrankheit

Auslösende Faktoren
- Sonne
- Sturz, Schlag
- Verletzung
- Schiffsfahrt
- in Höhenlagen

Gemüt
- verwirrt, kann nicht klar denken und kann seinen Zustand nicht beschreiben, kann sogar Bekannte nicht erkennen, weiss nicht wo er ist
- betrunkenes Gefühl
- zittert und weint vor Schmerzen
- sehr ärgerlich, vor allem bei Kopfschmerzen
- Abneigung zu antworten
- Gedächtnisschwäche nach Hitzschlag
- Angst, vergiftet zu werden oder zu sein
- Angst vor Apoplexie

Kopf
- Kopfschmerz mit rotem Gesicht und warmem Schweiss am Gesicht
- Kopfschmerz fängt im Nacken an und wandert nach vorne bis zu den Augen
- Nacken ist steif und heiss; hält Nacken und Kopf mit den Händen fest
- pulsierende, berstende Kopfschmerzen
- pochender Schmerz mit Pulsieren synchron zum Pulsschlag; < Bewegung, Hitze, > kalte Luft, still sitzen oder liegen
- kongestives Gefühl, Völlegefühl im Kopf (wie wenn man lange in Kopfstandlage bleibt)
- Gefühl, als ob der Schädel zu klein für das Gehirn wäre
- abwechslungsweise Ausdehnungs- und Zusammenziehungsgefühl im Kopf

- ärgerlich und ausgeprägte Angst vor Apoplexie bei Kopfschmerzen
- verträgt keine Sonne auf dem Kopf
- heisses und rotes Gesicht, in Extremfällen sogar bläulich
- kann nicht still sitzen, muss umhergehen
- < Kopf nach hinten beugen, zudecken, Druck von einer Kappe, Erschütterung, Wein, Sonne, nachts; in gewissen Fällen < kalte Anwendungen
- > Druck, Nasenbluten, draussen an der frischen Luft, Kopf abdecken, Kühle, kalte Anwendungen, kalte Luft, nach Erbrechen, nach langem Schlaf

Hitzschlag / Sonnenstich

- Nackensteifheit, Blutdrang zum Kopf
- hört überall im Körper seinen Puls und würde am liebsten Kopf und Gesicht in kaltes Wasser tauchen
- ausgeprägte Übelkeit und Schwindel beim Einnehmen einer aufrechten Körperhaltung
- Nasenbluten; hellrotes Blut
- heisses, rotes Gesicht mit Schweiss oder blasses Gesicht
- starrende oder nach oben gedrehte Augen
- schwer zu wecken, hört nicht richtig.
- verwirrt, weiss nicht wo er wohnt, wo er ist oder wie er heisst
- erlaubt es nicht, dass sein Kopf und Nacken berührt werden, steifer Nacken, kann den Kopf nicht nach vorne oder nach hinten beugen
- fehlerhafte Sprache, zitternde Zunge
- verlangt kaltes Wasser, ist völlig dehydriert mit trockenen Lippen, trockenem Mund und Hals
- Extremitäten wie gelähmt, seine Knie und Fussgelenke tragen ihn nicht
- plötzliches Zucken in den Gliedern
- kalte Füsse und schneller Puls mit erhöhtem Blutdruck
- > kalte Luft, kalte Anwendungen

Augen
- Schneeblindheit bei Skifahrern, Bergsteigern etc., schubweise blind
- Gefühl, als würden die Augen herausgezogen
- vielfarbige Funken vor den Augen
- sieht alles halb hell, halb dunkel
- Glonoinum ist auch hilfreich bei Kreislaufproblemen und Kollaps während Aufenthalt in der Höhe und beim raschen Höhenwechsel (z. B. bei Bergläufen) mit folgendem Bild: starkes Herzklopfen, Völlegefühl im Herz, Schmerz in der Herzgegend mit Ausstrahlung in den linken Arm

Verletzung
- als Reaktion nach einer Verletzung entstehen Bauchkrämpfe und Übelkeit. Wundgefühl an der verletzten Stelle, Druckempfindlichkeit

Reisekrankheit
- vor allem hilfreich bei Seekrankheit
- Übelkeit mit Erstickungsgefühl
- muss die Kleider sofort lockern
- Hitze im Kopf, Steifheit im Nacken, Senkungsgefühl im Magen
- < durch Bewegung und Hitze
- > durch Waschen des Gesichts mit eiskaltem Wasser, kaltes Tuch auf den Nacken halten und fächeln

Modalitäten

Verschlimmerung: Sonne, Hitze, nachts, vormittags, Kopf nach hinten halten, Erschütterung, Druck, Tragen eines Huts, Bewegung
Besserung: kalte Umschläge, Kälte, frische Luft, im Freien, Liegen mit erhöhtem Kopf, im Schatten, Nasenbluten

Leitsymptome
- verwirrt, ärgerlich, will nicht antworten
- erkennt niemanden, weiss nicht wo er ist
- fühlt sich wie betrunken
- Abneigung und Überempfindlichkeit gegen Sonne
- Sonnenstich mit blassem oder rotem Gesicht, vollem Puls, starrem Blick, Erbrechen, weisser Zunge
- erträgt keine Berührung oder Druck am Kopf, < kleinste Erschütterung.
- kongestive Kopfschmerzen < Kopf nach hinten beugen, > im Freien
- pochende Kopfschmerzen mit Pulsieren synchron zum Pulsschlag
- Kopfschmerzen wandern vom Nacken zu den Augen; steifer und heisser Nacken
- Verlangen, tief zu atmen

Siehe auch Kapitel:
Hitzschlag; Schneeblindheit

Hamamelis virginiana
Virginische Zaubernuss

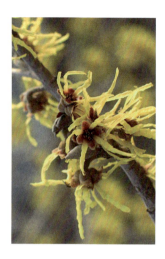

Synonyme: Hamamelis dioica, Hamamelis macrophylla, Zauberhasel, Zauberstrauch, Hexenhasel
Abkürzung: Ham
Familie: Hamamelidaceae – Zaubernussgewächse
Ausgangssubstanz: Frische Rinde der Wurzeln und der Zweige

Einführung
Diese Arznei wirkt hauptsächlich auf das Venensystem. Sie ist von grossem Nutzen bei verletzungsbedingten Blutungen. Typisch sind dunkle, venöse Blutungen. *Arnica* ist indiziert bei arteriellen, hellroten Blutungen.
Hamamelis ist auch sehr nützlich bei Krampfadern oder bei traumatischer Orchitis. Starkes Wundgefühl am betroffenen Ort ist ein Leitsymptom, aber meine Erfahrung zeigt, dass es auch oft dem *Arnica*-Stadium folgt, wenn das Wundgefühl (fast) verschwunden ist und der Bluterguss noch fortbesteht. Ein Charakteristikum von Hamamelis ist, dass die Schmerzen nur tagsüber auftreten.

Miasmen
- psorisch, syphilitisch, sykotisch

Indikationen
- Blutungen, venöse Blutungen
- Blutergüsse
- Quetschwunden, Risswunden
- Prellungen
- nach Augenverletzungen oder nach einer Augenoperation

- Nasenverletzungen
- passive Blutung nach Zahnextraktion
- Muskelriss
- Traumatische Orchitis, traumatische Ovaritis
- Verbrennungen erstes Grades, Zungen- oder Lippenverbrennung

Auslösende Faktoren
- Verletzungen aller Art
- Entbindung (Verletzung des Geburtskanals)
- Zahnextraktion
- Operation
- Katheterisierung

Gemüt
- Ruhe und fehlende psychische Alteration bei Verletzung keine Schocksymptomatik (grosser Unterschied zu *Arnica*)
- hat nicht gern, wenn andere barsch oder grob mit ihm sprechen
- lässt sich gut untersuchen, ist nett und nimmt die Hilfe an
- fühlt sich sehr schwach bei Blutungen

Augen
- traumatische Iritis oder Netzhautblutung, nach *Arnica*-Stadium
- Augenverletzung mit Wundgefühl, > Druck mit den Fingern, aber danach ist der Zustand noch < als zuvor, > ruhig und entspannt sitzen

Nase
- traumatisches Nasenbluten (Sturz, Faustschlag, Karate, Stockschlag beim Eishockey etc.); die Blutung kann passiv oder aktiv sein

Mund
- übermässige Blutung nach Zahnextraktion

- Zungen- oder Lippenverbrennung durch zu heisse Nahrung oder Getränke

Frau
- traumatische Ovaritis mit Wundgefühl im ganzen Bauch; schneidende, reissende Ovarschmerzen, grosse Berührungsempfindlichkeit
- drohender Abort nach Trauma
- postpartale Blutungen, nach *Arnica*, wenn *Arnica* nicht oder ungenügend gewirkt hat

Harnwege
- blutiger Urin nach Katheterisierung

Bluterguss
- Bluterguss nach *Arnica*-Stadium (2. Stadium). Komplementiert auch die Wirkung von *Arnica*. Es bestehen keine grossen Schmerzen mehr
- schmerzlose Blutergüsse, die nicht verschwinden

Schock
- innere Blutung oder Schock nach Operation. Erschöpfung nach Operation
- im Schockzustand hat der Patient Abneigung gegen Wasser (*Arnica* ist durstig)

Modalitäten
Verschlimmerung: Druck, kalte Luft, tagsüber, Bewegung, Fahren
Besserung: ruhig liegen, entspannen

Leitsymptome

- passive, dunkle Blutung
- bei Blutungen ist die Erschöpfung unverhältnismässig zur Menge Blut, die der Patient verloren hat
- als Komplement zu *Arnica*, wenn die grosse Aufregung und die Schmerzen der ersten Stunden vorbei sind. Es besteht im Gegensatz zu *Arnica* nur wenig Berührungsempfindlichkeit; Hamamelis ist auch < Berührung, aber seine Beschwerden sind weniger schmerzhaft und die Berührungsempfindlichkeit ist nicht so schlimm wie bei *Arnica*
- traumatisches Nasenbluten; die Blutung kann passiv oder aktiv sein
- Augenverletzung mit Wundgefühl, > Druck mit den Fingern, aber danach ist der Zustand noch < als zuvor
- Orchitis nach einer Verletzung mit Bluterguss, Schwellung und Wundgefühl, < stehen, Erschütterung, Berührung, > Liegen, Ruhe
- anhaltende Blutung nach Zahnextraktion

Siehe auch Kapitel:

Augenverletzungen; Bluterguss; Muskelriss; Nasenverletzungen; Nervenverletzungen; Quetschwunden; Risswunden

Hypericum perforatum
Johanniskraut

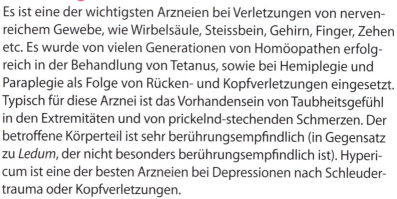

Synonyme: Echtes Hartheu, Johannisblut, Hexenkraut, Teufelsfluch
Abkürzung: Hyper
Familie: Hypericaceae - Hartheugewächse
Ausgangssubstanz: Ganze, frische, blühende Pflanze

Einführung
Es ist eine der wichtigsten Arzneien bei Verletzungen von nervenreichem Gewebe, wie Wirbelsäule, Steissbein, Gehirn, Finger, Zehen etc. Es wurde von vielen Generationen von Homöopathen erfolgreich in der Behandlung von Tetanus, sowie bei Hemiplegie und Paraplegie als Folge von Rücken- und Kopfverletzungen eingesetzt. Typisch für diese Arznei ist das Vorhandensein von Taubheitsgefühl in den Extremitäten und von prickelnd-stechenden Schmerzen. Der betroffene Körperteil ist sehr berührungsempfindlich (in Gegensatz zu *Ledum*, der nicht besonders berührungsempfindlich ist). Hypericum ist eine der besten Arzneien bei Depressionen nach Schleudertrauma oder Kopfverletzungen.

Miasmen
- psorisch, tuberkular

Indikationen
- Rückenverletzungen und deren Folgen. Hauptwirkung auf Halswirbelsäule und Steissbein
- Kopfverletzung, Schleudertrauma
- Nervenverletzungen, Nervenquetschungen
- Schusswunden

- Neuritis nach Injektion mit prickelndem, brennendem Schmerz
- Lähmungen nach Injektion (beschleunigt die Regeneration der Nerven)
- Lähmung der Extremitäten nach Unfall oder Verletzung
- Depression nach Verletzungen oder Operationen
- Quetschungen (vor allem der Finger, Zehen, Nägel)
- Schnittwunden, Stichwunden
- Tierbisse (von Hunden, Katzen, kleinen Tieren) in die Nervenenden (Finger, Zehen, Zunge, Nase etc.)
- Tetanus
- Schmerzen in alten Narben

Auslösende Faktoren
- Verletzungen, insbesondere Verletzungen an nervenreichen Körperstellen
- Kopftrauma, Rückenverletzung
- Stichwunden (z. B. Verletzung durch einen Nagel)
- Quetschung durch grosses Gewicht
- Operationen
- Lokalanästhesie, Periduralanästhesie, Injektionen
- Zangengeburt (Zerebrale Störungen)
- Amputation (Phantomschmerz)

Gemüt
- Nervenzusammenbruch, Melancholie, Depression nach Operation, Verletzung, Schock, Unfall
- Konzentrations- und Gedächtnisstörungen nach Kopfverletzung; vergisst, was er gerade sagen wollte
- verwirrt morgens beim Aufwachen
- überempfindlich auf Schmerzen, wird fast hysterisch, verrückt
- Höhenangst nach Unfall

Verletzungen

- Hypericum ist das Mittel erster Wahl bei Verletzungen, die die Nerven betreffen
- krampfartige Muskelkontraktionen um die verletzte Stelle, als ob sich alles zusammenziehen würde
- Hypericum zeigt eine zuverlässige Wirkung bei Verletzungen der Fingerspitzen (z. B. Finger in einer Tür eingeklemmt oder Gewicht auf Fussnägel gefallen). Gerade nach der Verletzung gegeben, lindert es die Schmerzen und verhindert die blauschwarze Verfärbung eines Nagels
- wenn man auf einen Nagel getreten ist oder jemandem eine Verletzung durch Nagelschuhe zugefügt worden ist, so kommen vor allem zwei Mittel in Frage: *Ledum palustre* und Hypericum perforatum. *Ledum* kommt eher zum Einsatz, wenn die Verletzung an einem Ort mit vielen Muskeln entstanden ist (hinterer Teil der Fusssohle, Wade); Hypericum ist eher da indiziert, wo Nervengewebe verletzt wird, also bei der vorderen Fusssohle und bei den Zehen. Weiter ist die verletzte Stelle bei *Ledum* eiskalt anzufühlen, während innen ein brennendes Gefühl besteht. Wegen diesem Brennen fühlt sich der Patient auch > durch Kälte. Hypericum hat vor allem schiessende Schmerzen mit Taubheitsgefühl. Der verletzte Ort ist sehr berührungsempfindlich und ist < durch Kälte. Hypericum ist auch bei Tierbissen, Schlangenbissen indiziert, vor allem an den Fingerspitzen, Nase, Zehen, also in Körperteilen mit hoher sensibler Nervenversorgung
- antitetanische Wirkung
- die Urtinktur kann lokal auf Bienen- bzw. Wespenstichstellen angewendet werden.

Kopf- und Rückenverletzung

- Kopfverletzung, vor allem bei Sturz auf den Hinterkopf. Vergrösserungsgefühl des Kopfes und Kribbelgefühl im Kopf. > beim beugen nach hinten (*Arnica*: > beim beugen des Kopfes nach vorne)

- Epilepsie oder Haarverlust nach Kopfverletzung
- neuralgische Kopfschmerzen nach Kopfverletzung. Einseitige Kopfschmerzen, vom Nacken aufsteigend
- Trigeminusneuralgie zusammen mit Zahnerkrankungen
- Rückenverletzung mit Paraparese oder Paraplegie. Diskushernie mit Taubheitsgefühl in beiden Beinen
- Steissbeinverletzung, Steissbeinneuralgie
- neuralgische Schmerzen an der ulnaren Seite des Armes nach Halswirbelsäulenoperation
- Zervikale Spondylosis nach Halswirbelsäulenverletzung
- bestehendes Kribbelgefühl nach Narkose (Periduralanästhesie oder Narkose bei Zahnarbeit)
- Neuritis nach Injektion
- Schmerzen in alten Narben

Allgemein

- positive Reaktion nach der Mittelgabe: Vorübergehend wird das Kribbelgefühl stärker, und ein heisses Gefühl oder Schmerz in den gelähmten Teilen treten auf
- geben Sie nie Hypericum vor einer Operation, da es die Wirkung des Narkosemittels abschwächt
- Hypericum wirkt meiner Erfahrung nach am besten in mittleren bis hohen Potenzen (C200 und höher)

Modalitäten

Verschlimmerung: Kälte, Anstrengung, Erschütterung, Kopf nach vorne halten, nachts und morgens beim Aufwachen
Besserung: Kopf nach hinten halten, sich nach hinten strecken, reiben, warme Getränke, ruhig liegen

Leitsymptome

- Taubheit oder Ameisengefühl an der verletzten Stelle ist ein wichtiges Leitsymptom
- Verletzungsmittel besonders an nervenreichen Körperstellen
- Ameisen-, Kribbel- und Taubheitsgefühl
- stechende, lanzinierende, schiessende, brennende Schmerzen
- Schmerzen mit Taubheitsgefühl oder alternierend mit Taubheitsgefühl
- Schmerzen < morgens beim Aufwachen
- verwirrt, schläfrig, vergesslich
- Depression, Schock nach Verletzungen; traurig, hoffnungslos, denkt ständig an den Unfall
- der verletzte Körperteil ist sehr berührungsempfindlich, eigentlich viel mehr als man erwarten würde
- Schnittwunde mit hysterischer Reaktion auf den Schmerz. Der Verletzte entwickelt eine Kiefersperre und macht fast eine Konvulsion
- asthmatische Atmung nach Rückenverletzung

Siehe auch Kapitel:

Augenverletzungen; chirurgische Eingriffe; Kopfverletzungen; Nervenverletzungen; Ohrenverletzungen; Rückenverletzungen; Schleudertrauma; Schock nach Verletzungen; Tierbisse; Schnittwunden; Stichwunden

Ledum palustre
Wilder Rosmarin

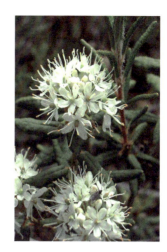

Synonyme: Sumpfporst, Moor-Rosmarin, Porst, Wanzenkraut, Mottenkraut
Abkürzung: Led
Familie: Ericaceae - Heidekrautgewächse
Ausgangssubstanz: Getrocknete Zweigspitzen

Einführung
Ledum ist indiziert bei Stichwunden sowie bei Insektenstichen und Tierbissen. Es hat, wie auch *Hypericum* und *Arnica*, eine antitetanische Wirkung. Die Blutungen von Ledum sind hellrot und schwallartig. Die verletzten Körperteile können bei Berührung eiskalt sein, aber die Schmerzen sind > durch kalte Anwendungen.

Miasmen
- syphilitisch, sykotisch, psorisch

Indikationen
- Stichwunden, Tritt auf einen Nagel oder spitzigen Gegenstand
- Insektenstiche (Mücke, Biene, Wespe usw.), Zeckenbisse, Tierbisse (Ratte, Katze usw.)
- Phlebitis durch Injektionskanülen, Nadeln (Mittel erster Wahl)
- Nagelumlauf nach Nadelstichen
- Quetschungen der Extremitäten, Finger, Zehen
- Augenverletzungen
- Gelenkverletzungen
- Nervenverletzungen, Verletzung der Füsse, Zehen oder nerven-

reicher Körperstellen
- lang verbleibende Verfärbung nach einer Verletzung
- posttraumatische Arthritis

Auslösende Faktoren
- Verletzungen, Verstauchung, Verrenkung, Quetschung
- Stiche, Bisse, Injektionen
- Augenoperation

Gemüt
- ärgerlich, depressiv, meidet den Kontakt mit Freunden und Verwandten
- Abneigung gegen Gesellschaft und < in Gesellschaft. Verlangen, alleine zu sein
- scheu
- hasst seine Mitmenschen; Hass gegen Freunde und Verwandte
- ernst, humorlos, erträgt keine Witze
- hat keine Lust zu reden
- ärgerlich, explosiv, beleidigend, gereizt, empfindlich
- Unzufriedenheit ohne ersichtlichen Grund, unerklärlich

Augen
- Augenverletzungen; blaues Auge
- Augenverletzungen mit innerer Blutung; brennende Schmerzen und Sandgefühl
- Blutung in der Vorderkammer nach Augenoperation
- septische Zustände nach Augenoperation, > Kälte
- Ptose oder Conjunktivitis nach Lidverletzung; Schwellung und Rötung der Lider, Ausfluss wundmachend und juckend, > Kälte

Verletzungen
- Leitsymptom: Die verletzte Stelle wird eiskalt. Innen hat der Patient ein brennendes Gefühl und ist besser durch kalte Anwendungen

- Ledum ist vor allem bei Stichwunden indiziert, die in einen Muskel erfolgt sind. Stichwunden mit Nadel, Nagel, Nagelschuhen, etc. Insekten- und Tierbisse, Schlangen- oder Skorpionbisse. Es entwickeln sich Muskelzuckungen um die Verletzung herum
- Nagelumlauf nach Nadelstichen, Splitterverletzungen
- bleibende Verfärbung nach einer Verletzung, solange noch Schmerzen oder Juckreiz vorhanden sind (*Acidum sulphuricum*: hat auch bleibende Verfärbung nach einer Verletzung, ist aber relativ schmerzlos)
- Verstauchungen mit starker Schwellung, mit Schweregefühl, innerem Brennen und äusserer Kälte des Gelenks. fühlt sich > durch kalte Umschläge, äussere Kälte
- Verletzung der Akren, z. B. Finger in der Türe eingeklemmt (nach *Hypericum*)
- Tetanus mit Zuckungen um die Wunde herum
- traumatische Arthritis; von den Fussgelenken nach oben wandernde Gelenkschmerzen. Gichttendenz

Haut
- allergische Ausschläge im Gesicht nach Insektenstichen mit Jucken < Kratzen. Der Ausschlag sondert ein Sekret ab, wodurch sich das Ekzem ausbreitet

Modalitäten

Verschlimmerung: Nachts, Zudecken, Bettwärme, Alkohol, Gesellschaft
Besserung: Kälte, kalte Anwendungen, kalte Luft, alleine

Leitsymptome
- Verlangen allein zu sein; scheu, ärgerlich, unzufrieden
- hat immer kalt, sogar im Haus und im Bett
- schmerzhafter Körperteil ist eiskalt bei Berührung, der Patient spürt es aber nicht und ist > kaltes Waschen oder kaltes Bad
- Tetanus mit Zuckungen um die Wunde herum
- schmerzhafte Fusssohlen nach einer alten Verletzung, > Füsse ins kalte Wasser oder auf kalten Boden stellen
- alle Beschwerden sind < Bettwärme und Zudecken

Siehe auch Kapitel:
Augenverletzungen; Gelenkverletzungen; Nervenverletzungen; Tierbisse, Insektenstiche; Stichwunden

Magnesium phosphoricum
Zweibasisches Magnesiumphosphat

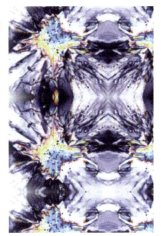

Synonym: Magnesia phosphorica, phosphorsaures Magnesia, Magnesiumphosphat
Abkürzung: Mag-p
Ausgangssubstanz:
$MgHPO_4 \cdot 3\,H_2O$

Einführung
Es ist eine sehr wertvolle Arznei, um starke, krampfartige Schmerzen zu lindern. Die unerträglichen Schmerzen sind > durch Druck und durch Wärme. Die Schmerzen können auch blitzartig, schiessend und wandernd sein. Der Patient weint vor Schmerzen. In Extremfällen können die Schmerzen sogar Konvulsionen auslösen mit Steifheit der Extremitäten und geballten Fäusten mit nach innen gezogenen Daumen.

Miasmen
- psorisch, sykotisch

Indikationen
- Muskelkrämpfe, Krämpfe in Oberschenkeln und Waden nach Überanstrengung
- Fingerkrämpfe bei Sportschützen (auch bei Musikern)
- Ischialgie
- Bauchverletzungen
- Bauchkolik
- Muskelkater

Auslösende Faktoren
- Körperliche Überanstrengung (Krämpfe)

- Kälte, kalter, feuchter Wind, kaltes Bad, kaltes Wasser
- im Wasser stehen, arbeiten
- Bauchverletzungen
- Komplikationen nach Katheterisierung

Charakteristika
- erschöpft, deprimiert
- blitzartige Schmerzen, kommen und gehen schnell
- Schmerzen wechseln schnell den Ort, schiessen wie Blitzschläge und sind erschöpfend
- brennende Schmerzen > Wärme
- krampfartige Schmerzen lassen den Betroffenen schreien, weinen, stöhnen; > sich zusammenkrümmen, Druck, Wärme
- fürchtet sich vor kalter Luft, Abdecken, Berührung des schmerzhaften Ortes, kalten Anwendungen, kalten Waschungen, da all dies seine Schmerzen verstärkt

Gemüt
- launisch, unzufrieden
- spricht ständig von seinen Schmerzen und Krankheit, beklagt sich ständig darüber. Deprimiert durch Schmerzen, kann seinen kranken Zustand nicht akzeptieren; begleitet von Schluckauf
- nervöses Temperament, kann vor einem Wettkampf aus Nervosität Schluckauf, Krämpfe, Bauchkolik oder Arm- und Beinzittern entwickeln

Verdauung
- Bauchkolik aus Nervosität, nach Trinken von kaltem Wasser
- Bauchschmerzen nach Verletzungen des Bauches
- krampfartige Bauchschmerzen > durch Sich-Zusammenkrümmen, Windabgang, Druck, Wärme, Reiben, Kleider lockern. Keine Besserung durch Aufstossen
- möchte sich hinlegen, die Bauchkrämpfe sind aber < dadurch, > gebeugt umhergehen. Wenn er liegt, dann auf dem Rücken

mit angezogenen Beinen, aber die Schmerzen werden schlimmer und er muss aufstehen und umhergehen
- Durst mit Verlangen nach kalten Getränken
- andauernder Schluckauf

Menstruation
- sehr schnell wirkendes Mittel bei schmerzhafter Menstruation
- nützlich z.B. bei Athlethinnen, die aus Nervosität vor oder während einem Wettkampf starke Menstruationskoliken entwickeln
- Schmerzen > sich zusammenkrümmen, Wärme
- dunkles und fadenziehendes Blut

Harnwege
- Schmerzen in der Blase und Harnröhre nach Katheterisierung
- Gefühl, als ob die Harnröhre und die Blase gedehnt wären; Lähmungsgefühl in der Blase

Bewegungsapparat
- Krämpfe während oder nach körperlicher Anstrengung
- Krämpfe oder Neuralgien nach Schwimmen im kalten Wasser
- Wadenkrämpfe, > durch Druck, Anziehen der Beine, Reiben und Wärme
- Steifheits- und Taubheitsgefühl in den Extremitäten
- empfindliche Fusssohlen nach dem Rennen
- körperlich sehr erschöpft, zittrig und müde mit viel Gähnen nach der Anstrengung
- Krämpfe und Steifheit im Rücken. Kann nicht gerade stehen oder sitzen
- Ischialgie mit krampfartigen Schmerzen und empfindlichen Fusssohlen und Fersen; krampfartige, schiessende Schmerzen gefolgt von Taubheitsgefühl, < gehen, nachts
- Fingerkrämpfe bei Sportschützern oder Musikern. Die Haut über den Fingern fühlt sich zu eng an

- starker Muskelkater mit Wundgefühl
- Krämpfe in den Zehen nach langer Anstrengung
- schmerzhafte Krämpfe in den Handgelenken nach Schrauben oder Hämmern

Modalitäten:

Verschlimmerung: Nachts, Kälte, kalte Anwendungen, kalte Waschungen, Durchzug, Abdecken, Berührung, Anstrengung
Besserung: Wärme, warme Umschläge, warmes Bad, Druck, Reiben, sich zusammenkrümmen, gebeugt umhergehen

Moschus
Sekret des Moschusbocks

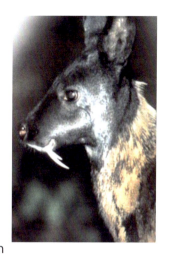

Synonyme: Moschus moschiferus, Bisam
Abkürzung: Mosch
Familie: Paarhufer
Ausgangsubstanz: Drüsensekret des männlichen Moschustieres

Einführung
Wir verdanken diese bei Kollapszuständen unersetzliche Arznei dem Genius von Dr. Hahnemann. Ob es sich um einen chirurgischen Schock, einen Kreislaufkollaps oder ein diabetisches Koma handelt, Moschus lässt innert Sekunden die Lebenskraft aufleben. Der ganze Körper des Patienten ist extrem kalt oder nur ein Teil davon, wie z.B. eiskalte Wange oder nur ein Fuss ist eiskalt. Es besteht ein ausgeprägtes Spannungsgefühl in den Extremitäten, als seien sie zu kurz.

Miasmen
- psorisch, tuberkular

Indikationen
- Ohnmachtanfälle, Kreislaufkollaps
- Ohnmacht in Zusammenhang mit zu tiefem Blutdruck, zu tiefem Blutzucker, Schwindel, körperlicher Müdigkeit
- Hysterie
- Schock
- Diabetisches Koma
- Notfallmittel bei Schock/Kollaps oder Nacheffekt am nächsten Tag mit Hypothermie und Blutdruckabfall
- Tetanus

Auslösende Faktoren
- Verletzungen
- Insektenstiche
- tiefer Blutdruck, tiefer Blutzucker
- Operation
- körperliche Anstrengung
- Hitzschlag

Gemüt
- nervös, schwach, lässt alles aus den Händen fallen
- gereizt, ärgerlich
- Angst vor plötzlichen Geräuschen, erschrickt leicht
- kann sich schlecht entspannen
- hysterische Anfälle bei Hypoglykämie oder Kreislaufstörung mit grundlosem Lachen

Ohnmachtanfälle / Kreislaufkollaps
- Moschus wirkt als Kreislaufstimulans bei Kreislaufkollaps, zu tiefem Blutdruck, Hypoglykämie, Ohnmacht aus emotionellen Gründen. Aber auch bei Kollaps oder Erschöpfung nach körperlicher Anstrengung oder nach Hitzschlag, wenn das für Moschus typische Bild vorhanden ist
- Schwindel mit Ohnmachtgefühl. Gefühl, als ob sie aus grosser Höhe herunterfallen würde
- hysterisches Verhalten, schreit: «Ich werde sterben!» Weint und schreit die Leute an, die Lippen werden blau und die Betroffene wird ohnmächtig, das Gesicht ist totenblass, wie ohne Lebenskraft, der Puls ist kaum spürbar, die Augen drehen sich nach oben, werden starr und glänzend; sie atmet schwer und unregelmässig, der Körper ist eiskalt und sie zittert vor Kälte. Kaubewegungen. Muskelzuckungen im ganzen Körper
- manchmal wird eine Wange rot und kalt und die andere blass und warm (oder eine Hand rot und kalt, die andere blass und warm)

- eventuell Stuhl- oder Harninkontinenz während des Anfalls
- Kollaps/Ohnmacht > Kaffee, stark alkoholisierte Getränke wie Brandy, Whisky, Füsse massieren

Modalitäten

Verschlimmerung: Kälte, kalte Luft, Anstrengung
Besserung: im Freien (wenn nicht kalt), Reiben, Füsse massieren, schwarzer Kaffee, stark alkoholisierte Getränke, Wärme

Leitsymptome

- indiziert bei empfindlichen, hysterischen, verwöhnten Patientinnen, die sehr leicht ohnmächtig werden
- Spannungsgefühl in Nacken und Rücken und in den Extremitäten; Gefühl, die Extremitäten seien verkürzt; kann sich nicht entspannen
- allgemeine Kälte oder Kälte einzelner Körperteile
- Kollaps mit eiskaltem Körper, > Wärme, heisser Kaffee, Füsse massieren
- aufgeregt, sagt wiederholt: «Ich sterbe, ich sterbe!»
- Beklemmung der Brust, muss tief atmen
- Schwindel bei der kleinsten Bewegung
- Gefühl, als seien die Körperteile, auf denen sie liegt verrenkt oder gebrochen
- Schwäche wird mehr in Ruhe als bei Bewegung gespürt
- Kopfschmerzen nach jedem Ohnmachtanfall

Natrium sulfuricum
Natriumsulfat

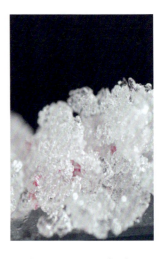

Synonyme: Sal glauberi, Glaubersalz
Abkürzung: Nat-s
Ausgangssubstanz: Entwässertes Natriumsulfat

Einführung
Glaubersalz ist eine der Hauptarzneien bei psychischen Problemen nach Kopfverletzungen. Der Patient ist deprimiert und sieht nur noch die dunklen Seiten des Lebens. Er empfindet keine Lebensfreude mehr und überlegt sich, wie er seinem Leben ein Ende bereiten könnte.
Natrium sulfuricum rettete viele Beziehungen vor einer Trennung, Beziehungen in denen ein Partner nach einer Kopfverletzung sich völlig verändert hatte. Natrium sulfuricum hilft dem Betroffenen, sich selber wieder zu finden und kann die Harmonie im Familienleben wieder herstellen. Ein wichtiges Leitsymptom ist die ausgeprägte Besserung aller Beschwerden nach dem Stuhlen.

Miasmen
- sykotisch, psorisch, tuberkular

Indikationen
Beschwerden nach Kopfverletzung, insbesondere:
- Persönlichkeitsänderungen
- Depressionen, Ängste
- Gedächtnis- und Konzentrationsstörungen, Verwirrtheit
- Epilepsie
- Migräne
- Hirnerschütterung

- Hirnblutung
- traumatische Arthritis

Auslösende Faktoren
- Kopfverletzung
- Verletzungen, Sturz, Schlag
- Zangengeburt (Epilepsie)

Gemüt
- Natrium sulfuricum ist indiziert bei den späteren Folgen eines Kopftraumas. Gerade nach dem Unfall sollte man in der Regel zuerst *Arnica* verabreichen
- Persönlichkeitsveränderungen nach einer Kopfverletzung. Wird depressiv (bis zu Selbstmordgedanken), will nicht sprechen oder gestört werden, hat Angst vor Leuten, ist vergesslich, sogar bis zur Amnesie, und hat Konzentrationsstörungen

Kopf
- Epilepsie, Meningitis oder Kopfschmerzen nach einem Kopftrauma
- sehr gereizt vor den Kopfschmerzen
- zermalmende Kopfschmerzen im Hinterkopf mit sehr viel Speichel und Übelkeit. < Lärm, Essen, nach vorne Bücken; > nach Erbrechen und durch Liegen in einem dunklen Zimmer
- Gefühl, als ob das Gehirn locker sei und zur linken Seite fallen würde
- aufsteigende Kopfschmerzen vom Nacken gegen oben, rechte Seite, > Kälte, dunkles Zimmer, Ablenkung, offenes Fenster, ruhig liegen, < daran denken, kämmen
- Nasenbluten bei Kopfschmerzen, ohne Besserung dadurch
- Druckgefühl, Schweregefühl in der Stirn < nach dem Essen, lesen, > Druck mit der Hand, Ruhe, liegen, kalte Kompressen
- nach den Kopfschmerzen: starker Durst und Verlangen nach Saurem

- Schwindel > beim Liegen auf dem Rücken
- wenn Natrium sulfuricum bei Kopfschmerzen nach einem Kopftrauma die gewünschte Wirkung nicht ganz erbringt, so denke man auch an *Natrium muriaticum* als Komplementmittel

Bewegungsapparat
- traumatische Arthritis
- Schmerzen wie von Messerstichen; oder auch punktförmig
- alle Gelenkschmerzen sind < bei gewissen Bewegungen und > in bestimmten Stellungen, aber die Besserung hält nur kurz an, bald muss er eine andere bequeme Stellung suchen
- Gelenkschmerzen < nachts; wird durch die Schmerzen geweckt; < feuchtes Wetter; > sich im Bett drehen, im Freien, Lagewechsel, langsame Bewegung

Modalitäten

Verschlimmerung: Musik, feuchtes Wetter, Feuchtigkeit, Durchzug, kaltes Essen und Trinken

Besserung: trockenes Wetter, Druck, Lagewechsel, Schwitzen, im Freien, auf dem Rücken liegen

Leitsymptome
- linksseitiges Mittel
- wichtiges Mittel bei Folgen von Kopfverletzung: Persönlichkeitsänderungen, Konzentrationsstörungen, Depressionen, Verwirrtheit, Migräne, Epilepsie, Hirnblutung etc.
- Persönlichkeitsstörungen bis zu manischen Ausbrüchen, Schizophrenie
- *Natrium*-Gruppe → ängstlich, introvertiert, depressiv
- Depression mit Gedanken an Selbstmord durch Erschiessen; muss kämpfen, um dem Suizid-Impuls nicht nachzugeben
- < Musik; Musik macht ihn traurig
- Kopfschmerzen mit reichlichem Speichelfluss
- alles > nach Stuhlen (psychisch und körperlich)
- hat eine stark diuretische Wirkung
- Schmerzen < Druck, Ruhe, bewölktes oder nebeliges, feuchtes Wetter; > Lagewechsel, im Freien
- < Feuchtigkeit, feuchte Luft, in feuchten Orten arbeiten, in der Nähe eines Sees oder Flusses leben, Meer
- empfindlich auf Wetterwechsel von trockenem zu nassem Wetter
- < Frühling

Siehe auch Kapitel:
Schleudertrauma; Kopfverletzungen

Rhus toxicodendron
Giftsumach

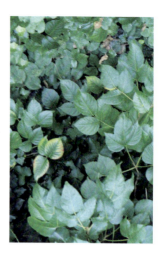

Synonyme: Toxicodendron quercifolium, Wurzelsumach, Rhus verrucosum, Toxicodendron pubescens
Abkürzung: Rhus-t
Familie: Anacardiaceae - Sumachgewächse
Ausgangssubstanz: Frische Blätter

Einführung
Rhus toxicodendron ist sehr nützlich bei Folgen von Überheben, Tragen von schweren Gewichten und Überanstrengung. Es hat eine starke Wirkung auf Bänder und Sehnen und ist indiziert bei Verletzungen, Verstauchungen, Rissen, Zerrungen, Dehnungen oder Verrenkungen. Auch bei Muskelverletzungen ist diese Arznei sehr hilfreich.
Phantastische Wirkungen kann es auch geben bei Verstauchungen der Fussknöchel, wie sie zum Beispiel beim Tragen von hohen Absätzen vorkommen. Rhus toxicodendron kommt auch in Frage bei ernsthaften Kompressionen des Rückenmarks mit drohender Paraplegie. Das Einsatzgebiet ist sowohl in der akuten Phase, als auch bei den chronischen Folgen einer Verletzung. Ein wichtiges Leitsymptom, das sofort an Rhus toxicodendron denken lässt, ist die ausgeprägte << in Ruhe und bei der ersten Bewegung.

Miasmen
- psorisch, tuberkular, sykotisch

Indikationen
- Bänder und Sehnen: Verletzungen, Verstauchungen, Risse,

Zerrungen, Dehnungen, Verrenkungen
- Verletzungen durch Überanstrengung z. B. bei Leichtathleten, Marathonläufern, Gewichthebern: Überstreckung, Diskushernie, Bänderrisse etc.
- Tennisellenbogen
- Gelenkschmerzen, traumatische Arthritis, Bursitis, Meniskus, Knochenhautentzündung
- Rückenschmerzen
- Lähmungserscheinungen nach Rückenverletzungen, Diskushernie
- Ischialgie
- Gefühl in den Fusssohlen, als ob er auf Nadeln gehe (Diskushernie, Ischialgie)
- Muskelkater
- Heiserkeit oder Blutspucken nach Überanstrengung
- Gastritis
- Hypertrophie des Herzens durch Überanstrengung
- Nesselfieber
- Erfrierungen

Auslösende Faktoren
- Überstrecken, Überheben, Sturz, Überanstrengung, Verstauchung
- Kälte, Durchnässung im Regen oder Bad im Fluss, See, Schwimmbad
- Kaltwerden im Schnee (daran denken bei Lawinenopfern)
- plötzliche Unterdrückung von Schweiss, nass werden wenn erhitzt
- Kälte erwischt während dem Schwitzen (z.B. Jacke ausgezogen beim Skifahren)
- Wechsel von der Hitze draussen in einen klimatisierten Raum
- Eiswasser trinken in erhitztem Zustand

Gemüt
- traurig und rasch frustriert bei einer Verletzung und bei Schmerzen allgemein

- verliert rasch die Hoffnung. Fixiert sich völlig auf seinen Körper, alles dreht sich nur noch um seine Muskeln, Gelenke, Nerven etc.
- nachts geht es ihm allgemein schlechter, die Schmerzen sind < und er ist sehr besorgt
- er hat Zukunftsangst, finanzielle Ängste, Angst vor finanziellem Ruin; macht sich Sorgen um seine Familie, was wohl mit ihr geschehen wird, wenn er seine Arbeit nicht bald wieder aufnehmen kann. Hat Angst, dass seine Familie verhungern würde
- ruhelos, kann nicht lange in der gleichen Stellung bleiben, muss häufig die Lage wechseln

Augen
- Conjunktivitis nach Schwimmen (auch Otitis nach Schwimmen)
- traumatische Augenblutungen
- Glaukom, Katarakt, Hornhautgeschwür; Hornhautinfekt nach Kataraktoperation
- Lichtempfindlichkeit, Juckreiz, Brennen, Tränenfluss < im Freien, gerötete und zusammengeklebte Augen am Morgen; < nachts, > Bewegung der Augen, trockene Wärme (warme Hände, trockenes warmes Tuch)

Hals
- Heiserkeit oder Blutspucken nach Überanstrengung, Gewichtheben

Verdauung
- Magenschmerzen, Gastritis als Folge von kalten Getränken nach Erhitzung. Steingefühl im Magen, starker Durst, Übelkeit und Schwindel, < nach dem Essen
- Appendizitis infolge Überanstrengung; mit wässrig-schaumigem Durchfall oder Fleischwasserstuhl; > gebeugt gehen

Frau
- Uterusprolaps, -knickung durch strenge körperlicher Arbeit

- drohender Abort nach körperlicher Überanstrengung, Unfall, Sturz

Bewegungsapparat
- Rhus toxicodendron ist indiziert bei schlechten Folgen von Verletzungen aller Art, insbesondere bei Überanstrengung, Überstrecken (Versuch, etwas hoch oben erreichen wollen) oder Gewichtheben, Misstritt, Ausrutschen. Ebenso bei Folgen von Unterdrückung von Nesselfieber oder Schweiss (z. B. ist der Patient nass geworden, als er stark schwitzte; seither schwitzt er kaum noch, dafür hat er starke Rückenschmerzen), von Nasswerden im Regen, kalt-feuchtem Wetter, kaltem Luftzug, Schwimmen
- Überdehnung der Bänder, Bänderriss, Verstauchung
- Sehnenentzündung mit reissenden Schmerzen
- Muskel- und Gelenkschmerzen sowie neuralgische Schmerzen mit Steifheitsgefühl
- Muskelkater, Wundgefühl, < Anlauf, > kontinuierliche Bewegung, Wärme, feste Massage
- Ischialgie nach einer falschen Bewegung oder zusammen mit einer Diskushernie. Hexenschuss
- Taubheits- und Lähmungsgefühl in den Beinen
- Wundgefühl, Verkrampfungsgefühl, Versteifung des Rückens
- Gefühl, als ob er sich nach 10 Minuten in gebückter Stellung aufgerichtet hätte
- Gefühl, als ob er von einem LKW angefahren worden sei
- bei Rückenschmerzen kann der Patient nur in Rückenlage auf einer harten Unterlage liegen
- Tennisellenbogen: muss den Arm ständig bewegen und fühlt sich besser dadurch, Taubheitsgefühl, Kraftlosigkeit

Haut
- Nesselfieber nach Nasswerden oder Schwimmen, mit starkem Jucken und roter, geschwollener Haut. Keine > oder sogar < durch Kratzen. Nesselfieber bei Grippe

- Erfrierungen mit grosser Unruhe, < nachts, > erkrankten Teil bewegen

Modalitäten

Verschlimmerung: Ruhe, nachts, kalt-feuchtes Wetter, Nasswerden.
Besserung: trockenes Wetter, Wärme, auf einer harten Matratze, auf etwas Hartem, auf dem Boden liegen, auf der schmerzhaften Seite liegen, Lageveränderung, kontinuierliche Bewegung, Reiben, Druck, Gliederstrecken

Leitsymptome

- Rhus-t entspricht eher starken, kräftigen, muskulösen Leuten, die körperlich hart arbeiten: Bauern, Bauarbeiter, Bergführer, Sportler, Athleten etc.
- Beschwerden < in Ruhe, nachts, erste Bewegung, durch Feuchtigkeit; > nach Stellungswechsel, durch kontinuierliche Bewegung, Wärme, Druck, feste Massage
- Schmerzen zwingen zu ständigem Bewegen; grosse Unruhe, muss oft die Lage wechseln, um sich Erleichterung zu verschaffen
- Wundgefühl in den betroffenen Körperteilen
- grosse Empfindlichkeit auf Kälte, kalte Luft, Abdecken
- Steifheit der betroffenen Körperteile, < in Ruhe
- Rückenschmerzen > auf etwas Hartem liegen
- Träume von grosser Anstrengung, Gewicht heben, Schwimmen, Bergsteigen, harter Arbeit
- Juckreiz < nach Kratzen

Siehe auch Kapitel:

Bänder- und Sehnenverletzungen; Erfrierungen; Muskelkater; Rückenverletzungen; Überheben

Ruta graveolens
Gartenraute

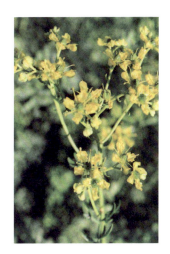

Synonyme: Weinraute, Edelraute, Kreuzraute
Abkürzung: Ruta
Familie: Rutaceae - Rautengewächse
Ausgangssubstanz: Frische, kurz vor der Blüte gesammelte oberirdische Teile

Einführung
Ruta hat eine spezielle Affinität zu Bindegewebe, Sehnen, insbesondere Beugesehnen, Gelenken, Knorpeln, Knochenhaut und Augen. Es ist ein wertvolles Verletzungsmittel. Dewey schreibt: «Ruta ist für die Sehnen, Schleimbeutel und Gelenke, was *Arnica* für die Muskeln und das weiche Gewebe ist.» Es ist eines der besten Mittel bei Verrenkungen der Hand- und Fussgelenke. Ruta hat auch, wie *Arnica*, ein ausgeprägtes Wundgefühl. Bei Ruta ist das Wundgefühl besonders in den Knochen spürbar.

Ruta ist eine ausgezeichnete Arznei bei Folgen von körperlicher Überanstrengung: wie z. B. Tennisellbogen nach übermässigem Tennisspielen oder falscher Spieltechnik, Handschmerzen nach wiederholten Bewegungen (Gartenarbeit, Rosenschneiden), Augenschmerzen nach Überanstrengung der Augen (zuviel gelesen, Computer, feine Arbeit wie Stickerei). Nicht vergessen bei Rektumprolaps nach Entbindung.

Miasmen
- psorisch, sykotisch, tuberkular

Indikationen
- Sehnenverletzungen, Sehnenriss, Tendinitis, Tendosynovitis

- Verrenkungen, Verstauchungen, Zerrungen, Quetschungen
- sehr wirksam, wenn Knochen gequetscht wurden
- Knochenbruch, Stressfrakturen
- Knochenhautentzündungen
- Synovitis, Ganglion
- Rückenverletzungen, Rückenschmerzen
- Augenverletzungen
- Augenschmerzen nach feiner Augenarbeit
- Verstopfung nach einer Verletzung/Trauma
- Rektumprolaps nach Entbindung
- späte Folgen von Verletzungen des Thorax, wie z. B. Tuberkulose

Auslösende Faktoren
- Verletzungen, Überanstrengung, schwere Gewichte heben
- Augenüberanstrengung, feine Arbeit mit den Augen
- Entbindung (Rektumprolaps)

Gemüt
- ärgerlich, streitsüchtig
- unzufrieden mit sich und den anderen
- weinerlich
- misstrauisch; sogar, wenn der Therapeut ihm versichert, dass alles gut wird, glaubt er ihm nicht

Kopf
- Kopfschmerzen durch Überanstrengung der Augen

Augen
- Augenbeschwerden nach Überanstrengung der Augen, durch feine Arbeit, wie z. B. bei Sticken, Uhrmacher, Nähen, Lesen von kleiner Schrift
- rote, heisse, brennende, müde Augen, besonders abends durch Arbeiten oder Lesen bei künstlichem Licht
- Augensymptome > Augen schliessen und mit der Hand drücken

Harnwege
- Zystitis oder Nephritis nach Überanstrengung, Reiten, Radfahren, Heben von schweren Gewichten. Druck auf der Blase, als ob sie immer voll wäre, nicht > nach Urinieren

Atemwege
- schlechte Folgen von Thoraxverletzungen: Husten mit reichlichem, gelbem Auswurf; Schwächegefühl in der Brust nach dem Auswurf; Kurzatmigkeit mit Engegefühl in der Brust

Bewegungsapparat
- grosse Unruhe zusammen mit den Schmerzen; muss sich einfach bewegen wegen der Unruhe. Ist aber < durch Bewegung des schmerzhaften Teils (ausser bei Rückenschmerzen)
- Sehnen- und Gelenkprobleme nach Überanstrengung, Tennisspielen, Badminton, Wechsel von einer Sportart zur anderen (z. B. von Badminton zu Tennis), Heben von schweren Gewichten, Überbeanspruchung des Handgelenks etc.
- Schmerzen und Steifheit im Handgelenk, als ob es verstaucht wäre; Wundgefühl < Arm hängen lassen
- Taubheitsgefühl, Kribbeln und Zittern in den Händen nach Anstrengung
- entzündetes Ganglion am Handgelenk, Schleimbeutelentzündung
- Wundgefühl in den Körperteilen, auf denen er liegt; < Liegen auf der schmerzhaften Seite, > Liegen auf der schmerzlosen Seite (aber Rückenschmerzen > auf dem Rücken liegen)
- Rückenschmerzen mit extremer Unruhe. Die Schmerzen sind > bei Bewegung, Druck und beim Liegen auf dem Rücken. Die Rückenschmerzen können von einem neuralgischen Schmerz begleitet sein, der bis in den hinteren Teil der Oberschenkel zieht
- Kraftverlust in den Beinen, kann das eigene Gewicht nicht tragen, muss mehrmals versuchen, bevor er aufstehen kann; die Beine geben nach

- Ischialgie nach Trauma, schwerer Arbeit, Gewichtheben; brennende Schmerzen tief in den Knochen, oder Schmerzen, als ob die Knochen gebrochen wären. Hat keine Kraft im Bein; < wenn der Kreislauf durch den Druck von einem Stuhl behindert ist, kalte Anwendungen, kalt-feuchtes Wetter
- Lumbalgie < morgens beim Aufwachen, > nach Aufstehen
- Verletzungen von Knochen und Periost, traumatische Periostitis. Wundgefühl, brennende Schmerzen in den Knochen < kalt-feuchtes Wetter
- Synovitis, besonders am Knie. Kraftverlust im betroffenen Bein, starker Juckreiz beim entzündeten Gelenk, Wundgefühl
- auch nützlich bei alten Knochenbrüchen, Verrenkungen, Verstauchungen, die noch schmerzhaft sind

Haut
- leichtes Wundwerden an der Innenseite der Oberschenkel beim Gehen oder Pferdereiten

Modalitäten

Verschlimmerung: Bewegung, Treppe hinunter steigen, kalt-feuchte Luft, Kälte, sich hinlegen, auf der schmerzhaften Seite liegen, sich nach vorne bücken, Anstrengung

Besserung: Bewegung (Rückenschmerzen), Wärme, auf dem Rücken liegen, schmerzhaftes Gelenk kratzen, reiben

Leitsymptome
- ärgerlich, streitsüchtig, unzufrieden, weinerlich
- Unruhe ist ein wichtiges Leitsymptom, das bei fast allen Beschwerden von Ruta vorhanden ist
- erschöpft nach der kleinsten Anstrengung, Beine fühlen sich müde, steif und wund an
- Wundgefühl in jedem Körperteil, auf dem er liegt
- Wundgefühl besonders in den Knochen
- Wundgefühl < Berührung
- Rückenschmerzen wie zerschlagen > auf dem Rücken liegen, reiben
- Verstauchungsgefühl in den betroffenen Körperteilen
- Gelenkschmerzen < treppauf und treppab
- müde Augen, < nach Lesen/arbeiten bei künstlichem Licht
- Rektumprolaps nach Entbindung mit stechenden Schmerzen < sitzen
- > Wärme, Reiben; < in Ruhe
- < Bewegung, liegen auf schmerzhafter Seite (ausser bei Rückenschmerzen)

Siehe auch Kapitel:
Augenverletzungen; Bänder- und Sehnenverletzungen; Gelenkverletzungen; Knochenverletzungen; Rückenverletzungen; Quetschwunden

Staphysagria
Stephanskörner

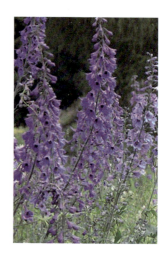

Synonyme: Delphinium staphisagria, scharfer Rittersporn, Läusesamen, Stephanskraut
Abkürzung: Staph
Familie: Ranunculaceae - Hahnenfussgewächse
Ausgangssubstanz: Getrocknete, reife Samen

Einführung
Diese Arznei wirkt rasch und zuverlässig bei Schnittwunden (Messer, Glas, scharfes Metallstück, Papier usw.). Aus diesem Grund ist es der beste Freund des Chirurgen und des Zahnarztes. Sobald das Gewebe geschnitten werden musste, kommt Staphysagria in Frage. Postoperativ verabreicht, lindert es die Schmerzen und fördert eine rasche Genesung. Es ist indiziert – wie auch *Hypericum* – bei empfindlichen Operationsnarben. Es beseitigt auch die traumatischen Wirkungen einer Katheterisierung und macht sogar in manchen Fällen dieselbe unnötig.

Miasmen
- psorisch, sykotisch

Indikationen
- Schnittwunden
- Augenverletzungen
- Ohrenverletzungen
- Beschwerden nach zahnärztlicher Behandlung, insbesondere dort wo das Zahnfleisch geschnitten werden musste
- Kopfverletzungen

- Nervenverletzungen
- Prä- und postoperativ; postoperative Schmerzen
- Nausea nach Narkose, Bauchkolik nach Operation
- Harnblasenentzündung, Harnretention
- Komplikationen nach Prostata-Operation
- Schmerzen nach Amputation, Phantomschmerzen

Auslösende Faktoren
- scharfe Schnitte durch Messer, Glas, Glassplitter, Papier
- Postoperativ: Schnitte, zahnchirurgische Eingriffe
- Bauchoperationen
- Prostata-Operationen (Harnröhrenstriktur, Blutungen, Schmerzen)
- Katheterisierung (Cystitis)
- übermässiger Geschlechtsverkehr (Cystitis)
- Amputationen (Schmerzen)
- Kopfverletzungen
- Misserfolg (z.B. bei Sportlern)

Gemüt
- launisch, leicht beleidigt, leicht gereizt
- scheu, will alleine sein
- wehleidig
- deprimiert, hoffnungslos

Kopf
- Kopfschmerzen nach Kopfverletzung, die lange vorher stattgefunden hat, < Berührung (Komplement zu *Arnica*)

Augen
- nach Augenoperation (Katarakt, Kornea) bewirkt Staphysagria eine schnelle Heilung ohne Komplikationen

Nase
- ständiges Nasenbluten nach Nasenoperation, z. B. nach Polypektomie

Mund
- hilfreich nach Zahnbehandlung, bei der das Zahnfleisch geschnitten werden musste
- Folge einer Wurzelbehandlung, überempfindlich gegenüber Wärme und Kälte

Verdauung
- Nausea nach Narkose
- Postoperative Bauchkoliken, < ganz wenig essen oder trinken, jedoch keine eigentliche Diarrhoe
- nach Bauchoperation: schmerzhafte, empfindliche Narben, auch noch Wochen danach

Harnwege
- Harnretention nach Operation oder Katheterisierung, nach der Entbindung
- Zystitis nach Bauchoperationen
- Schmerzen und Harnretention nach Dammschnitt
- erfolgloser Harndrang
- brennen in der Harnröhre ausser während dem Urinieren, > während der Miktion
- Drang und Schmerz nach der Miktion mit Gefühl von unvollständiger Entleerung
- Gefühl eines Tropfens, der ständig in der Harnröhre rollt
- Harnverhalten nach Katheterisierung
- Schmerzen < nach dem Urinieren, zwischen den Miktionen, wenn er nicht uriniert; > während der Miktion

Haut
- schmerzhafte Narben, die durch scharfe Schnittwunden oder

nach einem chirurgischen Eingriff (speziell Bauchoperationen) entstanden sind (*Hyper, Caust, Phos*)
- Verletzungen durch scharf schneidende Gegenstände (Messer, Glas etc.)

Modalitäten

Verschlimmerung: Ärger, Kummer, Berührung, kalte Getränke, Tabak
Besserung: Ruhe, Wärme

Leitsymptome
- Mittel erster Wahl bei scharfen Schnittwunden durch Messer, Glas, Glassplitter, Papier etc.
- extreme Empfindlichkeit; stechende, ziehende, schiessende Schmerzen < Berührung
- launisch, leicht beleidigt, leicht gereizt
- schüchtern, will alleine sein
- sehr ängstlich, hat Angst vor dem eigenen Schatten
- Zahnschmerzen < Berührung, kalte Getränke, Essen
- Bauchkolik nach Bauchchirurgie
- Darmsymptome < kleinste Menge Essen oder Trinken
- Brennen in der Harnröhre zwischen den Miktionen, > während der Miktion
- sitzt Stunden zum Urinieren, hat das Gefühl, als sei die Harnblase nicht entleert
- schläfrig tagsüber, schlaflos nachts

Siehe auch Kapitel:
Augenverletzungen; chirurgische Eingriffe; Nervenverletzungen; Ohrenverletzungen; Schnittwunden

Sulfuricum acidum
Schwefelsäure, H_2SO_4

Synonyme: Acidum sulfuricum, Acidum sulphuricum rectificatum
Abkürzung: Sul-ac
Ausgangssubstanz: Die Reinsubstanz

Einführung
Acidum sulfuricum ist besonders im späteren Stadium einer Verletzung indiziert.
Bei Weichteilverletzungen ergänzt es die Wirkung von *Arnica*, bei Drüsenverletzungen führt es die Wirkung von *Conium* weiter und nach Knochenverletzungen folgt es gut auf *Ruta*. Es entfernt die anhaltenden blauen oder schwarzen Verfärbungen der Verletzungen, unabhängig davon, ob diese noch schmerzhaft sind oder nicht.

Miasmen
- psorisch, tuberkular

Indikationen
- Verletzungen mit blauen und schwarzen Verfärbungen
- Kopfverletzungen und Folgen davon, wie z. B. Depression, Epilepsie oder Hirntumor
- Augenverletzungen
- Gangrän nach Verletzung
- Frostbeulen

Auslösende Faktoren
- Verletzung
- Kopfverletzung
- Hirnerschütterung,

- Augenverletzung
- chirurgische Eingriffe
- Verstauchung

Gemüt
- Abneigung zu antworten, antwortet nur mit «Ja» und «Nein»
- irritiert, nie zufrieden
- abwechslungsweise ernst und witzig
- hastig, immer in Eile
- wehleidig, leicht verängstigt

Kopf
- Gehirnerschütterungen, wenn die Haut kalt und der Körper in kalten Schweiss gebadet ist
- Schmerzen in den Armen und Fingern krampfartig oder wie elektrischer Schock
- hält die Hände in Kopfnähe

Augen
- Augenverletzung mit intraokularer Blutung. Die Augenlider sind schwer zu öffnen
- Acidum sulfuricum leistet hervorragende Dienste beim sogenannten «blauen Auge». Wenn nach dem akuten Stadium (in dem oft *Arnica* indiziert ist) eine blau-schwarze Hautverfärbung um das Auge bestehen bleibt

Haut
- entfernt seit langem bestehende, blau-schwarz gefärbte Blutergüsse, die von Wundgefühl und Steifheit der betroffenen Stelle begleitet sind oder auch schmerzlos sein können
- Frostbeulen mit Gangränneigung
- böse Folgen von mechanischem Trauma mit Quetschungen und livider Haut. Die Schmerzen entwickeln sich langsam, hören aber plötzlich auf

- Gangrän nach mechanischer Verletzung
- juckender Dekubitus, evtl. abszedierend
- alte Narben, die wieder rot und schmerzhaft werden

Modalitäten

Verschlimmerung: extreme Hitze oder Kälte, Berührung, Druck, Kaffee, Kaffeegeruch, am Abend
Besserung: Wärme, Liegen auf der betroffenen Seite

Leitsymptome
- ermüdet schnell; überwältigende Müdigkeit
- schwitzt leicht; stark riechender und schwer abwaschbarer Schweiss
- Gefühl von Zittern im ganzen Körper ohne tatsächliches Zittern
- blaue und schwarze Verfärbungen der Verletzungen, mit oder ohne Wundsein
- indiziert bei Verletzungen, wenn die Haut kalt und mit kaltem Schweiss gebadet ist
- alte Narben öffnen sich, werden rot, blau, bluten erneut
- ausgeprägte Abneigung gegen Kaffeegeruch
- Schmerzen entwickeln sich langsam, hören aber abrupt auf

Siehe auch Kapitel:
Augenverletzung

Symphytum officinale
Beinwell

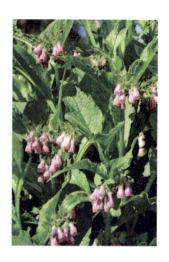

Synonyme: Wallwurz, Schwarzwurz
Abkürzung: Symph
Familie: Boraginaceae, Raublattgewächse
Ausgangssubtanz: Frische, vor Beginn der Blüte gesammelte Wurzel

Einführung
Symphytum hat eine starke Wirkung auf den Knochen. Es kommt zum Einsatz nach dem *Arnica*-Stadium; *Arnica* nimmt bei Verletzungen der Knochen die Weichteilschwellung weg und resorbiert die Blutergüsse, Symphytum wirkt auf die Periostschmerzen, fördert die Kallus-Bildung und beschleunigt die Heilung. Es ist gleichermassen wirksam bei Augenverletzungen, die durch einen Schlag mit einem stumpfen Gegenstand («blaues Auge») erfolgt sind, wenn vor allem die orbitalen Knochen verletzt wurden und als Komplement zu *Arnica*.
Es ist sehr nützlich bei alten Frakturen, die eigentlich gut verheilt sind, aber bei denen es immer noch zu stechenden Schmerzen durch Berührung des Frakturortes kommt.
Symphytum sollte auch verschrieben werden bei älteren Patienten mit langsam oder schlecht heilenden Frakturen.

Miasmen
- psorisch, syphilitisch, sykotisch

Indikationen
- Knochenverletzungen
- Knochenbrüche, schlecht heilende Knochenbrüche

- Periostitis
- traumatische Arthritis
- Verletzungen der Bänder und Sehnen, Sehnenentzündung
- Nasenverletzungen
- Augenverletzungen
- Schmerzen nach Amputation
- Magengeschwür, vor allem nach Bauchverletzung
- Quetschwunden

Auslösende Faktoren
- Verletzung
- Schlag
- Operationen

Augen
- bei Augenverletzungen durch Schläge mit Entwicklung eines sog. «blauen Auges» kommen in erster Linie zwei Mittel in Frage: *Arnica* und Symphytum. Bei *Arnica* betrifft die Verletzung vor allem die Weichteile. Bei Symphytum sind die orbitalen Knochen verletzt und sehr schmerzhaft. Es ist also ein tieferer Schmerz als bei *Arnica*. Die Schmerzen sind stechend und brennend. Die Augenlider bleiben krampfartig geschlossen und können fast nicht geöffnet werden. Die blaue Verfärbung dauert lange an

Nase
- Verletzung der Nase durch einen Schlag, Stoss, Boxschlag
- fördert schnelle Heilung bei nasalen Frakturen

Magen
- Magengeschwür nach Bauchverletzung; stechende Schmerzen, < beim Stehen

Bewegungsapparat

- konstitutionell haben Symphytum-Patienten schwache, leicht brüchige Knochen
- Symphytum ist im zweiten Stadium eines Knochenbruches, nach dem «*Arnica*-Stadium» (siehe auch unter *Arnica*), indiziert, das heisst, erst einige Tage nach dem Unfall. Symphytum wirkt auf die Periostschmerzen, fördert die Kallus-Bildung und beschleunigt die Heilung
- sehr nützlich bei Frakturen, die nicht zusammenwachsen wollen (Komplement: *Calc-p*); Splitterbrüche, Impressionsfrakturen
- typisch sind prickelnd-stechende Schmerzen an der Frakturstelle. Als Komplement zu Symphytum kann man später auch *Calcium phosphoricum* verabreichen (D6, 1 mal pro Tag während 3 Tagen, zwei Tage Pause, wieder 3 Tage verabreichen etc. während 3 Wochen)
- bleibende Reizung und Prickeln an der Frakturstelle oder am Amputationsstumpf
- Periostitis mit prickelnd-stechenden Schmerzen und Wundgefühl
- traumatische Arthritis, Verstauchung, Sehnenentzündung mit prickelnd-stechenden Schmerzen
- Quetschungen des Knochens oder der Knochenhaut mit prickelnd-stechenden Schmerzen
- Rückenschmerzen und allgemeine Körperschmerzen bei Boxern und Ringern. Die Schmerzen sitzen tiefer als bei *Arnica*

Modalitäten

Verschlimmerung: Bewegung, Berührung, Druck, Stehen (Magenschmerzen)
Besserung: Wärme

Leitsymptome
- prickelnd-stechende Schmerzen an der Frakturstelle, auch bei Frakturen, die Jahre zuvor entstanden sind
- Symphytum lindert bei Frakturen das Prickeln und fördert die Kallusbildung
- Periostschmerzen nach Abheilen der Wunden
- Augenverletzungen durch einen Schlag mit einem stumpfen Gegenstand, wenn vor allem die orbitalen Knochen verletzt worden sind und als Komplement zu *Arnica*, das heisst, wenn das am Anfang ausgeprägte Wundgefühl vergangen ist, die Stelle aber noch schmerzhaft ist
- die Beschwerden sind < Berührung, Druck und > Wärme

Siehe auch Kapitel:
Augenverletzungen; Knochenverletzungen; Nasenverletzungen; Quetschwunden

Teil IV

Repertorium

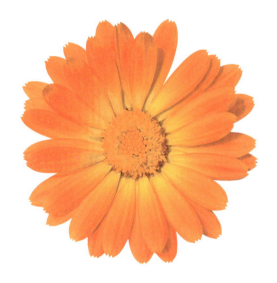

Repertorium der Verletzungen

Dieses Repertorium der Verletzungen basiert auf Arzneien aus dem vorliegenden Buch. Das Repertorium erhebt keinen Anspruch auf Vollständigkeit, sondern sollte vielmehr für den Leser eine Orientierungshilfe zur Mittelwahl darstellen.
Es wurde in folgenden Rubriken aufgeteilt:

Auslöser	321 - 323
Gemüt	324 - 327
Schwindel	327
Kopf	328 - 329
Kopfschmerzen	328 - 330
Augen	329
Ohren	330
Nase	330 - 331
Mund	331
Magen-Darm	331 - 332
Harnwege	332
Frau / Mann	333
Herz	333
Atemwege	334
Bewegungsapparat	334 - 338
Schlaf	338 - 339
Haut	339 - 341
Allgemein	341 - 342
Modalitäten Verschlimmerung	342 - 344
Modalitäten Besserung	344 - 346

Die Symptome wurden alphabetisch und ohne Wertegrade eingeordnet. Dort wo es sinnvoll erschien, wurden Unterrubriken erstellt. Die lokalen Modalitäten wurden unter der entsprechenden Rubrik erwähnt, die allgemeinen Modalitäten befinden sich unter der Rubrik „Modalitäten".

Auslöser

- Abkühlung nach Überhitzung, zu rasche (Bell-p, Bry, Coloc, Rhus-t)
- Amputation (All-c, Con, Hyper, Phos-ac, Staph, Symph)
- Angst (Acon, Apis, Arg-n, Arn, Ars, Cocc, Coff, Gels, Hyper, Op, Phos, Stram)
- Baden, Schwimmen (Ant-c, Calc, Mag-p, Rhus-t)
- Bisse, von Schlangen und anderen giftigen Tieren (Apis, Arn, Ars, Bell, Cedr, Echi, Hyper, Lach, Led, Stram, Sul-ac)
- Bisse, von Tieren (Acon, Apis, Arn, Calen, Con, Echi, Hyos, Hyper, Lach, Led, Lyss, Op, Plan, Sec, Stram)
- Blutdruck, hoher: siehe Hypertonie
- Blutdruck, tiefer: siehe Hypotonie
- Blutverlust (Calc, Carb-v, Chin, Ferr-p, Ip, Phos-ac, Phos, Verat)
- Blutzucker, tiefer: siehe Hypoglykämie
- Druckstellen (Bov)
- Entbindung (Arn, Canth, Carb-v, Chin, Gels, Ham, Hyos, Ip, Podo, Puls, Ruta, Sep)
- Entbindung, Zangengeburt (Arn, Ham, Hyper, Nat-s)
- Erfrierung (Acon, Agar, Arn, Ars, Bad, Carb-v, Nit-ac, Nux-m, Petr, Puls, Rhus-t, Zinc)
- Fahrt, lange (Arn, Bell-p, Carb-v)
- Geschlechtsverkehr, übermässiger (Arn, Staph)
- Getränke, kalte bei Überhitzung: siehe Abkühlung
- Gewichte heben (Arn, Calc, Carb-v, Cocc, Nux-v, Podo, Rhus-t, Ruta, Sep)
- Hitze (Bell, Bry, Canth, Carb-v, Cocc, Ferr-p, Glon, Mosch)
- Höhenlage (Ars, Coca, Phos)
- Hypertonie (Bell, Glon)
- Hypoglykämie (Chin, Gels, Mosch)
- Hypotonie (Con, Gels, Mosch)
- Injektion (Hyper, Led)
- Insektenstiche (Apis, Arn, Bell, Canth, Ech, Hyper, Led, Mosch, Urt-u, Vespa)
- Kälte (Acon, Agar, Bell, Bell-p, Calc-p, Caust, Coloc, Ferr-p, Gels, Hep, Mag-p, Psor, Rhus-t, Sep, Sil)
- Katheterisierung: siehe Operation
- Nachrichten, schlechte (Apis, Calc, Calc-p, Gels, Lyss, Med, Mez, Nat-m)
- Nasswerden (Calc, Caust, Elaps, Nat-s, Phyt, Puls, Rhus-t, Sep)
- Nesselfieber, Unterdrückung von (Rhus-t)

- **Operation** (Acet-ac, Acon, Arn, Ars, Camph, Caust, Chin, Echi, Ferr-p, Gels, Ham, Hep, Hyper, Med, Nux-v, Op, Phos, Phos-ac, Pyrog, Sil, Staph, Sul-ac, Thiosin)
  - **Augenoperation** (Arn, Calc-f, Calen, Caust, Echi, Led, Ham, Rhus-t, Sil, Staph, Symph, Thiosin)
  - **Bauchoperation** (Arn, Bell-p, Chin, Hyper, Op, Staph)
  - **Katheterisierung** (Apis, Arn, Canth, Ham, Mag-p, Staph)
  - **Operation, Mamma-Reduktionsplastik** (Arn, Calc, Con, Phyt)
  - **Narkose** (Acet-ac, Ars, Hep, Hyos, Ip, Med, Nux-m, Nux-v, Op, Phos, Phos-ac, Psor, Staph, Stram, Verat)
  - **Nasenoperation** (Arn, Ferr-p)
  - **Ovariektomie** (Apis, Arn)
  - **Prostataoperation** (Arn, Caust, Con, Erig, Staph)
  - **Tonsillektomie** (Arn, Calc, Ferr-p, Phos, Sil)
- **Quetschung** (Arn, Bad, Bell-p, Con, Ham, Hyper, Led, Ruta, Sul-ac, Symph)
- **Riss, Hautriss** (Arn, Calen, Echi, Ham)
- **Schlag** (Arn, Bell-p, Calen, Con, Echi, Glon, Nat-s)
- **Schleudertrauma:** siehe Verletzungen, Schleudertrauma
- **Schnee, Lawine:** siehe Erfrierung
- **Schnitt** (Arn, Hyper, Plan, Staph, Sul-ac)
- **Schock** (Acon, Arn, Ars, Camph, Carb-v, Chlor, Coff, Gels, Hyper, Op)
- **Schweissen** (Arn, Ham, Merc, Nat-s)
- **Sonne** (Acon, Agar, Apis, Bell, Bry, Canth, Gels, Glon)
- **Steissbein, Fall auf das** (Arn, Bell-p, Con, Hyper, Mez, Sil)
- **Stich** (Apis, Arn, Bell, Hep, Hyper, Led, Nit-ac, Sil)
- **Stromschlag** (Arn, Ars, Elect)
- **Tierbisse:** siehe Bisse
- **Überanstrengung** (Arn, Bad, Bell-p, Bov, Bry, Carb-v, Chin, Coloc, Con, Mag-p, Mosch, Ruta, Rhus-t)
- **Überanstrengung der Augen** (Agar, Arg-n, Arn, Gels, Nat-m, Ruta)
- **Überheben:** siehe Gewichte heben
- **Überraschung** (Coff, Gels, Puls)
- **Überstreckung** (Arn, Bell-p, Calc, Coloc, Podo, Rhus-t)
- **Unfall:** siehe Verletzung

- Verbrennung (Acon, Arn, Ars, Calen, Canth, Carbol-ac, Caust, Phos)
- Vergiftung
  Kohlendioxidvergiftung (Carb-v)
  Lebensmittelvergiftung (Ars, Carb-v, Ip, Puls, Nux-v, Verat)
- Verletzung
  Augenverletzung (Acon, Arn, Bell, Con, Euphr, Ham, Hyper, Led, Ruta, Sil, Staph, Sul-ac, Symph, Merc, Phys)
  Bänder- und Sehnenverletzungen (Apis, Arn, Bell, Calen, Rhus-t, Ruta)
  Gelenkverletzungen (Apis, Arn, Bell, Bry, Caust, Led, Ruta)
  Knochenverletzungen (Ang, Arn, Bov, Calc, Calc-p, Phyt, Ruta, Symph)
  Kopfverletzung (Arn, Bell, Bry, Calc, Chin, Cic, Con, Hep, Hyper, Nat-m, Nat-s, Phos, Rhus-t, Sil, Staph, Sul-ac)
  Muskelverletzung (Arn, Bell-p, Bov, Bry, Calen, Ham, Rhus-t)
  Nasenverletzung (Arn, Elaps, Ham, Hep, Symph)
  Nervenverletzung (Con, Hyper, Led, Phos)

Ohrenverletzung (Arn, Bell, Hyper, Staph, Plan)
Rückenverletzung (Arn, Bad, Bell-p, Bry, Calc, Calc-p, Con, Gels, Hyper, Phos-ac, Rhus-t, Ruta, Sep, Sil, Syph)
Schleudertrauma (Acon, Aml-ns, Arn, Ars, Calc, Camph, Carb-v, Chin, Cic, Cocc, Con, Gels, Hell, Hyper, Mez, Nat-s, Op, Phos, Psor, Verat)
- Verstauchung (Arn, Bell-p, Bov, Bry, Led, Rhus-t, Ruta, Sul-ac, Symph)
- Wetter, feuchtes Wetter (Agar, Ars, Calc, Hep, Nat-s, Rhus-t)
- Wind, kalter (Acon, Ars, Bell, Bry, Caust, Hep, Mag-p, Nux-v, Psor, Rhus-t, Sep, Sil)
- Zahnarbeit (Arn, Calen, Gels, Ham, Hep, Hyper, Mill, Phos, Staph, Trill)

Gemüt

- **Aggressiv** (Acon, Ars, Bell, Hep, Nit-ac, Nux-v, Staph)
- **Alleinsein**
  - < (Acon, Ars, Calc, Camph, Con, Elaps, Phos, Stram, Zinc)
  - \> (Carb-v, Ferr-p, Hell, Led, Op, Nat-m, Op, Phos-ac, Sep, Staph, Sul-ac)
  - **Verlangen nach** (Bry, Cocc, Led, Phos-ac, Sil, Staph, Verat, Zinc)
- **Ängste**
  - **Alleinsein, vor dem** (Acon, Ant-c, Ant-t, Apis, Arg-n, Ars, Con, Elaps, Gels, Lyss, Phos, Psor, Puls)
  - **Apoplexie, vor** (Glon)
  - **beobachtet zu werden** (Arg-n, Calc, Con, Lach, Sil)
  - **berührt zu werden** (Ant-c, Ant-t, Arn, Bell, Coff, Coloc, Gels, Hep, Lach, Mag-p, Nat-m, Nit-ac, Phos-ac, Sil, Staph)
  - **Erwartungsängste:** siehe Ängste vor Wettkampf
  - **finanzielle** (Ars, Calc, Calc-f, Caust, Mez, Nux-v, Psor, Rhus-t, Sep)
  - **Fliegen, vor dem** (Arg-n, Bell)
  - **Höhenangst** (Arg-n, Hyper, Nat-m, Puls, Staph)
  - **ohnmächtig zu werden, Anfall zu kriegen** (Agar, Arg-n, Puls)
  - **Operation, vor** (Acon, Arn, Ars, Gels)
  - **Regen, vor** (Elaps)
  - **Schmerzen, vor** (All-c, Ars, Bry, Coff, Gels)
  - **Tod, vor dem** (Acon, Apis, Arg-n, Ars, Bry, Calc, Caust, Cocc, Coff, Con, Ferr-p, Gels, Glon, Lach, Mosch, Nat-m, Nit-ac, Nux-m, Nux-v, Op, Phos, Phos-ac, Phyt, Psor, Puls, Rhus-t, Sec, Staph, Stram, Verat)
  - **Tod, sagt seine Todesstunde voraus** (Acon, Ars, Arg-n)
  - **unheilbaren Krankheiten, vor** (Arg-n, Ars, Calc, Nat-m, Nit-ac, Phos, Phos-ac, Sep)
  - **vergiftet zu werden** (Apis, Ars, Bell, Bry, Glon, Hyos, Ign, Lach, Lyss, Nat-m, Nit-ac, Phos, Phos-ac, Rhus-t, Verat-v)
  - **Verletzungen, vor körperlichen** (Arg-n, Arn, Ruta)
  - **Wettkampf, vor** (Acon, Arg-n, Gels, Sil)

Zukunft, vor (Acon, Arg-n, Ars, Bry, Calc, Carb-v, Chin, Cic, Ferr-p, Gels, Lach, Led, Nat-m, Nit-ac, Phos, Psor, Puls, Rhus-t, Sep, Sil, Staph)

- **Ängstlich, Feigling** (All-c, Apis, Arg-n, Ars, Calc, Calen, Carb-v, Chin, Con, Gels, Led, Nat-m, Phos-ac, Psor, Puls, Sil, Staph, Sul-ac, Verat)
- **Antworten, Abneigung zu:** siehe Sprechen
- **Apathisch;** siehe Gleichgültigkeit
- **Arbeit, denkt nur an seine Arbeit** (Acet-ac, Bry, Nux-v, Rhus-t)
- **Ärger;** siehe Gereiztheit
- **Arzt, schickt den Arzt weg, will keine Hilfe;** siehe Hilfe, verweigert
- **Aufgeregt** (Agar, Ferr-p, Phos)
- **Berührung, Abneigung gegen** (Agar, Ant-c, Ant-t, Bell, Bry, Chin, Coff, Hell, Hep, Lach, Nat-m, Sep, Sil, Staph, Stram, Zinc)
- **Darandenken, <** (Arg-n, Ars, Calc-p, Caust, Con, Gels, Hell, Nit-ac, Nux-m, Nux-v)
- **Darandenken, >** (Camph, Cic, Hell, Mag-c)
- **Empfindlich, leicht beleidigt und verletzt** (Apis, Arg-n, Ars, Calc, Calc-p, Carb-v, Camph, Cocc, Coff, Colch, Coloc, Gels, Hep, Ign, Lyss, Mag-p, Merc, Nat-m, Nat-s, Nit-ac, Nux-v, Puls, Sep, Sil, Staph, Verat, Zinc)
- **Erschöpft:** siehe Kapitel Allgemein
- **Fallen, lässt Dinge aus der Hand fallen** (Apis, Bov, Con, Hell, Hyos, Lach, Mez, Nat-m, Sep, Stram)
- **Faul, phlegmatisch** (Calc, Chin, Nat-m, Nit-ac, NUx-m, Puls, Sep, Zinc)
- **Fehlerfindend** (Arn, Ars, Caust, Chin, Iod, Lach, Nux-v, Sep, Staph, Verat)
- **Gedächtnis, schlechtes** (Arn, Bry, Cic, Calc-p, Caust, Con, Gels, Glon, Hyper, Nat-c, Nat-m, Nat-s, Nux-m, Op, Phos, Phos-ac, Sep, Sil, Staph, Sulph, Zinc)
    Hitzschlag, nach (Bry, Gels, Glon, Nat-c, Nat-m, Sulph)
    Kopfverletzung, nach (Arn, Cic, Con, Hyper, Nat-m, Nat-s, Op, Phos, Phos-ac, Sil, Staph, Sulph, Zinc)
    Operation, nach (Med, Op)
- **Gereiztheit** (Ant-c, Apis, Ant-c, Ang, Ant-t, Arn, Ars, Bell, Bov, Bry, Calen, Camph, Carb-v, Chin, Coloc, Echi, Gels, Glon, Hep, Led, Nat-s, Mosch, Nit-ac, Op, Ruta, Staph, Sul-ac, Verat-v)

- **Gesellschaft**
  - **< in Gesellschaft** (Bell, Calc-p, Cic, Gels, Led, Nat-m, Nux-v, Op, Sul-ac)
  - **> in Gesellschaft** (Agar, Arg-n, Ars, Calc, Camph, Con, Elaps, Hyos, Nit-ac, Phos, Stram)
  - **Abneigung gegen** (Bell, Bry, Carb-v, Cic, Ferr-p, Gels, Hell, Hyos, Nat-m, Nux-v, Sep, Sul-ac)
- **Gleichgültigkeit** (Aml-ns, Apis, Carb-v, Chin, Con, Ferr-p, Gels, Nat-s, Op, Phyt)
  - **Zustand, gegenüber seinem** (Agar, Op)
- **Grobes Verhalten, ohne Manieren** (Ant-c, Arn, Bell, Canth, Coloc, Hep, Lach, Led, Lyss, Nit-ac, Nux-v, Sec, Staph)
- **Hass, Menschenhass** (Agar, Hep, Led, Nit-ac, Nux-v)
- **Hastig, in Eile** (Arg-n, Ars, Camph, Coff, Hep, Iod, Lach, Merc, Mosch, Nit-ac, Nux-v, Sul-ac)
- **Hilfe, verweigert die** (Apis, Arn, Gels, Hell, Hep, Op)
- **Hoffnungslos** (Acon, Ars, Bry, Calc, Coff, Hell, Hep, Nit-ac, Phyt, Psor, Puls, Sep, Sil, Sul-ac, Verat, Zinc)
- **Lärmempfindlich** (Acon, Bell, Caust, Chin, Cocc, Coff, Con, Lach, Lyss, Merc, Nat-m, Nat-s, Nit-ac, Nux-m, Nux-v, Op, Phos, Phos-ac, Sep, Sil, Zinc)
- **Launisch:** siehe Stimmung, wechselhafte
- **Misstrauisch, skeptisch** (Ars, Calc, Caust, Chin, Cic, Hyos, Lach, Merc, Mez, Nat-m, Nat-s, Nit-ac, Nux-v, Op, Phos, Puls, Rhus-t, Ruta, Sep, Sil, Stram, Sul-ac, Verat, Verat-v)
- **Müdigkeit:** siehe schläfrig oder erschöpft
- **Musik, <:** siehe Kapitel Modalitäten
- **Musik, Abneigung gegen** (Acon, Carb-v, Nat-s, Nux-v)
- **Nervös:** siehe unruhig
- **Niedergeschlagen** (Agar, Ars, Calc, Caust, Chin, Con, Gels, Hyper, Led, Iod, Mag-p, Nat-m, Nat-s, Phos, Phos-ac, Psor, Puls, Rhus-t, Sep, Staph, Zinc)
- **Phlegmatisch:** siehe faul
- **Schläfrig:** siehe Kapitel Schlaf
- **Schwach:** siehe erschöpft
- **Sprechen, Abneigung zu** (Ang, Bell, Chin, Con, Gels, Glon, Led, Nat-s, Sul-ac)
- **Stimmung, wechselhafte** (Agar, Ang, Arg-n, Ars, Bell, Chin, Coff, Hyos, Iod, Mag-p, Nat-m, Nux-m, Nux-v, Phos, Psor, Puls, Ruta, Sep, Sil, Staph, Stram, Sul-ac, Valer, Zinc)

Schwindel

- Traurig: siehe niedergeschlagen
- Überempfindlich, Schmerzen, auf (Acon, Arn, Bell, Chin, Calen, Coff, Coloc, Gels, Hep, Hyper, Lyss, Mosch, Nat-m, Nit-ac, Nux-v, Phos, Puls, Staph, Sul-ac)
- Unruhig (Acon, Ant-c, Apis, Arg-n, Ars, Bell, Calc-p, Calen, Canth, Hell, Hyos, Led, Mag-p, Merc, Mosch, Phos, Rhus-t, Staph, Stram, Sul-ac, Zinc)
- Unzufriedenheit (Apis, Ars, Bry, Calc-p, Chin, Coff, Coloc, Iod, Ip, Led, Merc, Mosch, Nat-m, Nit-ac, Nux-v, Phos, Puls, Rhus-t, Ruta, Sep, Staph, Sul-ac)
- Vergesslich: siehe Gedächtnis
- Verwirrtheit (Bell-p, Bov, Calen, Camph, Canth, Echi, Glon, Hyper, Nat-s, Nux-m, Op, Podo, Phos)
- Wehleidig: siehe Überempfindlich, Schmerzen, auf
- Weinen
  - < (Arn, Bell, Canth, Hep, Nit-ac, Verat)
  - möchte, kann es aber nicht (Gels, Rhus-t)
  - weinerlich (Apis, Canth, Caust, Chin, Cic, Cocc, Con, Gels, Hell, Lith-c, Nat-s, Puls, Rhus-t, Ruta)

- Augen schliessen, < (Aml-ns, Apis, Arg-n, Arn, Ars, Hep, Lach, Phos-ac, Sep, Sil, Stram)
- Augen schliessen, > (Acon, Con, Gels)
- Bett, < im (Coff, Con, Puls, Rhus-t)
- Drehen
  - als ob sich alles im Kreis drehen würde (Bry, Con, Puls)
  - auf die linke Seite < (Con)
  - auf die Seite < (Bell, Con, Phos, Rhus-t)
  - Kopf drehen < (Con)
- Fallen, Neigung zu
  - hinten, nach (Arg-n, Bov, Bry, Calc, Caust, Chin, Lach, Led, Phos, Petr, Phos-ac, Rhus-t, Sil)
  - links, nach (Bell, Calc, Caust, Lach, Nat-m, Staph, Stram, Zinc)
  - rechts, nach (Acon, Caust, Nat-s, Sil, Zinc)
  - seitlich (Acon, Calc, Cocc, Con, Nux-v, Puls, Sil)
  - vorne, nach (Bell, Calc-p, Camph, Elaps, Ferr-p, Lach, Led, Nat-m, Nux-v, Op, Petr, Phos-ac, Puls, Rhus-t, Sil)
- Hochheben des Kopfes vom Bett, < beim (Arn, Bry, Calc, Chin, Nat-s, Nux-v, Phos)

- Kopfverletzung, nach (Arn, Cic, Con, Hy-per, Nat-m, Nat-s, Op)

Kopf

- Epilepsie, Folge von Kopftrauma (Arn, Cic, Hyper, Nat-s, Op, Rhus-t, Sul-ac)
- Hirnerschütterung: siehe Auslöser, Verletzung, Kopfverletzung
- Hitzschlag, Sonnenstich (Acon, Aml-ns, Ant-c, Bell, Bry, Camph, Gels, Glon, Lach, Nat-m, Verat-v)
- Hitzschlag, chronische Folgen von (Nat-m, Nat-c, Lach, Op, Puls, Sulph)

Kopfschmerzen

- Aufplatzende (Arg-n, Bell, Bry, Chin, Calc, Glon, Lach, Lyss, Nat-m, Aml-ns, Phos, Sep)
- Augen schliessen > (Acon, Bell, Bry, Calc, Gels, Nat-m, Sep, Sil)
- Augen, Überanstrengung der, Folge von (Agar, Arg-n, Arn, Calc-p, Caust, Ham, Nat-m, Phos, Phos-ac, Ruta, Sil)
- Bandage, feste um den Kopf > (Arg-n, Bry, Calc, Chin, Hep, Lach, Mag-p, Nat-m, Puls, Pyrog)
- Beugen des Kopfes nach hinten, < (Arn, Glon)
- Beugen des Kopfes nach hinten, > (Bell, Cocc, Gels, Glon, Hyper, Phos-ac)
- Bewegen Kopf hin und her > (Gels, Sep)
- Bewegung, < (Aml-ns, Ant-c, Bell, Bry, Camph)
- Blutandrang zum Kopf, mit (Acon, Aml-ns, Bell, Bry, Elaps, Gels, Glon, Lach, Meli, Nat-m, Op, Phos, Verat-v)
- Bohrt den Kopf in das Kissen bei Kopfschmerzen (Bell, Bry, Hell, Stram)
- Erbrechen, > nach (Arg-n, Gels, Glon, Lach)
- Haare offen lassen > (Bell, Hyos)
- Huts, Tragen eines, < (Calc-p, Carb-v, Glon, Lach, Nit-ac, Sil)
- Kalte Anwendungen, > (Acon, Apis, Bry, Ferr-p, Glon, Lach, Puls)
- Kopfverletzung, nach (Arn, Bell, Bry, Calc, Calc-s, Cic, Con, Hep, Hyper, Nat-m, Nat-s, Phos, Rhus-t, Sil, Staph, Sul-ac)
- Liegen > (Ant-c, Bell, Bry, Calc, Gels, Hell, Nat-m, Nux-v, Phos-ac, Phos, Sil, Verat)
- Miktion, reichliche, > (Acon, Ferr-p, Gels, Nat-m, Sep, Sil)

- Nacken, im, erstrecken sich zu den Augen (Arg-n, Calc, Gels, Glon, Lach, Nat-m, Petr, Phos-ac, Sep, Sil)
- Nasenbluten, > (Ant-c, Bell, Bry, Ferr-p, Glon, Ham, Hyos, Lach, Mill, Petr, Psor)
- Pulsierende (Acon, Bell, Con, Glon, Hep, Phos, Puls, Rhus-t)
- Schiessende (Bell, Caust, Sil, Staph)
- Schlaf, > (Bell, Gels, Glon, Hyos, Phos, Puls, Sang, Sep)
- Schnee, beim Anschauen von (Acon, Agar, Bell, Glon)
- Sonne, von (Acon, Ant-c, Bell, Bry, Camph, Chin, Gels, Glon, Lach, Nat-m, Puls, Stram)
- Trinken, von kaltem Wasser, > (Aml-ns, Bry)
- Wärme, zudecken, > (Ars, Bell, Hep, Nux-v, Psor, Rhus-t, Sep, Sil, Stront-c)

Augen

- Auge, blaues (Arn, Symph, Sul-ac)
- Augenliderzuckungen (Agar, Calc, Cic, Caust, Mez)
- Akkomodationsstörungen, nach Verletzung (Arg-n, Nat-m, Phys, Ruta)
- Berührung, < (Arn, Bell, Euphr, Hyper, Staph, Symph)
- Bindehautentzündung: siehe Conjunctivitis
- Blutungen, retinale und sub- konjunktivale nach Verletzung (Arn, Bell, Ham, Lach, Phos, Sulph, Sul-ac)
- Blutungen, Vorderkammer nach Augenoperation, in der (Arn, Lach, Led, Phos, Staph)
- Conjunctivitis, traumatische (Apis, Arn, Ferr-p, Ham, Hep, Puls, Sulph, Symph)
- Cornea, Transplantation, Ent- zündungen nach (Calen, Echi, Sil, Staph)
- Erblinden (Acon, Agar, Arn, Glon, Lith-c)
- Fremdkörpergefühl in den Augen (Apis, Arg-n, Arn, Calc-p, Caust, Euphr, Gels, Hep, Merc, Nat-m, Nit-ac, Sil)
- Gerstenkorn (Arn, Bell, Hep, Sil)
- Glaukom (Bell, Gels, Glon, Phos, Rhus-t)
- Hornhaut: siehe Cornea
- Netzhaut: siehe Blutung, retinale
- Photophobie (Agar, Arg-n, Ars, Bell, Calc, Caust, Con, Elaps, Euphr, Ferr-p, Gels, Merc, Nat-m, Nux-v, Op, Phos, Rhus-t, Sil, Zinc)

- **Ptose der Augenlider** (Ars, Bell, Caust, Con, Gels, Nit-ac, Nux-m, Nux-v, Op, Puls, Rhus-t, Sep, Stram, Verat, Zinc)
- **Schneeblindheit** (Acon, Agar, Arn, Cic, Glon, Lith-ac, Op, Phos)
- **Tränenfluss, ätzender** (Apis, Ars, Ars, Euphr, Merc, Rhus-t)
- **Überanstrengung der Augen, feiner Arbeit mit den Augen Augenbeschwerden nach,** (Arg-n, Arn, Con, Nat-m, Ruta)
- **Verletzung der Augen** (Acon, Arn, Bell, Calc, Con, Euphr, Ham, Hyper, Led, Ruta, Sil, Staph, Sul-ac, Symph, Merc, Phys)

Ohren

- **Knötchenbildung nach Ohrringstechen** (Con, Sil)
- **Schmerzen**
  - **aufplatzende** (Bell, Caust, Glon, Merc, Phos)
  - **brennende** (Aml-ns, Apis, Ars, Caust, Merc)
  - **Kribbeln, mit** (Hyper)
  - **reissende** (Bell, Caust, Chin, Merc, Puls)
  - **schiessende** (Acon, Bell, Hyper, Plan, Staph)
  - **stechende** (Arg-n, Bell, Caust, Chin, Con, Puls)
  - **Wundgefühl** (Arn, Chin, Puls, Ruta)
- **Tinnitus** (Arn, Carb-v, China, Con, Ferr-p, Nat-s, Op, Phos-ac, Psor)
- **Trommelfellperforation** (Arn, Med, Staph)
- **Überempfindlichkeit auf Geräusche, hört alles zu laut** (Bell, Hyper)
- **Verletzung der Ohren** (Arn, Bell, Hyper, Staph, Plan)
  - **chronische Folgen von** (Calc, Calc-s, Hep, Sil, Graph, Psor, Merc)
  - **Schlag, durch** (Arn, Staph)
  - **spitzige Gegenstände, durch** (Staph)
- **Verwachsungen im Ohr nach Ohroperationen** (Kali-i, Sil, Thiosin)

Nase

- **Nasenbluten** (Acon, Arn, Bell, Bry, Carb-v, Chin, Croc, Elaps, Ferr-p, Glon, Ham, Ip, Lach, Mill, Nit-ac, Nux-v, Phos, Staph)
  - **Nasenwurzel, mit Schmerzen an der** (Acon)
  - **Hitze, durch** (Acon, Bell, Bry, Glon, Nat-m)
  - **traumatisches** (Arn, Carb-v, Elaps, Ham, Lach, Mill, Phos-ac, Phos, Staph)

- Nasenbluten, Blut
    - dunkel-schwarz (Carb-v, Chin, Croc, Elaps, Ham, Lach, Nux-v)
    - dickflüssig (Carb-v, Croc, Elaps, Lach, Nux-v)
    - fadenziehend (Croc)
    - gehen, < (Arn, Elaps)
    - hellrot (Acon, Arn, Bell, Ferr-p, Glon, Ip, Mill, Phos)
    - klumpig (Bell, Carb-v, Chin, Croc, Elaps, Ip, Lach, Nit-ac, Rhus-t)
- Verletzung der Nase (Arn, Elaps, Ham, Hep, Symph)

Mund

- Blutung, Zahnextraktion, nach (Arn, Ham, Phos, Trill)
- Geschmack im Mund, bitter (Bry, Arg-n, Bry, Calc-s, Calen, Nat-m, Puls)
- Infekt, zahnärztlichem Eingriff, nach (Hep, Sil)
- Mundgeruch, stinkend (Ant-c, Ars, Carb-v, Merc, Nit-ac, Nux-v, Phos, Psor, Py-rog)
- Trockener Mund, kein Durst (Apis, Bell, Bry, Camph, Carb-v, Cocc, Gels, Nit-ac, Nux-m, Nux-v, Op, Psor, Puls, Sil, Stram)
- Verbrennung, heisse Getränke und Nahrung, durch (Canth, Ham)

- Zunge, belegt mit roter Spitze (Ars, Py-rog, Rhus-t)
- Zunge, weiss belegt (Ant-c, Ant-t, Arg-n, Ars, Bry, Calc, Chin, Glon, Nat-m, Nat-s, Nit-ac, Nux-v, Psor, Sil)
- Zunge, weiss belegt mit roten Rändern (Echi)
- Zunge, zitternd (Apis, Bell, Camph, Gels, Glon, Lach, Merc, Phos-ac, Op)

Magen-Darm

- Appendizitis (Arn, Bell, Coloc, Echi, Nux-v, Op, Rhus-t)
- Aufstossen (Ant-t, Arg-n, Ars, Camph, Carb-v, Chin, Nux-v, Phos, Puls, Sul-ac)
- Bauchkolik, Bauchkrämpfe (Ars, Bry, Bell, Carb-v, Coloc, Glon, Mag-p, Puls, Verat)
- Bauchoperation, Beschwerden nach (Arn, Chin, Staph)
- Durchfall (Arg-n, Ars, Camph, Carb-v, China, Gels, Nux-v, Phos, Podo, Verat)
    - erschöpft, nach dem (Ars, Camph, Chin, Phos, Stram, Verat)
    - Erwartungsspannung bei (Arg-n, Gels)
- Durst, kalte Getränke auf (Acon, Ars, Bry, Calc, Calc-s, Chin, Nat-s, Op, Phos)

- Durst, kaltes Wasser auf, das sofort wieder erbrochen wird (Ars, Bry, Nux-v, Zinc)
- Erbrechen
  Bewegung, bei der geringsten (Ant-t, Ars, Bry, Colch, Nux-v, Petr, Verat)
  Erleichterung, ohne (Arg-n, Chin)
  Essen, sofort nach dem (Ars, Verat, Verat-v)
  faulen Eiern, riecht nach (Agar, Arn, Coff, Petr, Phos, Psor, Sep, Sulph)
- Gastritis (Acon, Arn, Ars, Bry, Carb-v, Chin, Coloc, Ip, Mag-p, Nux-v, Phos, Puls, Rhus-t, Verat)
  eiskalten Getränken nach, wenn der Körper überhitzt ist (Acon, Bry, Coloc, Mag-p, Phos, Rhus-t, Verat)
- Lebensmittelvergiftung (Ars, Camph, Carb-v, Chin, Ip, Nux-v, Puls, Verat)
- Magenbeschwerden: siehe Gastritis
- Magengeschwür, Bauchverletzung, nach (Op, Staph, Symph)
- Reisekrankheit (Calc, Calc-p, Cocc, Nux-v, Petr, Sep, Tab)
- Stuhl, stinkend, faulig (Ars, Carb-v)
- Übelkeit beim Fahren: siehe Reisekrankheit
- Übelkeit durch Essensgeruch (Ars, Cocc, Ip, Nux-v, Sep)
- Verstopfung mit erfolglosem Stuhldrang (Bov, Nux-v, Ruta, Sep, Sil)

Harnwege

- Harnretention (Acon, Arn, Ars, Canth, Caust, Op, Puls, Rhus-t, Sep, Staph)
  Angst, Schock bei (Acon, Op, Staph)
  Entbindung, nach (Arn, Ars, Canth, Caust, Op, Puls, Rhus-t, Sep, Staph)
  hält sich die Genitalien mit den Händen (Acon)
  Operation, nach (Acon, Arn, Caust, Op, Staph)
  Sonnenbaden, Hitzschlag nach (Acon, Canth)
- Harninkontinenz, Prostataoperation, nach (Caust, Staph)
- Harnverhalten: siehe Harnretention
- Harnblasenentzündung (Acon, Apis, Arn, Bry, Canth, Nit-ac, Nux-v, Puls, Sep, Staph)
- Harnblasenentzündung, Schmerzen
  Druck auf Genitalien, > (Canth)

letzte Tropfen der Miktion, < (Apis)
Miktionen, zwischen < (Bry, Staph, Sulph)
übermässiger sexueller Aktivität, nach (Arn, Canth, Sep, Staph)
Wasser trinken < (Canth)
Wasser, kaltes, < (Canth)
Wasserlösen, vor, während und nach (Canth, Nit-ac, Puls)
- Katheterisieren, Folge von (Acon, Arn, Ham, Mag-p, Staph)
- Lähmung der Harnblase (Arn, Ars, Caust, Con, Gels, Mag-p, Nux-v, Op, Phos)
  Entbindung, nach (Arn, Ars, Caust, Phos, Zinc)

Frau / Mann

- Abort ,drohender nach Trauma (Arn, Bell-p, Ham, Hyper, Rhus-t)
- Brustknoten, Verletzung, Folge von (Bell-p, Bry, Calc-f, Calc-p, Con, Iod, Nit-ac, Phyt, Sil)
- Dammschnitt, Dammriss (Arn, Calen, Hyper, Staph)
- Mastitis, infolge von Verletzung (Arn, Bell, Bell-p, Bry, Con, Hep, Iod, Sil)
- Orchitis, Verletzung, nach (Arn, Con, Ham, Puls)
- Ovaritis, Wundgefühl im ganzen Bauch (Arn, Ham)
- Ovaritis, traumatische (Apis, Arn, Con, Ham)
- Prostatareizung nach Rückenverletzung (Arn, Con)
- Uterusprolaps
  Überanstrengung, nach (Podo, Rhus-t)
  Überheben, nach (Calc, Nux-v, Podo, Rhus-t, Sep)
  Ziehen- nach-unten, mit (Podo, Sep)

Herz

- Angst in der Brust, als würde das Herz aufhören zu schlagen, muss aufstehen und sich bewegen (Gels)
- Herzbeschwerden, Höhe oder Bergen, in < (Coca, Glon, Phos)
- Herzklopfen, Angst und Schreck, nach (Acon, Coff, Gels, Nat-m, Nux-m, Op, Puls, Stram)
- Hypertrophie des Herzens von Überanstrengung, harter Arbeit (Arn, Caust, Co-ca, Rhus-t)

Atemwege

- Aspirationspneumonie (Ant-t, Ars, Carb-v, Phos, Sil)
- Atemnot, < treppauf (Ars, Calc)

- Atemversagen (Carb-v, Chlf)
- Atmung, erschwerte, rasselnde (Ant-t, Arn, Hep, Ip, Op, Phos, Puls, Verat)
- Beklemmungsgefühl in der Brust (Bry, Carb-v, Phos)
- Bluthusten, Verletzung des Brustkorbes, nach (Acon, Arn, Erig, Ferr-p, Ham, Mill, Phos)
- Ertrinken, Folge von (Acon, Ant-t, Carb-v, Hyosc, Lach, Lyss, Op, Phos, Sil, Stram, Tarent)
- Lufthunger (Ant-t, Carb-v, Chin)
- Nasenflügelatmung (Ant-t, Carb-v, Phos)
- Thoraxverletzungen, Atembeschwerden nach (Ruta)

Bewegungsapparat

- Akren, Verletzung der (Hyper, Led)
- Amputationen, Phantomschmerzen, nach (All-c, Hyper, Staph, Symph)
- Amputationsstumpf, im (All-c, Arn, Hyper, Led, Phos-ac, Staph, Symph)
- Arthritis, traumatische (Apis, Arn, Bell, Bry, Calc, Led, Nat-s, Rhus-t, Ruta, Symph)
- Bänder, Verletzungen der (Apis, Arn, Bell, Calen, Rhus-t, Ruta)
- Berührungsempfindlichkeit der Wirbelsäule (Agar, Calc, Hyper)
- Bett sei zu hart, Gefühl, als ob (Arn, Bapt, Podo, Pyrog)
- Bewegung, < erste (Caust, Rhus-t, Ruta)
- Bewegung, > kontinuierliche (Calc-f, Caust, Rhus-t)
- Bewegung, des schmerzhaften Teils > (Rhus-t, Ruta)
- Bursitis (Apis, Arn, Bell, Bry, Caust, Led, Rhus-t, Ruta)
- Diskushernie (Arn, Bry, Hyper, Mag-p, Rhus-t)
- Fersensporn (Ant-c, Calc, Calc-f, Led, Nat-s, Phyt, Rhus-t)
- Fraktur: siehe Knochenbruch
- Fussohlen, empfindliche, nach Rennen (Mag-p)
- Fussohlen, schmerzhaft, empfindlich (Led, Med)
- Ganglion (Calc, Calc-f, Med, Ruta, Sil)
- Gelenke, Verletzungen der (Apis, Arn, Bell, Bry, Calc, Calc-f, Caust, Led, Rhus-t, Ruta)
- Gelenkentzündung: siehe Arthritis
- Gelenkschmerzen: siehe Arthritis oder Schmerzen
- Gichttendenz (Led, Nux-v)
- Halskehre: siehe Tortikollis
- Hexenschuss: siehe Diskushernie oder Rückenverletzung

- Ischialgie
    Anstrengung beim Stuhlen < (Nux-v, Rhus-t, Sil)
    Bein anziehen > (Ars, Coloc)
    brennende Schmerzen tief in den Knochen, keine Kraft im Bein (Ruta)
    husten < (Caust)
    krampfartige, schiessende Schmerzen gefolgt von Taubheitsgefühl (Mag-p)
    schiessende Schmerzen, meist linksseitig (Caust, Rhus-t)
    Stuhlgang, Windabgang > (Coloc, Nat-s, Nux-v)
    Verkürzungs- und Verkrampfungsgefühl, mit (Caust, Coloc, Mag-p, Rhus-t)
- Kallusbildung (Calc-p, Symph)
- Kälte
    erkrankten Körperteils, des (Led)
    gelähmten Körperteile, der (Ars, Caust, Nux-v, Rhus-t, Zinc)
    gesamten Körpers, des (Camph, Gels, Mosch, Stront-c, Verat)
    Hände und Füsse, der (Ars, Camph, Carb-an, Carb-v, Gels, Nux-v, Op, Phos, Rhus-t, Verat)
- Knacken der Gelenke (Ant-c, Bry, Calc, Calc-f, Caust, Led, Nat-m, Nit-ac, Petr, Phos, Rhus-t)
- Knieschmerzen
    < treppab (Bad, Caust, Rhus-t, Ruta)
    < treppauf (Calc, Calc-p, Lith-c, Ruta)
- Knochen, Verletzung der (Ang, Bov, Arn, Calc, Calc-p, Phyt, Ruta, Symph)
- Knochenbruch, langsame Heilung von (Calc, Calc-p, Nit-ac, Phos, Phos-ac, Ruta, Sil, Staph, Symph)
- Knochenbruch, prickelnd-stechenden Schmerzen an der Frakturstelle (Hyper, Symph)
- Knochenbruch, Schmerzen im alten (Bov, Ruta, Symph)
- Knochenhautentzündung: siehe Periostitis
- Knoten, als ob der ganze Körper voller wäre (Arn, Syph)
- Krämpfe
    Handgelenken, in den nach Schrauben oder Hämmern (Mag-p)
    Muskelkrämpfe (Bov, Calc, Carb-an, Coloc, Mag-p, Verat)

Repertorium 335

Zehen, in den, nach langer Anstrengung (Mag-p)
- Kribbelgefühl (Apis, Hyper, Ruta) siehe auch Taubheitsgefühl
- Lähmung
    absteigende (Caust, Merc)
    aufsteigende (Agar, Arg-n, Ars, Con, Phos)
    chirurgischem Eingriff an der Wirbelsäule, nach (Arn, Bell-p, Con, Hyper, Rhus-t, Staph)
    Schmerzen in gelähmten Teilen (Agar, Arn, Ars, Calc, Caust, Cocc, Phos, Sil)
- Luxation: siehe Verrenkung
- Meniskus, Verletzung von (Arn, Bry, Rhus-t)
- Muskelatrophie, nach Verletzung (Bov, Caust, Led, Phos)
- Muskelkater (Arn, Bell-p, Bry, Calc, Mag-p, Rhus-t)
- Muskelkrämpfe: siehe Krämpfe
- Muskelriss (Arn, Bell-p, Bov, Calen, Carb-an, Caust, Con, Ham)
- Nagelumlauf: siehe Panaritium
- Nagelverletzung: siehe Akren, Verletzung der
- Neuralgie (Agar, All-c, Bell-p, Calc, Con, Hyper, Mag-p, Nat-s)
- Osteomyelitis (Calc, Hep, Nit-ac, Sil)
- Panaritium
    Nadelstich unter den Nagel, Folge von (All-c, Arn, Bell, Bov, Hyper, Led, Myris, Sil, Sulph)
- Periostitis (Ang, Arn, Phyt, Ruta, Symph)
- Rippenfraktur (Arn, Symph)
- Rückenschmerzen: siehe Rückenverletzung
- Rückenverletzung (Arn, Bad, Bell-p, Bry, Calc, Con, Hyper, Rhus-t, Ruta, Symph)
- Schleimbeutelentzündung: siehe Bursitis
- Schleudertrauma (Acon, Aml-ns, Arn, Ars, Calc, Camph, Carb-v, Chin, Cic, Cocc, Con, Gels, Hell, Hyper, Mez, Nat-s, Op, Phos, Psor, Verat)
- Schmerzen
    aufsteigende (Led)
    bohrende (Caust, Led, Merc)
    brennende (Acon, Apis, Ars, Bell, Carb-v, Caust, Coloc, Phos-ac, Phos, Ruta)
    krampfartige (Caust, Coloc, Mag-p)
    lähmender Schwäche, gefolgt von (Staph)
    prickelnde (Ruta, Symph)
    reissende (Acon, Agar, Caust, Chin, Coloc, Con, Lach, Nat-s, Rhus-t, Ruta, Staph)
    schiessende (Acon, Agar, All-c, Bell, Calc, Con, Ferr-p, Hep, Hyper, Led, Mag-p,

Rhus-t, Ruta)
schneidende (Apis, Bell, Bov, Coloc, Staph)
splitterartige (Hep, Nit-ac)
stechende (Acon, Apis, Ars, Bell, Bry, Calc, Calen, Coloc, Con, Hep, Led, Nat-s, Nit-ac, Puls, Rhus-t, Sil, Staph, Symph)
stechende, im Rücken, beim Tiefatmen (Bry, Coloc)
Taubheitsgefühl gefolgt von (Acon, Hyper)
Unruhe, mit (Acon, Arn, Ars, Bad, Bry, Caust, Chin, Ferr-p, Nat-s, Rhus-t, Ruta)
Unruhe, mit, < durch Bewegung (Acon, Arn, Bad, Bry, Chin, Ferr-p, Ruta)
Unruhe, mit, > durch Bewegung (Caust, Nat-s, Rhus-t)
ziehende (Ars, Bry, Calc, Carb-v, Caust, Cocc, Coloc, Led, Nit-ac, Nux-v, Puls, Rhus-t, Staph)

• Schulterblättern, Schmerzen zwischen den (Arg-n, Arn, Ars, Calc, Glon, Nat-s, Phos, Rhus-t, Ruta)
    Schmerzen zwischen den, < atmen (Arn, Bry, Calc)
    Schmerzen zwischen den, > reiben (Phos)

• Schulterschmerzen
    < Arm seitwärts anheben (Caust)
    > Arm hängen lassen (Con, Sang)
    < Arm hochheben (Bry, Caust, Con, Ferr, Nit-ac, Phos, Rhus-t, Sang, Sulph)

• Schwäche, paralytische im betroffenen Teil (Bov, Carb-v, Caust, Cocc, Gels, Glon, Op, Phyt, Rhus-t, Ruta, Staph)

• Schwächegefühl, Beinen, in den (Arg-n, Ars, Bov, Caust, Chin, Cocc, Con, Gels, Nux-m, Nux-v, Phos, Phos-ac, Rhus-t, Ruta, Sulph, Zinc)

• Schwächegefühl, Rücken im (Agar, Calc, Calc-p, Gels, Ham, Nat-m, Nux-m, Phos, Phos-ac, Psor, Rhus-t, Sep, Sul-ac)

• Schwellung, blass-rosa (Apis, Bry)

• Schwellung, hellrot, glänzend (Bell)

• Sehnen, Verletzungen der (Apis, Arn, Bell, Calen, Rhus-t, Ruta)

• Sehnenentzündung: siehe Sehnen, Verletzungen der

- **Splitter, Folge von** (Arn, Hep, Lach, Led, Myris, Nit-ac, Petr, Sil)
- **Steifigkeit** (Bry, Calc, Caust, Con, Led, Mag-p, Phyt, Rhus-t, Ruta)
- **Steissbeinneuralgie** (Arn, Bell-p, Calc, Con, Hyper, Mez, Sil)
   < **stehen** (Con)
- **Streifen, rote, unterhalb des betroffenen Gelenks** (Bell)
- **Taubheitsgefühl** (Acon, Arn, Calc, Caust, Chin, Cocc, Con, Gels, Hyper, Mag-p, Mez, Rhus-t, Ruta, Sep, Staph)
- **Tendinitis:** siehe Sehnen, Verletzungen der
- **Tennisellenbogen** (Arn, Bry, Hyper, Ruta, Rhus-t)
   mit Taubheitsgefühl und Kraftlosigkeit, > Arm ständig bewegen (Rhus-t)
- **Tortikollis** (Arn, Bad, Bry, Caust, Gels, Rhus-t)
- **Verkürzungsgefühl** (Caust, Coloc, Mosch, Rhus-t)
- **Verletzungen, Nerven** (Con, Hyper, Led, Phos)
- **Verrenkung** (Arn, Bell-p, Led, Rhus-t, Ruta)
- **Verstauchung** (Arn, Bell-p, Bov, Bry, Led, Rhus-t, Ruta, Sul-ac, Symph)
- **Wundgefühl** (Arn, Bell-p, Bad, Calen, Ham, Mag-p, Rhus-t, Ruta, Symph)
- **Zerrung** (Arn, Bry, Rhus-t, Ruta)
- **Zittern** (Aml-ns, Chin, Cocc, Coff, Gels, Phos, Puls, Rhus-t)
- **Zuckungen, Muskelzuckungen** (Agar, Bell, Coff, Gels, Glon, Hyos, Nux-m, Op, Rhus-t, Stram, Zinc)
   verletzte Stelle, um die (Calen, Hyper, Led)

Schlaf

- **Schlaf, > nach kurzem** (Ars, Nux-v, Phos, Phos-ac, Ruta, Sep)
- **Schlaf, < nach** (Arn, Con, Lach, Op, Phos-ac, Puls, Staph, Stram, Verat)
- **Schlaflosigkeit ab 3h** (Bell-p, Nux-v)
- **Schlaflosigkeit mit häufigem Gähnen** (Gels)
- **Schläfrig, kann aber nicht schlafen** (Acon, Agar, Apis, Ars, Bell, Calc, Coca, Coff, Con, Lach, Nat-m, Op, Phos, Puls, Sep, Staph, Stram)
- **Schläfrigkeit, ausgeprägte** (Aml-ns, Ant-t, Apis, Arn, Ars, Bell, Bov, Camph, Carb-v, Caust, Coca, Con, Gels, Glon, Hell, Hy-per, Ip, Mosch, Nux-m, Op, Phos-ac, Staph, Verat)

- Träume
    - Anstrengung, von starker, erschöpfender körperlicher (Arn, Hyper, Iod, Lach, Phos, Puls, Rhus-t, Verat)
    - Geschäft, Beruf, von (Bry, Calc, Elaps, Lach, Nux-v, Psor, Puls, Pyrog, Rhus-t, Sil)
    - Tieren, von, gebissen zu werden (Hyos, Merc, Phos, Puls)
    - Unfall, von (Arn, Ars, Nat-s, Nux-v, Op, Puls)

Haut

- Abszess (Arn, Bell, Bell-p, Calc, Calen, Hep, Sil)
- Ausschlag, allergischer, nach Insektenstichen (Apis, Led)
- Bluterguss (Arn, Bad, Carb-v, Con, Ham, Iod, Lach, Led, Phos, Ruta, Sul-ac, Symph)
    - bläulich (Arn, Bad, Carb-v)
    - blau-schwarz (Sul-ac)
    - infiziert (Iod)
    - kupferfarbig (Bad)
    - persistierend, schmerzlos (Calc)
    - rot (Arn, Bell, Iod)
    - schmerzarm (Ham)
    - steinhart (Arn, Bad, Con, Iod)
- Dekubitus (Arn, Ars, Bell-p, Calen, Echi, Kali-p, Pyrog)
- Erfrierungen (Acon, Agar, Arn, Ars, Bad, Carb-v, Nit-ac, Nux-m, Petr, Puls, Rhus-t, Zinc)
    - Blasenbildung, mit (Ars, Rhus-t)
    - Farbe, blau (Bad, Carb-v, Nux-m, Puls)
    - Farbe, dunkel, schwarz (Ars, Carb-v)
    - Farbe, rot (Bad, Nit-ac, Petr, Zinc)
    - Farbe, violett (Carb-v)
    - Rissen, blutigen, mit (Petr)
    - schmerzarm (Carb-v)
    - Spannungsgefühl der Haut (Nit-ac)
    - Taubheitsgefühl, mit (Carb-v)
- Erfrierungen, Schmerzen
    - brennende (Ars, Carb-v, Petr)
    - juckende (Nit-ac, Petr, Puls, Zinc)
    - kribbelnde (Zinc)
    - prickelnde (Rhus-t)
    - pulsierende (Puls, Zinc)
    - reissende (Ars)
    - Splittergefühl (Nit-ac)
    - stechende (Nit-ac)
    - stechend-brennende (Acon)
    - Wundgefühl (Arn, Bad, Rhus-t)

ziehende (Ars)
- **Frostbeule:** siehe Erfrierungen
- **Gangrän** (Anthra, Ars, Canth, Carb-an, Carb-v, Chin, Echi, Lach, Sec, Sul-ac)
- **Hämatom:** siehe Bluterguss
- **Insektenstiche:** siehe Auslöser, Insektenstiche
- **Karbunkel** (Ars, Calen, Carb-v, Echi, Hep, Sil)
- **Keloide:** siehe Narben
- **Knoten, steinharte, nach Verletzung** (Calc-f, Con, Iod, Phyt, Sil)
- **Narben**
  - infizierte (Calen, Hep, Sil)
  - Keloide (Sil, Thios)
  - öffnen sich und bluten erneut (Carb-an, Caust, Lach, Nat-m, Phos, Sil, Sul-ac)
  - Schmerzen in (Caust, Hyper, Lach, Lyss, Nat-m, Nit-ac, Phos, Psor, Sil, Sul-ac, Staph)
- **Nesselfieber** (Apis, Ars, Bov, Con, Rhus-t)
  - Druckstellen, an (Bov)
  - körperlicher Anstrengung, nach (Calc, Con)
  - Medikamenten- oder Nahrungsmittelallergie, bei (Apis, Ars)
  - Nasswerden, nach (Rhus-t)
- **Prellung:** siehe Wunde, Quetschwunde
- **Quetschwunde:** siehe Wunde
- **Risswunde:** siehe Wunde
- **Schnittwunde:** siehe Wunde
- **Schürfung:** siehe Wunden, Abrasionswunde
- **Schwitzen der bedeckten Körperteilen im Schlaf** (Bell)
- **Starrkrampf:** siehe Tetanus
- **Stichwunde:** siehe Wunde
- **Tetanus** (Acon, Arn, Cocc, Hyos, Hyper, Led, Nux-v, Op, Stram)
- **Tierbisse:** siehe Auslöser, Bisse
- **Ulcus cruris**
  - mit Schmerzen, als ob er geschlagen worden wäre (Calen)
  - eitrig (Calen, Carb-an, Hep, Lach, Merc, Mez, Nit-ac, Psor, Sil)
- **Umlauf:** siehe Bewegungsapparat, Panaritium
- **Urticaria:** siehe Nesselfieber
- **Verbrennung** (Acon, Arn, Ars, Calen, Canth, Carbol-ac, Caust, Phos)
  - infizierte (Ars, Calen, Carbol-ac, Echi)
- **Verfärbung**
  - anhaltende nach Verletzung (Led, Sul-ac)
  - blaue (Arn, Sul-ac)
  - kupfer-blaue (Bad)

rote (Bad, Bell)
schwarze (Ars, Carb-v)
violette (Anthraci, Carb-an, Carb-v, Lach)

- Wunden

  Abrasionswunde (Arn, Calen)
  alte öffnen sich wieder und bluten (Carb-v, Nit-ac, Phos)
  Fremdkörper, mit (Acon, Arn, Hep, Hyper, Led, Sil)
  Quetschwunde (Arn, Bad, Bell-p, Con, Ham, Hyper, Led, Ruta, Sul-ac, Symph)
  Quetschwunde, Quetschung von Drüsengewebe (Con, Ham)
  Risswunde (Arn, Calen, Echi, Ham)
  Schnittwunde (Arn, Hyper, Plan, Staph, Sul-ac)
  Stichwunde (Apis, Aran, Arn, Bell, Calc, Con, Hep, Hyper, Led, Nit-ac, Sil)

- Zuckungen um die Wunde (Calen, Hy-per, Led)

Allgemein

- Blutungen (Acon, Aran, Arn, Carb-v, Chin, Croc, Erig, Hyper, Ip, Lach, Mill, Nit-ac, Phos, Trill)

  Angst, mit (Acon, Arn)
  Angst, ohne (Ham, Mill)
  Bewegung, < (Acon, Croc, Erig, Hyper, Ip)
  Erschöpfung, mit unverhältnismässiger (Ars, Chin, Ham, Phos)
  fadenziehend (Croc)
  fahren, während > (Nit-ac)
  Farbe, dunkel (Carb-v, Croc, Ham, Hyper, Nit-ac, Trill)
  Farbe, Fleischwasser, wie (Nit-ac)
  Farbe, hellrot (Acon, Arn, Bell, Ferr-p, Erig, Ip, Mill, Phos, Trill)
  liegen, > (Acon, Aran, Chin, Hyper, Ip)
  Lufthunger, mit (Carb-v, Chin)
  nachts, < (Arn, Hyper, Lach, Mill, Nit-ac, Phos)
  schmerzlose (Hyper, Mill)
  Schwitzen, mit (Chin, Ip)
  Übelkeit, mit (Ip)

- Blutvergiftung (Echi, Hep, Pyrog)
- Erschöpfung (Ars, Bell-p, Bov, Calen, Carb-v, Chin, Coca, Con, Echi, Gels, Ip, Mag-p, Mosch, Sul-ac)

- **Fröstelig** (Aran, Ars, Calc, Calc-p, Caust, Chin, Hep, Hyper, Mag-p, Mosch, Nit-ac, Nux-v, Phos, Phos-ac, Phyt, Psor, Puls, Rhus-t, Sep, Sil, Sul-ac)
- **Hitzig** (Apis, Arg-n, Iod, Lach, Medo, Nat-m)
- **Kollaps** (Ars, Camph, Carb-v, Chin, Coff, Gels, Glon, Mosch, Verat)
- **Luft, Verlangen nach frischer** (Acon, Aml-ns, Arg-n, Carb-v, Chin, Lach, Med, Nat-s, Puls, Rhus-t)
- **Medikamentenallergie** (Apis, Ars, Nux-v)
- **Schock nach Verletzung** (Acon, Aran, Arn, Ars, Camph, Carb-v, Chlor, Coff, Gels, Hyper, Op, Stront-c)
- **Stromschlag** (Arn, Ars, Elec)

Modalitäten, Verschlimmerung

- **Abdecken** (Mag-p, Rhus-t)
- **Alkohol** (Bov, Glon, Led, Lach, Nux-v, Puls, Zinc)
- **Alleinsein** (Acon, Ars, Calc, Camph, Con, Elaps, Phos, Stram, Zinc)
- **Anstrengung, geistige** (Arg-n, Calc, Calc-p, Echi, Kali-p, Lach, Med, Nat-m, Nux-v, Phos, Phos-ac, Sep, Sil, Staph, Sulph)
- **Anstrengung, körperliche** (Arn, Ars, Calc, Echi, Hyper, Mag-p, Mosch, Ruta)
- **Ärger** (Coloc, Staph)
- **Bad, kaltes, bei Nervenverletzungen** (Bell-p)
- **Beleidigung** (Coloc, Staph)
- **Bergauf: siehe treppauf**
- **Berührung** (Acon, Agar, Ang, Anthraci, Apis, Arn, Ars, Bad, Bell, Bell-p, Bov, Bry, Calen, Canth, Carb-ac, Carb-v, Cic, Con, Euphr, Ferr-p, Gels, Ham, Hep, Hyper, Iod, Mag-p, Plan, Podo, Ruta, Staph, Stram, Sul-ac, Symph, Vespa)
- **Bettwärme** (Apis, Camph, Led, Phyt, Puls)
- **Bewegung** (Ant-c, Arn, Bad, Bell, Bry, Camph, Con, Croc, Erig, Glon, Ham, Ip, Ruta, Sul-ac, Symph)

- **Bewegung, erste** (Calc-f, Caust, Con, Nat-s, Rhus-t)
- **Bewegung, kleinste** (Bry)
- **Bücken nach vorne** (Calc, Camph, Ham, Ip, Ruta)
- **Daran denken** (Ant-c, Arg-n, Ars, Calc-p, Caust, Con, Gels, Mosch, Nit-ac, Nux-v, Staph)
- **Draussen:** siehe Freien, im
- **Drehen im Bett** (Con, Nux-v)
- **Druck** (Ang, Arn, Bad, Bell-p, Calc, Carb-v, Croc, Glon, Ham, Led, Nit-ac, Nux-v, Staph, Sul-ac, Symph)
- **Durchzug** (Acon, Bry, Caust, Chin, Ham, Hep, Mag-p, Nat-s, Nux-v, Rhus-t)
- **Erschütterung** (Arn, Bell, Bry, Cic, Cocc, Con, Glon, Hyper, Rhust, Staph)
- **Erwartungssituation** (Arg-n, Arn, Gels, Kali-p, Sil)
- **Essen** (Arg-n, Ars, Bry, Cocc, Coloc, Nat-s)
- **Essen, kaltes** (Ars, Bov, Nat-s)
- **Fahren** (Cocc, Bell-p, Ham, Petr)
- **Feuchtigkeit** (Nat-s, Rhus-t)
- **Freien, im** (Bell, Calc, Cocc, Ham, Sul-ac)
- **Gesellschaft** (Bell, Calc-p, Cic, Gels, Led, Nat-m, Nux-v, Op, Sul-ac)
- **Gewitter, vor** (Gels)
- **Gewitter, vor und während** (Phos)
- **Hängenlassen der schmerzhaften Extremität** (Bell, Calc, Caust, Puls, Ruta)
- **Kaffee** (Arg-n, Bell, Bry, Bov, Canth, Cocc, Coff, Euphr, Ferr-p, Lach, Nat-s, Nux-v, Puls, Sul-ac)
- **Kälte** (Agar, Ars, Arn, Bad, Bell, Calc, Calen, Camph, Caust, Cic, Cocc, Coloc, Con, Echi, Hep, Hyper, Mag-p, Mosch, Psor, Rhus-t, Ruta, Sil, Staph, Sul-ac, Zinc)
- **Kälte, kalt-feucht** (Arn, Calc, Nux-m, Petr, Phyt, Rhus-t, Ruta, Sep)
- **Kleider, enge** (Arg-n, Bell-p, Calc, Carb-v, Chin, Lach, Nux-v, Puls)
- **Lärm** (Acon, Bell, Carb-v, Chin, Coff, Nux-v, Phos)
- **Licht** (Acon, Bell, Euphr, Merc, Sil)
- **Liegen** (Apis, Euph, Con)
- **Liegen auf der schmerzlosen Seite** (Coloc)
- **Liegen, schmerzhaften Seite, auf der** (Ars, Phos, Ruta)
- **Musik** (Acon, Bell, Carb-v, Con, Croc, Lyss, Merc, Nat-m, Nat-s, Nux-v, Phos-ac)
- **Rauchen** (Cocc, Gels, Nux-v, Petr)
- **Schlaf, < nach** (Apis, Caust, Cocc, Con, Hep, Hyos, Lach, Op, Puls, Staph, Stram, Verat)

- **Schwitzen** (Calc, Chin, Con, Merc, Phos, Phos-ac, Puls, Sep, Staph)
- **Sonne** (Agar, Bell, Bry, Gels, Glon, Lach, Nat-m, Puls, Op)
- **Treppab** (Bad, Calc-p, Caust, Rhus-t, Ruta)
- **Treppauf** (Calc, Calc-p, Con, Lith-c, Ruta)
- **Trost** (Arn, Ars, Bell, Calc-p, Chin, Gels, Hell, Merc, Nat-m, Nit-ac, Nux-v, Petr, Sep, Sil, Staph, Syph)
- **Wärme** (Acon, Aml-ns, Ant-c, Apis, Arg-n, Bov, Bry, Carb-v, Iod, Glon, Lach, Plan, Puls, Sul-ac)
- **Wasser, hören von fliessendem** (Canth, Lyss)
- **Weinen, nach** (Croc, Nat-m)
- **Wetter, kalt-feuchtes: siehe Kälte**
- **Wind** (Euphr, Ruta)
- **Wind, kalter** (Agar, Ars, Bell, Calc, Calc-p, Carb-ac, Cocc, Ham, Hyper, Nux-m, Sil)
- **Zudecken** (Apis, Camph, Carb-v, Led)
- **Zeiten**
   Abends (Bry, Carb-v, Coloc, Echi, Led, Mill, Nit-ac, Phos, Rhus-t, Staph, Sul-ac)
   Mittags (12.00-14.00 Uhr) (Ars)
   Mitternachts (00.00-02.00 Uhr) (Ars)

Morgens (Agar, Bov, Calc, Con, Croc, Glon, Hep, Hyper, Lach, Led, Nux-v, Phos-ac, Psor, Rhus-t, Ruta, Staph, Sul-ac)
Nachts (Acon, Apis, Ars, Bell, Coloc, Con, Glon, Hyper, Led, Mag-p, Merc, Mill, Nat-s, Nit-ac, Phos, Puls, Rhus-t)

Modalitäten, Besserung

- **Alleinsein** (Carb-v, Ferr-p, Led, Hell, Op, Nat-m, Op, Phos-ac, Sep, Staph, Sul-ac)
- **Aufstossen** (Ant-t, Camph, Carb-v, Nux-v, Phos, Sul-ac)
- **Beine anziehen** (Ars, Coloc)
- **Beine hochlagern** (Carb-v, Phyt, Puls)
- **Bettwärme** (Bell, Caust, Elect)
- **Beugen, nach vorne** (Bov, Coloc, Con, Mag-p)
- **Bewegung** (Apis, Arg-n, Ars, Calen, Gels, Phos-ac, Puls, Rhus-t, Ruta)
- **Bewegung, gebeugt umhergehen** (Con, Mag-p)
- **Bewegung, kontinuierliche** (Aran, Bell-p, Calc-f, Caust, Con, Nat-s, Rhus-t)

- **Bewegung, langsame** (Agar, Ars, Puls)
- **Draussen:** siehe Freien, im
- **Druck** (Bry, Chin, Coloc, Con, Mag-p, Nat-s, Podo, Rhus-t, Ruta)
- **Essen** (Cic, Coca, Croc, Iod, Phos, Psor)
- **Essen, warmes** (Ars, Bov, Rhus-t)
- **Fasten** (Con, Nat-m)
- **Freien, im** (Acon, All-c, Aml-ns, Apis, Arg-n, Carb-v, Chin, Glon, Ip, Mosch, Nat-s, Puls)
- **Gesellschaft** (Agar, Arg-n, Ars, Calc, Camph, Con, Elaps, Hyos, Nit-ac, Phos, Stram)
- **Hängenlassen der schmerzhaften Extremität** (Bell, Bry, Con, Led, Rhus-t)
- **Kaffee** (Coloc, Mosch)
- **Kälte** (Acon, Apis, Bell-p, Bry, Carb-v, Iod, Glon, Led, Puls)
- **Kalte Anwendungen** (Ang, Apis, Bry, Bell-p, Canth, Glon, Led, Puls)
- **Kopf nach hinten gebeugt** (Hyper)
- **Kopf nach vorne gebeugt** (Arn)
- **Kratzen, schmerzhaftes Gelenk** (Ruta)
- **Lagewechsel** (Nat-s, Pyrog, Rhus-t)
- **Liegen** (Ant-c, Bry, Calc, Calen, Camph, Echi, Gels, Ham, Hyper, Plan)
- **Liegen mit erhöhtem Kopf** (Ars, Ant-t, Gels, Glon)
- **Liegen, auf dem Bauch** (Med, Podo, Phyt)
- **Liegen, auf dem Rücken** (Calc, Nat-s, Ruta)
- **Liegen, auf harter Unterlage** (Rhus-t)
- **Liegen, flach** (Arn, Psor)
- **Liegen, schmerzhaften Seite, auf der** (Bry, Coloc, Rhus-t, Sul-ac)
- **Luft zufächeln** (Carb-v, Chin)
- **Luft, frische** (Acon, Apis, Arn, Bry, Carb-v, Gels, Glon, Phos)
- **Massieren** (Calc, Phos, Rhus-t)
- **Massieren, Füsse** (Mosch)
- **Nasenbluten** (Ant-c, Bell, Bry, Glon, Lach, Phos)
- **Reiben** (Calc, Hyper, Mag-p, Mosch, Rhus-t, Ruta, Zinc)
- **Reisen, fahren** (Ars, Nit-ac, Phos, Puls)
- **Ruhe** (Acon, Ant-c, Arn, Bell, Bry, Canth, Erig, Ham, Hyper, Ip, Phos, Staph, Syph)
- **Schlaf, nach** (Ars, Bad, Gels, Merc, Nux-v, Phos, Phos-ac, Psor, Ruta, Sep)
- **Schlaf, nach kurzem** (Ars, Nux-v, Phos, Phos-ac, Ruta)
- **Schwitzen** (Acon, Apis, Gels, Nat-m, Nat-s, Psor, Rhus-t)
- **Stimulanzien (Tee, Kaffee, Alkohol)** (Arg-n, Coca, Gels, Mosch)

- **Strecken der Glieder** (Ang, Rhus-t)
- **Stuhlen** (Coloc, Nat-s, Nux-v)
- **Trost** (Puls)
- **Wärme** (Arn, Ars, Bad, Bell, Calc, Calen, Canth, Caust, Chin, Cic, Coloc, Gels, Hep, Mag-p, Mosch, Petr, Phyt, Rhus-t, Ruta, Sil, Staph, Sul-ac, Symph)
- **Windabgang** (Carb-v, Coloc, Nux-v, Psor, Puls)
- **Zudecken** (Ars, Bell, Calc, Carb-ac, Cocc, Ham, Hep, Psor)
- **Zusammenkrümmen** (Bell, China, Colch, Coloc, Mag-p, Nux-v, Puls)

Teil V

Verzeichnis

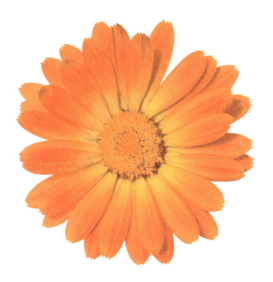

Indikationsliste

Wenn mehrere Mittel unter einem Stichwort aufgeführt sind, muss anhand der Mittelbeschreibung diejenige Arznei ausgewählt werden, deren Bild am besten mit den Krankheitssymptomen übereinstimmt.

A

Abort ,drohender nach Verletzung (Arn, Bell-p, Ham, Hyper, Rhus-t)
Abrasionswunde: siehe Schürfwunde
Abszess (Arn, Bell, Bell-p, Calc, Calen, Hep, Sil)
Amputation (All-c, Con, Hyper, Phos-ac, Staph, Symph)
Appendizitis: siehe Blinddarmentzündung
Arthritis, traumatische: siehe Gelenkentzündung, verletzungsbedingte
Auge, blaues (Arn, Symph, Sul-ac)
Augenverletzung: siehe Verletzung
Ausschlag, allergischer, nach Insektenstichen (Apis, Led)

B

Bänder- und Sehnenverletzungen: siehe Verletzung
Bauchkolik, Bauchkrämpfe (Ars, Bry, Bell, Carb-v, Coloc, Glon, Mag-p, Puls, Verat)
Bindehautentzündung, verletzungsbedingte (Apis, Arn, Ferr-p, Ham, Hep, Puls, Sulph, Symph)
Bisse, von Tieren (Acon, Apis, Arn, Calen, Con, Echi, Hyos, Hyper, Lach, Led, Lyss, Op, Plan, Sec, Stram)
Blinddarmentzündung (Arn, Bell, Coloc, Echi, Nux-v, Op, Rhus-t)
Blutdruck, hoher (Bell, Glon)
Blutdruck, tiefer (Con, Gels, Mosch)

Bluterguss (Arn, Bad, Carb-v, Con, Ham, Iod, Lach, Led, Phos, Ruta, Sul-ac, Symph)
Blutungen (Acon, Aran, Arn, Carb-v, Chin, Croc, Erig, Hyper, Ip, Lach, Mill, Nit-ac, Phos, Trill)
Blutvergiftung (Echi, Hep, Pyrog)
Blutzucker, tiefer (Chin, Gels, Mosch)
Brustentzündung, verletzungsbedingte (Arn, Bell, Bell-p, Bry, Con, Hep, Iod, Sil)
Brustknoten, Verletzung, Folge von (Bell-p, Bry, Calc-f, Calc-p, Con, Iod, Nit-ac, Phyt, Sil)
Bursitis: siehe Schleimbeutelentzündung

C

Conjunctivitis, traumatische: siehe Bindehautentzündung, verletzungsbedingte

D

Dammschnitt, Dammriss (Arn, Calen, Hyper, Staph)
Dekubitus: siehe Wundliegen
Diskushernie (Arn, Bry, Hyper, Mag-p, Rhus-t)
Durchfall (Arg-n, Ars, Camph, Carb-v, China, Gels, Nux-v, Phos, Podo, Verat)

E

Epilepsie, Folge von Kopfverletzung (Arn, Cic, Hyper, Nat-s, Op, Rhus-t, Sul-ac)
Erfrierung (Acon, Agar, Arn, Ars, Bad, Carb-v, Nit-ac, Nux-m, Petr, Puls, Rhus-t, Zinc)
Ertrinken, Folge von (Acon, Ant-t, Carb-v, Hyosc, Lach, Lyss, Op, Phos, Sil, Stram, Tarent)

F

Fersensporn (Ant-c, Calc, Calc-f, Led, Nat-s, Phyt, Rhus-t)

G

Gangrän (Anthra, Ars, Canth, Carb-an, Carb-v, Chin, Echi, Lach, Sec, Sul-ac)
Gastritis (Acon, Arn, Ars, Bry, Carb-v, Chin, Coloc, Ip, Mag-p, Nux-v, Phos, Puls, Rhus-t, Verat)
Gelenkentzündung, verletzungsbedingte (Apis, Arn, Bell, Bry, Calc, Led, Nat-s, Rhus-t, Ruta, Symph)
Gelenkverletzungen: siehe Verletzung
Gerstenkorn (Arn, Bell, Hep, Sil)
Grüner Star (Bell, Gels, Glon, Phos, Rhus-t)

H

Harnblasenentzündung (Acon, Apis, Arn, Bry, Canth, Nit-ac, Nux-v, Puls, Sep, Staph)
Harnretention (Acon, Arn, Ars, Canth, Caust, Op, Puls, Rhus-t, Sep, Staph)
Hitzschlag, Sonnenstich (Acon, Aml-ns, Ant-c, Bell, Bry, Camph, Gels, Glon, Lach, Nat-m, Verat-v)
Hodenentzündung, verletzungsbedingte (Arn, Con, Ham, Puls)
Hypertonie: siehe Blutdruck, hoher
Hypoglykämie: siehe Blutzucker, tiefer
Hypotonie: siehe Blutdruck, tiefer

I

Insektenstiche (Apis, Arn, Bell, Canth, Ech, Hyper, Led, Mosch, Urt-u, Vespa)

K

Karbunkel (Ars, Calen, Carb-v, Echi, Hep, Sil)
Knochenhautentzündung (Ang, Arn, Phyt, Ruta, Symph)
Knochenverletzungen: siehe Verletzung
Kopfverletzung: siehe Verletzung

L

Lebensmittelvergiftung (Ars, Camph, Carb-v, Chin, Ip, Nux-v, Puls, Verat)

M

Mastitis, Verletzung infolge von: siehe Brustentzündung, verletzungsbedingte
Medikamentenallergie (Apis, Ars, Nux-v)
Meniskus, Verletzung von (Arn, Bry, Rhus-t)
Muskelkater (Arn, Bell-p, Bry, Calc, Mag-p, Rhus-t)
Muskelriss (Arn, Bell-p, Bov, Calen, Carb-an, Caust, Con, Ham)
Muskelverletzung: siehe Verletzung

N

Nasenbluten (Acon, Arn, Bell, Bry, Carb-v, Chin, Croc, Elaps, Ferr-p, Glon, Ham, Ip, Lach, Mill, Nit-ac, Nux-v, Phos, Staph)
Nasenverletzung: siehe Verletzung
Nesselfieber (Apis, Ars, Bov, Con, Rhus-t)
Nervenverletzung: siehe Verletzung
Neuralgie (Agar, All-c, Bell-p, Calc, Con, Hyper, Mag-p, Nat-s)

O

Ohrenverletzung: siehe Verletzung
Orchitis, Verletzung, nach: siehe Hodenentzündung, verletzungsbedingte

P

Periostitis: siehe Knochenhautentzündung

Q

Quetschwunde (Arn, Bad, Bell-p, Con, Ham, Hyper, Led, Ruta, Sul-ac, Symph)

R

Reisekrankheit (Calc, Calc-p, Cocc, Nux-v, Petr, Sep, Tab)
Rippenfraktur (Arn, Symph)
Risswunde (Arn, Calen, Echi, Ham)
Rückenverletzung: siehe Verletzung

S

Schleimbeutelentzündung (Apis, Arn, Bell, Bry, Caust, Led, Rhus-t, Ruta)
Schleudertrauma (Acon, Aml-ns, Arn, Ars, Calc, Camph, Carb-v, Chin, Cic, Cocc, Con, Gels, Hell, Hyper, Mez, Nat-s, Op, Phos, Psor, Verat)
Schürfwunde (Arn, Calen)
Schneeblindheit (Acon, Agar, Arn, Cic, Glon, Lith-ac, Op, Phos)
Schnittwunde (Arn, Hyper, Plan, Staph, Sul-ac)
Schock (Acon, Arn, Ars, Camph, Carb-v, Chlor, Coff, Gels, Hyper, Op)
Schock nach Verletzung (Acon, Aran, Arn, Ars, Camph, Carb-v, Chlor, Coff, Gels, Hyper, Op, Stront-c)
Sehnen, Verletzungen der (Apis, Arn, Bell, Calen, Rhus-t, Ruta)
Sehnenentzündung: siehe Sehnen, Verletzungen der
Steissbeinneuralgie (Arn, Bell-p, Calc, Con, Hyper, Mez, Sil)
Stichwunde (Apis, Aran, Arn, Bell, Calc, Con, Hep, Hyper, Led, Nit-ac, Sil)
Stromschlag (Arn, Ars, Elect)

T

Tennisellenbogen (Arn, Bry, Hyper, Ruta, Rhus-t)

Trommelfellperforation (Arn, Med, Staph)

V

Verbrennung (Acon, Arn, Ars, Calen, Canth, Carbol-ac, Caust, Phos)
Vergiftung
        Kohlendioxidvergiftung (Carb-v)
        Lebensmittelvergiftung (Ars, Carb-v, Ip, Puls, Nux-v, Verat)
Verletzung
        Augenverletzung (Acon, Arn, Bell, Con, Euphr, Ham, Hyper, Led, Ruta, Sil, Staph, Sul-ac, Symph, Merc, Phys)
        Bänder- und Sehnenverletzungen (Apis, Arn, Bell, Calen, Rhus-t, Ruta)
        Gelenkverletzungen (Apis, Arn, Bell, Bry, Caust, Led, Ruta)
        Knochenverletzungen (Ang, Arn, Bov, Calc, Calc-p, Phyt, Ruta, Symph)
        Kopfverletzung (Arn, Bell, Bry, Calc, Chin, Cic, Con, Hep, Hyper, Nat-m, Nat-s, Phos, Rhus-t, Sil, Staph, Sul-ac)
        Muskelverletzung (Arn, Bell-p, Bov, Bry, Calen, Ham, Rhus-t)
        Nasenverletzung (Arn, Elaps, Ham, Hep, Symph)
        Nervenverletzung (Con, Hyper, Led, Phos)
        Ohrenverletzung (Arn, Bell, Hyper, Staph, Plan)
        Rückenverletzung (Arn, Bad, Bell-p, Bry, Calc, Calc-p, Con, Gels, Hyper, Phos-ac, Rhus-t, Ruta, Sep, Sil, Syph)
Verrenkung (Arn, Bell-p, Led, Rhus-t, Ruta)
Verstauchung (Arn, Bell-p, Bov, Bry, Led, Rhus-t, Ruta, Sul-ac, Symph)

W

Wundliegen (Arn, Ars, Bell-p, Calen, Echi, Kali-p, Pyrog)

Z

Zerrung (Arn, Bry, Rhus-t, Ruta)

Stichwortverzeichnis

A

Abkühlung 103, 233
Abort 276, 301
Absonderungen 32, 67, 185, 238, 263
Abszess 40, 51, 92, 107, 108,123, 179, 194, 224, 227
Achselschweiss 91, 231
Allergien 194, 206, 208
Ameisenlaufen 47, 93, 188 siehe auch Taubheitsgefühl
Amputation 92, 114, 279, 309, 316
Appendizitis 261, 300
Arthritis 25, 92, 206, 208, 210, 232, 234, 284, 285, 295, 296, 299, 316, 317
Aspirationspneumonie 70, 71, 73
Asthma 24, 71
Atemnot 58, 71, 84, 87, 151, 153, 163, 244, 245
Atemversagen 71, 153
Aufregung 98, 100, 120, 122, 124, 127, 143, 231, 277
Aufstossen 53, 59, 86, 132, 152, 246, 250, 252, 288
Augenblutungen, siehe Augenverletzungen
Augenliderptose 72, 83, 138, 155
Augenliderzuckungen 205
Augenoperation 38, 39, 41, 274, 284, 309
Augenschwäche 149
Augenüberanstrengung 37, 40, 213, 303, 304
Augenverletzung 37, 38, 43, 275, 277, 313, 314
Augenverletzungen **36- 43**, 222, 236, 274, 275, 277, 283, 284, 304, 308, 312, 313, 316, 318
Ausschlag, siehe Hautausschlag

B

Bänder- und Sehnenverletzungen **44 - 47**
Bänderriss 210, 236, 299, 301
Bänderzerrungen 210

Bauchkolik 248, 253, 254, 255, 262, 263, 287, 288, 309, 311
Bauchkrämpfe 272, 288
Bauchoperationen 59, 62, 189, 226, 227, 309, 310, 311
Bauchverletzung 52, 56, 316
Beinschmerzen 125, 221
Beinverletzungen 50
Beklemmungsgefühl 71, 153
Berührungsempfindlichkeit 39, 48, 164, 178, 184, 185, 189, 193, 195, 209, 221, 227, 228, 276, 277
Bewusslosigkeit 165
Bienenstiche 208
Bindehautentzündung, siehe Conjunktivitis
Bissverletzung 162, 259
Blähungen 86, 134, 252
Blasenbildung 65, 68, 158, 160, 173, 174, 217, 218, 240, 242
Blasenlähmung 142
Blindheit 37, 96, 146, 147, 148, 213
Blutandrang, siehe Kongestion
Blutdruck 83, 84, 155, 257, 264, 266, 271, 291, 292
Blutdruckabfall 250, 291
Bluterbrechen 56
Bluterguss **48 - 51**, 123, 182, 192, 205, 211, 213, 220, 221, 222, 228, 259, 274, 276, 277, 313, 315
Bluthusten 55, 73
Blutspucken 299, 300
Blutungen 39, 41, 48, 50, **52 - 57**, 58, 59, 63, 90, 91, 111, 118, 150, 172, 178, 184, 187, 188, 192, 201, 211, 213, 215, 222, 227, 228, 229, 237, 244, 245, 246, 247, 248, 249, 250, 252, 269, 274, 275, 276, 277, 283, 284, 309, 313
Blutungsschock 248
Blutvergiftung 92, 167, 192, 204, 261, 262
Blutverlust 53, 54, 59, 63, 237, 239, 245, 249, 250, 251, 252
Brandblasen, siehe Blasenbildung
Brandwunden, siehe Verbrennungen
Brustbeklemmung 58, 73, 84, 87

Brustknoten 180, 259
Brusttrauma 214
Bursitis 75, 206, 208, 224, 232, 234, 299

C

Cellulitis 105
chirurgische Eingriffe 24, **58 - 63**, 212, 265, 312
Conjunktivitis 39, 201, 284, 300

D

Dammriss 184
Dammschnitt 310
Darmdivertikel 59
Darmkarzinom 59
Darmresektion 59
Darmverschluss 59
Dehydratation 219, 242
Dekubitus 211, 218, 246, 262, 314
Delirium 118, 122, 164
Depression 14, 24, 25, 30, 61, 143, 155, 183, 278, 279, 282, 294, 297, 312
Dermatitis 240, 242
Diabetes 93
Diabetisches Koma 291
Diplopie 37, 96
Diskushernie 117, 122, 169, 171, 212, 234, 253, 254, 281, 299, 301
Druckstellen 229, 230, 231
Drüsenverletzung 181, 257
Durchfall 59, 69, 86, 87, 133, 138, 170, 194, 218, 248, 300

E

Eiterung 33, 60, 92, 121, 162, 173, 174, 185, 193, 194, 224, 242

Ekzem, siehe Hautausschlag
Entbindung 125, 275, 303, 304, 307, 310
Epilepsie 24, 30, 31, 72, 85, 97, 141, 211, 281, 294, 295, 297, 312
Erblinden, siehe Blindheit
Erbrechen 25, 81, 87, 98, 116, 126, 132, 136, 139, 140, 145, 151, 152, 218, 232, 258, 273, 295
Erfrierungen 13, **64 - 69**, 200, 203, 204, 205, 211, 215, 219, 220, 221, 246, 247, 299, 302, 312, 313
Ermüdungsfraktur 90, 93
Erschöpfung 55, 87, 88, 133, 216, 218, 219, 249, 250, 266, 267, 276, 277, 292
Ersticken 70, 87, 163, 165, 209, 272
Ertrinken **70 - 73**, 140, 200, 244
Erwartungsspannung 86, 265
Exophthalmus 147

F

Fieber 24, 51, 60, 63, 70, 74, 75, 81, 92, 160, 164, 185, 202, 208, 224, 227, 233, 238, 239, 242, 263
Fingerkrämpfe 287, 289
Fisteln 92, 194
Flugkrankheit 223
Forzepsgeburt 55, 125
Fraktur 90, 91, 92, 93, 112, 211, 229, 230, 315, 316, 317, 318, siehe auch Knochenverletzungen
Fremdkörper 36, 73, 176, 193, 196, 201, 211, 213

G

Ganglion 304, 305
Gangrän 162, 181, 190, 218, 219, 242, 246, 248, 252, 261, 312, 313, 314
Gastritis 211, 233, 234, 250, 299, 300
Gasvergiftungen 71

Gedächtnisstörungen 63, 85, 99, 115, 137, 159, 195, 270, 279
Gelenkentzündung 223, 224
Gelenkschmerzen 234, 285, 296, 299, 301, 305, 307
Gelenkverletzungen **74-79**, 206, 223, 232, 283
Gerstenkorn 213, 224
Geschwür 66, 162, 173, 194, 237, 246, 261, 263
Gewebeverlust 239
Glaukom 300
Gleichgewichtsstörungen 54, 59, 81, 88, 123, 257

H

Haarverlust 61, 99, 134, 143, 281
Halswirbelsäulenverletzung, siehe Rückenverletzung
Hämatom 31, 38, 40, 92, 98, 106, 108, 116, 179, 180
Hämaturie 52
Hämorrhoiden 180
Hämorrhoidenoperation 54, siehe auch chirurgische Eingriffe
Harnblasenentzündung 201, 202, 206, 207, 214, 240, 242, 309
Harninkontinenz 60, 62, 63, 124, 155, 293
Harnretention, siehe Harnverhalten
Harnröhrenstriktur 309
Harnverhalten 58, 62, 80, 122, 132, 150, 156, 202, 214, 242, 309, 310
Hautausschläge 24, 69, 8, 242
Hautverfärbung 177, 211, 218, 313
Heiserkeit 299, 300
Hernie 170, siehe auch Leistenbruch
Herzklopfen 80, 156, 185, 272
Herzrhythmusstörungen 80, 154
Hexenschuss 30, 122, 253, 254, 301
Hirnblutung, siehe Kopfverletzung
Hirnerschütterung 96, 97, 99, 119, 140, 156, 269, 294, 312, 313, siehe auch Kopfverletzung
Hirnschlag 119
Hirntumor 97, 98, 312

Hitzewallungen 57, 131, 161
Hitzschlag **80 - 85**, 200, 201, 206, 223, 232, 233, 240, 264, 265, 266, 271, 292
Hodenkontusion 180
Höhenkrankheit **86 - 89**, 216, 265, 279
Hornhautgeschwür, siehe Ulcus corneae
Husten 38, 86, 110, 193, 234, 305
Hypertonie 85, 177, 223, 269
Hypoglykämie 264, 267, 292
Hypothermie 60, 291

I

Impressionsfraktur 93, 317

Insektenstiche **160 - 167**, 206, 207, 208, 211, 215, 217, 223, 225, 262, 283, 285, 292
Ischialgie 127, 171, 253, 254, 255, 287, 289, 299, 301, 306

J

Juckreiz 32, 64, 66, 68, 69, 161, 163, 165, 174, 181, 189, 190, 205, 206, 242, 243, 246, 285, 300, 301, 302, 306

K

Kallusbildung 94, 318
Karbunkel 218, 237, 239, 246, 262
Katarakt 236, 238, 300, 309
Katheterisierung 62, 207, 240, 241, 275, 276, 288, 289, 308, 309, 310
Kiefersperre 97, 141, 156, 195, 282
Knochenhautentzündung 93, 229, 299, 304
Knochenverletzungen **90 - 95**, 180, 212, 229, 304, 306, 312, 315
Kohlendioxidvergiftung 244, 245
Kohlenmonoxidvergiftung 229

Kollaps 29, 53, 71, 83, 132, 134, 162, 218, 244, 248, 264, 291, 292, 293
Koma 52, 91, 94, 122, 131, 141, 151, 156, 291
Kongestion 53, 80, 87, 119, 130, 147, 183, 195, 269
Konzentrationsstörungen 99, 101, 294, 295, 297
Koordinationsprobleme 136, 155, 258, 267
Kopfschmerzen 25, 55, 57, 80, 81, 82 - 88, 96, 97, 98, 100, 101, 124, 133, 134, 136, 137, 140, 143, 170, 201, 223, 233, 234, 251, 252, 258, 262, 264, 266, 267, 268, 270, 271, 273, 281, 293, 295, 296, 297, 304, 309
Kopfverletzung 37, 58, **96 - 101**, 150, 211, 213, 249, 256, 278, 279, 280, 281, 282, 294, 295, 297, 309, 312
Krampfadern 50, 274
Krämpfe 88, 109, 117, 132, 135, 212, 287, 288, 289, 290
Krebswunden 237
Kreislaufprobleme 68, 183, 247, 272, 291, 292, 306

L

Lähmung 136, 141, 142, 156, 169, 258, 260, 279, 299
Lähmungsgefühl 82, 267, 289, 301, siehe auch paralytische Schwäche
Lampenfieber 201, 264
Lebensmittelallergie 218
Lebensmittelvergiftung 218, 245
Leistenbruch 168, 169
Lichtempfindlichkeit, siehe Photophobie
Lippenverbrennung 275, 276
Lungenblutung 56
Lungenentzündung 71
Lungenkollaps 71
Lungenlähmung 70
Lungenödem 70, 88, 217
Lymphadenitis 185
Lymphangitis 60, 162, 185, 192, 222

M

Magengeschwür 316
Magenschmerzen 300, 317
Mastitis 257, 259
Medikamentenallergie 206, 208, 218
Meningitis 81, 97, 211, 223, 295
Meniskus 24, 210, 232, 234, 299
Menstruation 172, 175, 289
Migräne 85, 99, 253, 294, 297
Müdigkeit 98, 111, 148, 149, 216, 227, 267, 291, 314
Muskelatrophie 107, 109, 145
Muskelkater **102 - 105**, 172, 211, 213, 227, 232, 234, 287, 290, 299, 301
Muskelkrämpfe 92, 253, 287
Muskelriss 45, **106 - 109**, 227, 232, 234, 236, 239, 275
Muskeltumore 124
Muskelverletzungen 107, 298
Muskelzerrungen 210
Muskelzuckungen 239, 285, 292

N

Nackenschmerzen 83, 96, 99
Nackenschwäche 98, 130, 131, 138
Nackensteifheit 75, 83, 134, 138, 153, 155, 221, 266, 271
Nagelumlauf 283, 285, siehe auch Umlauf
Narben 33, 40, 57, 60, 61, 62, 115, 117, 175, 188, 189, 190, 191, 221, 237, 279, 281, 308, 310, 314
Narkose 14, 63, 188, 216, 217, 218, 281, 309, 310
Nasenbluten 52, 53, 55, 56, 57, 59, 81, 82, 84, 85, 110, 112, 113, 143, 144, 202, 213, 233, 246, 251, 271, 272, 275, 277, 295, 310
Nasenpolypenoperation 59
Nasenverletzung 55, **110 - 113**, 275, 316, 318
Nausea 55, 170, 309, 310

Nephritis 305
Nervenverletzungen 57, 61, **114 - 117**, 155, 226, 227, 228, 256, 278, 283, 309
Nervenzusammenbruch 279
Nervosität 24, 133, 172, 288, 289
Nesselfieber 208, 218, 230, 231, 259, 299, 301
Netzhautablösung 37, 38, 96, 142
Netzhautblutung 37, 142, 213, 275
Neuralgie 14, 61, 140, 289
Neuritis 204, 256, 258, 279, 281
Neuropathie 204, 218, 256

O

Ohnmacht 53, 98, 124, 126, 130, 136, 158, 217, 232, 233, 234, 246, 249, 250, 291, 292, 293
Ohrensausen, siehe Tinitus
Ohrenverletzungen **118 - 121**, 213, 222, 308
Ohroperationen 59
Operation 24, 25, 39, 40, 53, 54, 57, **58 - 63**, 114, 117, 150, 151, 188, 189, 201, 211, 212, 217, 237, 249, 262, 268, 275, 276, 279, 281, 292, 309, 310, 316
Operationsnarben, siehe Narben
Opisthotonus 84, 135
Orchitis 257, 259, 274, 275, 277
Osteomyelitis 92
Osteoporose 92, 93, 124
Ovaritis 275, 276

P

paralytische Schwäche 109, 131, 134, 136, 138
Paraplegie 256, 278, 281, 298
Periduralanästhesie 61, 115, 279, 281
Periostitis 42, 90, 93, 95, 112, 306, 316, 317

Periostschmerzen 315, 317, 318
Persönlichkeitsveränderungen 14, 25, 30, 99, 100, 140, 141, 294, 295, 297
Phantomschmerzen 114, 279, 309
Phlebitis 283
Photophobie 38, 41, 114, 137, 147, 148, 149, 202, 300
Pleuritis 214
Polypektomie 310
Prellungen 47, 78, 95, 181, 220, 274
Prostata-Operation 62, 63, 309
Prostatareizung 258
Prüfungsangst 24, 201, 264
Ptose 39, 88, 141, 284
Puls, unregelmässiger 53, 152, 156

Q

Querschnittslähmung, siehe Paraplegie
Quetschungen 56, 210, 220, 221, 226, 227, 228, 245, 259, 260, 279, 283, 284, 304, 313, 317
Quetschwunden 176, **178 - 183**, 236, 261, 274, 316, 318

R

Raynaud-Syndrom 204
Rektumprolaps 303, 304, 307
Rippenfrakturen 214
Risswunden 45, 176, **184 - 187**, 236, 237, 238, 274
Rückenoperationen 115
Rückenschmerzen 117, 123, 124, 127, 171, 220, 221, 232, 234, 253, 258, 265, 267, 299, 301, 302, 304, 305, 306, 307, 317
Rückenschwäche 129, 142
Rückenverletzungen 21, 49, 117, **122 - 129**, 212, 226, 232, 256, 257, 258, 264, 265, 278, 279, 280, 281, 282, 299, 304

S

Schädelfrakturen, siehe Kopfverletzungen
Schielen 72, 97, 152
Schlaflosigkeit 67, 83, 85, 87, 142, 201, 216, 243, 245, 266
Schläfrigkeit 71, 102, 107, 133, 138, 140, 156, 262, 263
Schlangenbisse 163, 164, 166, 261, 280
Schleimbeutelentzündung, siehe Bursitis
Schleudertrauma 96, **130 - 145**, 155, 200, 211, 216, 256, 258, 265, 278
Schnarchen 72, 141
Schneeblindheit **146 - 149**, 201, 204, 205, 211, 269, 272
Schnittwunden 62, 107, 176, **188 - 191**, 279, 308, 310, 311
Schock 19, 24, 25, 26, 29, 31, 45, 48, 52, 55, 58, 63, 65, 70, 72, 90, 91, 99, 101, 110, 114, 115, 119, 122, 124, 125, 130, 131, 133, 134, 140, 141, 145, **150 - 157**, 158, 161, 162, 164, 165, 167, 168, 172, 176, 177, 178, 184, 186, 187, 188, 195, 200, 201, 202, 204, 208, 210, 216, 217, 237, 239, 244, 246, 247, 248, 250, 264, 265, 267, 268, 269, 276, 279, 282, 291, 313
Schulterschmerzen 76, 137
Schürfwunden 210, 236
Schusswunden 236
Schüttelfrost 51, 54, 60, 202, 238, 239
Schweissausbrüche 63, 70, 124, 150, 159, 174, 214, 244, 245, 250
Schweregefühl 88, 111, 205, 249, 250, 285, 295
Schwerhörigkeit 96, 119, 120, 147
Schwindel 25, 80, 82, 83, 84, 87, 96, 97, 98, 99, 102, 111, 125, 131, 134, 135, 136, 137, 138, 140, 143, 152, 155, 165, 178, 213, 224, 232, 233, 235, 246, 256, 257, 258, 259, 260, 271, 291, 292, 293, 296, 300
Schwitzen 32, 45, 53, 59, 74, 103, 135, 213, 216, 224, 225, 247, 249, 250, 251, 252, 296, 299
Seekrankheit 269, 272
Sehnenentzündung 45, 224, 301, 316, 317

Sehnenverletzungen **44 - 47**, 210, 227, 303
Sehschwäche 95, 142, 213
Sehstörungen 88, 147
Sepsis 33, 60, 63, 121, 187, 227
Sinusitis 73, 111
Skorpionbisse 163, 285
Sonnenbrand 217, 218, 237, 240, 242
Sonnenstich 200, 206, 223, 232, 240, 242, 269, 273, siehe auch Hitzschlag
Spondylose 169, 281
Starrkrampf, siehe Tetanus
Steissbeinneuralgie 123, 124, 125, 227, 258, 281
Steissbeinverletzung 115, 127, 129, 281
Stichwunden 52, 176, **192 - 197**, 206, 209, 210, 222, 224, 245, 279, 283, 285, 286
Stottern 72
Strabismus, siehe auch Schielen
Stressfrakturen 304
Stromschlag 26, **158 - 159**, 211, 217
Synovitis 75, 76, 206, 208, 224, 232, 234, 304, 306, siehe auch Gelenkentzündung

T

Taubheitsgefühl 44, 47, 61, 66, 74, 76, 78, 99, 114, 115, 117, 119, 122, 124, 125, 133, 135, 137, 139, 140, 142, 144, 155, 163, 164, 168, 169, 171, 179, 197, 245, 246, 250, 252, 255, 258, 278, 280, 281, 282, 289, 301, 305
Tendinitis, siehe Sehnenentzündung
Tennisellbogen 47, 232, 299, 301, 303
Tetanus 90, 155, 187, 197, 210, 237, 240, 278, 279, 285, 286, 291
Thoraxverletzungen, siehe Brusttrauma
Tierbisse **160 - 167**, 200, 206, 207, 211, 217, 223, 237, 257, 260, 262, 279, 280, 283, 285

Tinnitus 54, 59, 72, 137, 140, 143, 246, 249, 251
Todesangst 52, 130, 132, 150, 161, 172, 203, 217, 219
Tonsillektomie 54, 59
Tortikollis 212, 221, 234
Tränenfisteloperation 236, 238
Trigeminusneuralgie 281
Trommelfellperforation 118, 120, 213, siehe auch Ohrenverletzungen

U

Übelkeit 25, 55, 81, 82, 84, 86, 87, 97, 98, 116, 125, 126, 130, 131, 132, 133, 135, 136, 145, 151, 152, 178, 213, 232, 234, 246, 258, 262, 271, 272, 295, 300
Überdehnung 46, 301
Überempfindlichkeit 62, 119, 150, 222, 273
Überheben 44, **168 - 171**, 298, 299, siehe auch Verheben
Überhitzung 103, 218, 226, 227, 233, 234, 254
Überstrecken 26, 44, 122, 126, 227, 253, 254, 299, 301
Ulcus cruris 238, 246
Umlauf 164, 195, siehe auch Nagelumlauf
Unruhe 46, 47, 52, 64, 87, 95, 106, 113, 114, 136, 138, 142, 150, 167, 171, 172, 181, 184, 201, 216, 219, 221, 230, 243, 250, 302, 305, 307
Uterusprolaps 168, 170, 171, 300

V

Venenkongestion 50
Venenprobleme 180
Verbrennungen 26, 150, 158, **172 - 175**, 200, 206, 216, 217, 237, 240, 241, 242, 243, 245, 261, 275
Verdauungsstörungen 216, 234
Vergiftung 218, 245
Verheben 245, 246, siehe auch Überheben

Verhornungen 229, 235
Verrenkungen 210, 212, 226, 227, 245, 284, 298, 299, 303, 304, 306
Verstauchungen 26, 44, 106, 177, 180, 210, 212, 226, 227, 229, 230, 233, 234, 284, 285, 298, 299, 301, 304, 306, 313, 317
Verstopfung 82, 107, 134, 137, 234, 304
Verwirrtheit 38, 101, 137, 220, 294, 297

W

Wachstumsschmerzen 92
Wadenkrämpfe 107, 133, 168, 254, 289
Weichteilverletzungen 181, 312
Windabgang 59, 170, 189, 247, 250, 254, 255, 262, 288
Wirbelsäulenverletzungen, siehe Rückenverletzungen
Wundeiterung 236, 237
Wunden, septische 217, 244, 261
Wundgefühl 37, 38, 39, 42, 44, 47, 48, 50, 52, 61, 65, 77, 90, 91, 94, 96, 102, 107, 108, 110, 112, 122, 123, 126, 127, 129, 143, 146, 147, 148, 161, 168, 180, 181, 201, 213, 214, 215, 221, 227, 228, 234, 238, 239, 272, 274, 275, 276, 277, 290, 301, 302, 303, 305, 306, 307, 313, 317, 318
Wundheilung 32, 33, 39, 107, 237, 238, 248, 252
Wundlaufen 210, 237
Wundliegen, siehe Dekubitus
Wundreinigung 176, 238
Wurzelbehandlung 310

Z

Zahnbehandlung 310
zahnchirurgische Eingriffe 309
Zähneknirschen 81, 164, 172, 193
Zahnerkrankungen 281
Zahnextraktion 57, 237, 275, 277

Zahnfleischblutung 57
Zahnwurzelbehandlung 62
Zangengeburt 279, 295
Zeckenbisse 164, 283
Zehenquetschungen 183, 210
Zerrungen 210, 234, 298, 304
Zervikalspondylose, siehe Spondylose
Zickzackwunden 236
Zittern 46, 73, 83, 86, 88, 128, 135, 138, 139, 142, 143, 158, 246, 305, 314
Zuckungen 81, 87, 139, 195, 205, 285, 286
Zukunftsangst 300
Zungenverbrennungen 241
Zwischenblutungen 251
Zystitis, siehe Harnblasenentzündung

Verzeichnis der Arzneien

Aceticum acidum (Acet-ac) 63
Aconitum napellus (Acon) 13, 31, 36, 52, 58, 64, 70, 80, 113, 114, 130, 146, 150, 160, 161, 172, **200 - 203**, 212
Agaricus muscarius (Agar) 64, **204 - 205**
Allium cepa (All-c) 114
Amylenum nitrosum (Aml-ns) 80, 130
Angustura vera (Ang) 90
Anthracinum (Anthraci) 160
Antimonium crudum (Ant-c) 81, 85
Antimonium tartaricum (Ant-t) 70, 71
Apis mellifica (Apis) 9, 44, 74, 161, 165, 192, **206 - 209**
Aranea diadema (Aran) 52
Argentum nitricum (Arg-n) 36, 86
Arnica montana (Arn) 13, 21, 31, 37, 38, 39, 40, 41, 42, 43, 44, 48, 49, 50, 52, 57, 58, 61, 65, 74, 90, 94, 96, 102, 103, 106, 108, 110, 111, 112, 115, 118, 122, 131, 139, 143, 145, 146, 150, 151, 158, 161, 168, 172, 177, 178, 180, 181, 182, 184, 186, 187, 188, 190, 191, 192, 197, **210 - 215**, 220, 221, 227, 234, 236, 237, 274, 275, 276, 277, 280, 283, 295, 303, 309, 312, 313, 315, 316, 317, 318
Arsenicum album (Ars) 32, 43, 65, 86, 132, 143, 151, 158, 167, 173, 177, **216 - 219**
Badiaga (Bad) 48, 65, 178, **220 - 221**
Belladonna (Bell) 37, 45, 49, 75, 81, 113, 118, 162, 193, 197, **222 - 225**
Bellis perennis (Bell-p) 49, 102, 104, 106, 123, 179, **226 - 228**, 236
Bovista lycoperdon (Bov) 91, 107, **229 -231**
Bryonia (Bry) 20, 75, 82, 103, 123, **232 - 235**
Calcium carbonicum (Calc) 32, 33, 75, 79, 91, 96, 105, 121, 124, 145, 168, 197
Calcium fluoricum (Calc-f) 79
Calcium phosphoricum (Calc-p) 92, 129, 317

Calendula officinalis (Calen)   31, 45, 107, 108, 166, 173, 176, 184, 236 - 239

Camphora (Camph)   82, 133, 152

Cantharis vesicatoria (Canth)   173, 174, 240 - 243

Carbo animalis (Carb-an)   109

Carbolicum acidum (Carb-ac)   162, 174

Carbo vegetabilis (Carb-v)   32, 53, 66, 71, 134, 153, **244 - 247**

Causticum Hahnemanni (Caust)   32, 63, 76, 109, 175

Cedron (Cedr)   163

China officinalis (Chin)   32, 53, 59, **248 - 252**

Chloroformium (Chlf)   153, 154

Cicuta virosa (Cic)   97, 135, 147

Coca (Coca)   87

Cocculus indicus (Cocc)   32, 98, 136, 169

Coffea cruda (Coff)   154

Colocynthis (Coloc)   253 - 255

Conium maculatum (Con)   32, 50, 51, 98, 109, 125, 137, 143, 179, 181, 197, **256 - 260**, 312

Crocus sativus (Croc)   54

Echinacea angustifolia (Echi)   166, 176, 185, 187, 261, **262 - 263**

Elaps corallinus (Elaps)   110

Electricitas (Elect)   159

Erigeron canadense (Erig)   54, 63

Euphrasia officinalis (Euphr)   38

Ferrum phosphoricum (Ferr-p)   54, 59, 76, 113

Gelsemium sempervierens (Gels)   60, 83, 88, 138, 143, 154, 155, 212, 264 - 268

Glonoinum (Glon)   43, 84, 147, **269 - 273**

Golondrina (Gol)   163

Hamamelis virginiana (Ham)   38, 49, 50, 108, 111, 116, 180, 185, 274 - 277

Helleborus niger (Hell)   145

Hepar sulfuris calcareum (Hep) 45, 51, 60, 61, 111, 112, 121, 193, 194
Hyoscyamus niger (Hyos) 72, 162,167
Hypericum perforatum (Hyper) 31, 39, 55, 61, 99, 115, 119, 125, 139, 145, 155, 163, 166, 183, 188, 191, 195, 210, 212, **278 - 282**, 283, 285, 308
Ignatia (Ign) 32, 43
Iodum (Iod) 32, 51, 166
Ipecacuanha (Ip) 55
Lachesis muta (Lach) 32, 56, 72, 84, 85, 162, 167
Ledum palustre (Led) 32, 39, 77, 116, 164, 166, 195, 197, 208, 278, 280, 283 - 286
Lithium carbonicum (Lith-c) 148
Lyssinum (Lyss) 72, 159, 167, 183
Magnesium phosphoricum (Mag-p) 287-290
Medorrhinum (Med) 63
Mercurius solubilis (Merc) 43, 90, 121, 167
Mezereum (Mez) 145
Millefolium (Mill) 56
Moschus (Mosch) 291 - 293
Natrium muriaticum (Nat-m) 84, 85, 99, 296
Natrium sulfuricum (Nat-s) 100, 140, **294 - 297**
Nitricum acidum (Nit-ac) 56, 66, 196
Nux moschata (Nux-m) 66, 67
Nux vomica (Nux-v) 169
Opium (Op) 33, 72, 84, 115, 141, 149, 156, 157, 159, 177, 244
Petroleum (Petr) 67
Phosphoricum acidum (Phos-ac) 129
Phosphorus (Phos) 57, 72, 73, 113, 142, 149, 167, 175
Physostigma venenosum (Phys) 43
Phytolacca decandra (Phyt) 93
Plantago major (Plan) 120, 189
Podophyllum pelatum (Podo) 170

Psorinum (Psor) 121, 143, 159
Pulsatilla pratensis (Puls) 68, 84, 167
Pyrogenium (Pyrog) 63
Rhus toxicodendron (Rhus-t) 20, 46, 68, 79, 103, 104, 105, 126, 169, 170, 177, **298 - 302**
Ruta graveolens (Ruta) 40, 46, 47, 50, 77, 95, 127, 177, 180, 181, **303 - 307**, 312
Secale cornutum (Sec) 167
Sepia (Sep) 129, 171
Silicea terra (Sil) 33, 40, 41, 51, 73, 121, 129, 193, 194
Staphysagria (Staph) 41, 62, 89, 117, 120, 189, 191, **308 - 311**
Stramonium (Stram) 72, 159, 164, 167
Strontium carbonicum (Stront-c) 63, 177
Sulfuricum acidum (Sul-ac) 41, 45, 50, 113, 177, 181, 190, 191, 312 - 314
Symphytum officinale (Symph) 40, 42, 93, 94, 112, 182, 212, **315 - 318**
Syphilinum (Syph) 105, 129
Thiosinaminum (Thiosin) 63
Thyreoidinum (Thyr) 105
Trillium pendulum (Tril) 57
Tuberculinum Koch (Tub) 79
Urtica urens (Urt-u) 165
Veratrum album (Verat) 145
Veratrum viride (Verat-v) 85
Vespa crabro (Vesp) 165
Zincum metallicum (Zinc) 66, 69, 159

Mohinder Singh Jus
Die Reise einer Krankheit

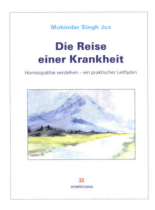

Neue stark erweiterte 7. Auflage:
„Die Reise einer Krankheit" hat sich als Grundlagenwerk zum tiefen Verständnis der Homöopathie etabliert. Es richtet sich an Homöopathen, Studierende, sowie an interessierte Laien.

«Reise einer Krankheit» behandelt im ersten Teil die Grundprinzipien der klassischen Homöopathie umfassend und sehr verständlich.
Der zweite Teil des Buches befasst sich mit dem homöopathischen Konzept von Heilung und Unterdrückung. Der Leser findet Antworten zu Sinn und Bedeutung von Krankheitssymptomen. Ihm wird bewusst gemacht, dass das Verschwinden eines Symptoms nicht unbedingt Heilung bedeutet. Viel mehr ist zu klären, auf welche «Reise» es sich begeben hat.
M. S. Jus beschreibt ausführlich die Theorie der Miasmen: Psora, Sykosis, Syphilis und Tuberkulares Miasma. Dem Leser wird der Zusammenhang seiner eigenen Krankheitsgeschichte und jener seiner Familienmitglieder beziehungsweise seiner Vorfahren klar gemacht.
Am Schluss geht der Autor auf drei miasmatisch bedeutende Themen ein: «Wechseljahre», «Impfen» und «Krebs».

ISBN-13: 978-3-906407-03-6

Bestellen Sie bequem in unserem Onlineshop!
www.homoeosana.ch

Mohinder Singh Jus

Kindertypen in der Homöopathie

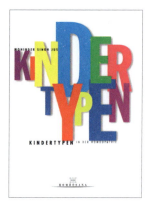

Jus gibt 3 Kindertypen an: 1. Die hyperaktiven Kinder (*Sulfur, Phosphor, Tuberculinum*), schüchterne Kinder (*Barium carbonicum, Calcium carbonicum, Silicea*) und hysterische Kinder (*Natrium muriaticum, Sepia, Pulsatilla*). Fotos und Kinderzeichnungen veranschaulichen die Mittelbilder. Zwischen den Zeilen kommt immer wieder die grosse Erfahrung des Autors hervor, das Buch ist lebendig und spannend zu lesen.

Mit Photos und kleinen Kinderzeichnungen wurde das Wahrgenommene bildlich unterstrichen. Dem Autor war es wichtig, deutlich zu zeigen, welches die psychologischen Voraussetzungen sind, die auf die Persönlichkeit des Kindes einwirken, wie der Einfluss der Eltern und der gesellschaftlichen Umgebung sich auswirken. Er versucht, die Situation und Umgebung zum Zeitpunkt der Empfängnis, den Zustand während der Schwangerschaft und das Neugeborene zu beschreiben, sowie die Entwicklung des Kindes bis zur Pubertät. Mit diesen Beschreibungen möchte er die Sicht und das Wahrnehmungsvermögen des Lesers erweitern, und den Eltern, die dieses Buch lesen, zu einem neuen und tieferen Verständnis ihrer Kinder verhelfen. Es macht Spass, in dem Buch zu schmökern und dadurch auch immer wieder neue homöopathische Ideen und Erlebensweisen in das eigene Wissen zu integrieren.

260 Seiten, fester Einband
ISBN: 3-906407-01-2

Bestellen Sie bequem in unserem Onlineshop!
www.homoeosana.ch

Mohinder Singh Jus

Praktische Materia Medica
Arzneimittellehre von A-Z

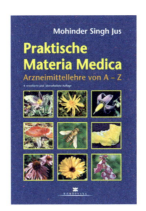

Dieses Buch ist das Resultat der über 50jährigen Praxis- und Lehrerfahrung von Dr. Mohinder Singh Jus und überzeugt durch seinen didaktischen Aufbau. Das Werk erscheint nun in der 4., überarbeiteten und erweiterten Auflage.
310 Arzneien werden nach dem Kopf-zu-Fuss Schema eingeteilt und die Übersichtlichkeit wird durch eine zweifarbige Gestaltung des Textes verstärkt. Die einprägsame und lebhafte Darstellung der Polychreste ist genauso nützlich wie die ausführliche und präzise Beschreibung von weniger bekannten Arzneien. Der Autor hat seine grosse praktische Erfahrung in unzähligen Vergleichen einfliessen lassen, so dass die Arzneien für den Leser zu einem klaren und lebendigen Bild werden. Dank der übersichtlichen Darstellung eignet sich diese Arzneimittellehre sowohl zur Überarbeitung eines Falles als auch für das Studium der Materia medica. Der praktische Nutzen wird unterstützt durch ein Repertorium, das auf diesem Werk basiert. Nicht nur für erfahrene Homöopathen, sondern auch für Anfänger sehr zu empfehlen!
Die allabendliche Bettlektüre für alle Homöopathen, die es genau wissen wollen!

4. erweiterte und überarbeitete Auflage
– total 310 Arzneien nach dem Kopf-zu-Fuss-Schema
– 8 zusätzliche, über 40 überarbeitete Arzneien
– präzise und umfassende Vergleiche zwischen den Arzneien
– erweitertes und überarbeitetes Repertorium

4 Bände, fester Einband
ISBN: 978-3-906407-05-0

Mohinder Singh Jus

Arzneimittelbeziehungen
nach Dr. Mohinder Singh Jus

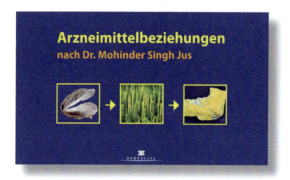

Tabellarische Darstellung der Beziehungen zwischen den homöopathischen Arzneien

Dr. M.S. Jus legte grossen Wert auf den Einbezug der Arzneimittelbeziehungen in der homöopathischen Behandlung. Dieses Büchlein ist das Resultat seiner über 50jährigen Praxiserfahrung. Sein Werk «Praktische Materia Medica» bildet die Grundlage, ergänzt mit seinen persönlichen Notizen und den Unterrichtsnotizen seiner engsten Studenten. Ebenfalls werden die von Dr. Jus empfohlenen Komplementreihen, d.h. Abfolgen von Arzneien, die sich in der Praxis besonders bewährt haben, erstmals veröffentlicht.

Ein unverzichtbares Werkzeug für den homöopathischen Praktiker!

68 Seiten, broschiert
ISBN: 978-3-906407-26-5

Bestellen Sie bequem in unserem Onlineshop!
www.homoeosana.ch